獻給所有將維生素 $B_3$ 卓越療效
呈現給世人的醫師們，特別是

Joseph Goldberger

William Kaufman

Rudolph Altschul

Edmond Boyle

William B. Parsons

Humphry Osmond

Abram Hoffer

# 目次 Contents

# 聲明

我們想對國際精神分裂症基金會的執行董事史蒂芬·卡特（Steven Carter）表達感謝，他慷慨地讓我們引用《細胞分子矯正醫學期刊》（Journal of Orthomolecular Medicine）的資料，並對逝世的夏綠蒂·考夫曼（Charlotte Kaufman）表示深切的謝意，由於願意提供她先生的信件、私人筆記及其他文件，威廉·考夫曼醫師的研究才得以廣為人知。

我們珍視來自賓州大學神經科學部羅勃·史密斯醫師（Dr. Robert G. Smith）的寶貴意見。感謝所有參與細胞分子矯正醫學新聞服務（orthomolecular medicine news service）的所有人，其中部分文章被整合編寫進了這本書。

特別感謝托德·潘伯席博士（W. Todd Penberthy）審閱，以及對此書的專業建議。

# 前言

比起所有已知的藥物，菸鹼酸能更有效地提昇好的膽固醇（HDL，高密度膽固醇），同時降低總膽固醇、三酸甘油脂，以及最具致病性的脂蛋白（VLDC，極低密度脂蛋白）。

這些臨床上最被渴望達成的生化調整，無疑是建立在對人體生化反應的精確認識上。維生素 $B_3$（菸鹼酸，緩釋型為 Niaspan）已在四個臨床研究上證實：可以減緩疾病進程。[1]

優秀的醫師會開立菸鹼酸處方，來減少心血管疾病風險，並詳盡教導病人如何使用它。菸鹼酸在動脈硬化的動物實驗中，常被拿來建立對照組的黃金標準。如果將菸鹼酸的療效拿來跟市面上的藥物相比較，臨床試驗的結果，都是藥廠最不願意見到的，卻是少數有幸使用到菸鹼酸病人的福音。

心血管疾病比其他任何疾病奪走更多人命，這巨大的誘因驅使製藥界不斷開發新藥。

默克藥廠（Merck）及先靈寶雅藥廠（Schering Plough）說服醫師在七年內開出 210 億美元的 Zetia（一種降膽固醇藥物，成分為 ezetimibe），然而後來卻證實 Zetia 會增加心血管疾病風險，使得平均血管壁厚度增加！[2] 因此製藥界明白，拿自己的藥物來跟菸鹼酸相比，對於生意絕對沒有任何助益。

即釋型（immediate release）的菸鹼酸，跟處方用的緩釋型（extended release）效果一樣好，但 3 公克緩釋型要價 15 美元，即釋型則不到 1 美元。正因為緩釋型菸鹼酸較少引起熱潮紅，不過使用即釋型菸鹼酸一段時間後，熱潮紅的現象同樣也會退去。

雖然生化研究明確證實菸鹼酸對心血管疾病的療效，但對於菸鹼酸在精神分裂症及行為障礙的治療，始終有著許多爭議。

60 年前，當精神科醫師對於精神疾病的治療一籌莫展時，亞伯罕‧賀弗醫師進入這個領域，並和賀佛瑞‧歐斯蒙（Osmond）首次提出使用高劑量菸鹼酸治療精神分裂症。

1940 年，賀弗觀察到糙皮症大流行的前 10 年，人們有類似失智症的表現，到了 1950 年，以西格蒙佛洛依德學派為基礎的心理治療學大行其道，當時對小孩無情緒反應的「冰山媽媽」（refriedrator moms）被認為是造成兒童精神分裂症的原因，然而經過賀弗跟歐斯蒙的治療後，成效出奇的好，甚至比起現在的許多藥物都要來得有效。

儘管如此，隨著越來越多的精神或行為障礙被定義，作用機轉未被充分了解的藥物，卻推薦給醫師作為處方使用，讓精神分裂患者吃盡苦頭。

《燃燒吧！油脂與毒素：$B_3$ 的強效慢性疾病療癒臨床實錄》這本書，內容主要針對下面三個精神疾病：雙極性疾患（bipolar disorder）特徵是劇烈的情緒起伏、精神分裂症（schizophrenia）特徵是知覺障礙與妄想、情感性精神分裂症則是不同時期有前兩者之一或混合症狀。

對於現今許多醫學及藥物的研究，已經鮮少有人問這樣簡單而重要的問題：「**什麼是最佳選擇？**」反之，大多只且問：「**利益在哪裡**」？

亞伯罕‧賀弗跟哈洛德‧佛斯特見證醫藥界從「健康促進導向」（health-and-improvement motive）進到「**獲利導向**」（much-increased-profit motive）的歷史轉變，這個只想製造獲利的機制，最終把許多醫師的行醫初衷與開業精神磨損掉，但走在這場風暴中的賀弗依然堅持，帶著強烈的工作倫理與開放心態，捍衛自己的研究工作，永遠追問著：「什麼是最佳的選擇？」

菸鹼酸不僅是一個治療心血管疾病成功的故事。

首先，除了菸鹼酸以外，許多不同菸鹼醯酸腺嘌呤雙核酸先驅物（Nicotinamide adenine dinucleotide, NAD precursor）的分子也在本書有所著墨。第二，倘若沒有本書作者安德魯‧索爾（Andrew Saul）的研究與努力，許多觀察可能依然被現代醫學教育掩埋著，像是亞伯罕‧賀弗使用高劑量菸鹼酸與菸鹼醯酸治癒許多病人的成功經驗。

直至今日，作為體內 NAD 先驅物質，菸鹼酸不斷推展最新的分子生物及藥理學發展。過去 20 多年來，慢瓦勒氏變性老鼠（Slow Wallerian Degeneration, WIds）一直是實驗室裡最令人驚嘆的動物[3]在細胞培養皿裡，瓦勒氏變性是指用刀片切或壓碎神經軸突（axons）對神經細胞造成物理性傷害後的退化性變化。

正常神經元 24 小時內就完全退化分解掉，但 WIds 的神經元，卻能在沒有細胞核的情況下存活近兩週，且頭一週還保有對電刺激反應的能力！[4]最後它的基因被定序，並發現對**菸鹼醯酸單核苷酸轉腺苷酸酶**[1]（Nicotinamide mononucleotide adenylyltransferase 1, NMNAT1）此基因所轉譯出的 NAD 合成酶的三重化（triplication）有關，一部分基因變異，使 NAD 有助於神經保護活性。[5]

進一步研究，目前針對人類疾病所能使用的最佳動物實驗，發現依賴 NAD 的生化反應途徑（NAD-dependent pathways）經常涉及瓦勒氏變性，例如：**多發性硬化症、糖尿病、阿茲海默症**等疾病中的組織蛋白去乙醯酶（histone deacetylase enzyme）Sirt1 的活性。[6,7]

Sirt1 酵素先前被認為熱量限制（caloric restriction, CR）是增加壽命的關鍵，而熱量限制是唯一在所有動物實驗中，一致證實可以延長壽命的方法。[8]

然而，分子生物學掀起的革命浪潮下，完成基因定序的今日，最重要的問題依然是：「什麼是最佳的選擇？」直到現在，**菸鹼酸都是此問題的最佳答案**。

糙皮症是美國史上殺傷力最大的流行性營養缺乏症，這個流行病很大原因來自科技進展後，大規模研磨的精製食品，使得白米跟白麵粉進入尋常百姓家[譯註]，此後糙皮症、腳氣病隨之而生，更因此開啟了維生素

---

【譯註】米、麥中的胚芽與麩皮都是較具營養價值的部份，富含蛋白質、脂肪酸、維生素與礦物質，但因為脂肪酸與蛋白質較易變性腐敗，不易保存，另一部分則是因為民眾偏好白米跟白麵粉的滑嫩口感，因此胚芽與麩皮被去除而留下幾乎只是碳水化合物，空具熱量但營養價值低下的白米跟白麵粉。

大發現的黃金時期。

現代人很容易受菸鹼酸不足的影響（還有維生素 $B_1$ 的缺乏，將造成腳氣病），而壓力及生病會耗竭 NAD，此時補充高劑量菸鹼酸，是再合理不過了。一旦菸鹼酸在細胞內被轉化成 NAD，它能協助體內生化反應，比任何維生素衍生的輔因子都還要多（超過 450 種）[9]。

菸鹼酸簡直是萬靈藥般的特性，我們還需要驚訝嗎？

不幸的是，亞伯罕·賀弗曾說：「**菸鹼酸如此有效，以至於沒有人相信這是真的！**」

我們總是想相信一些事，但情況有時令人難以置信——事實上，無數病症確實需要增加 NAD，讓身體內在的生化反應，得以修護身體所遭受的破壞——不管是食用過多的糖、酒精、壓力、脂肪，以及數不盡的其他情況。

基礎科學研究裡，許多實驗都不可能以人做實驗，但許多醫學上的進展，都在戰時發生，而不是實驗室裡的標準科學研究。賀弗跟哈洛德歷經戰爭時期，處理過許多傷患，並和安德魯·索爾共同報告許多重要的高劑量菸鹼酸治療實例。

他們的經驗像是珍貴的寶藏，然而除了他們的研究，高劑量菸鹼酸的治療並不存在於醫學教育裡。

藉由這本書，你會第一手看到過去未曾被訴說的菸鹼酸臨床使用範例，這絕對是任何想維持最佳健康狀態者的無價資源。

——**托德潘伯席博士**
研究教授，中佛羅里達大學（University of Central Florida）
分子生物及微生物部門

# 序

　　**許多人並不曉得，多少疾病是因為缺乏菸鹼酸所造成的，而幾乎沒有人知道，多少疾病可在高劑量菸鹼酸的治療下得以痊癒。**

　　這是作者們企圖要改變的醫療現況，並提供一個讓人輕鬆閱讀，真正達到「最佳選擇」的書。這本書不只告訴你什麼是菸鹼酸，更明白指出：高劑量菸鹼酸能做什麼。因此，本書專注在可以從菸鹼酸受益的一些健康情況，這些病症成功地被治癒，可說是奠基於菸鹼酸研究的先鋒開拓者——亞伯罕·賀弗醫師 50 多年的臨床工作。

　　賀弗醫師的工作熱忱讓人感到驚奇，他在 91 歲才開始撰寫此書，但不幸地，卻在此書完成前辭世。此外，協同作者跟長期夥伴——區域性疾病學學者哈利·佛斯特（Harry Foster）教授，也在此書編寫的初期過世。所以，假如你覺得為何這本書沒能更大本，這是主要原因。

　　佛斯特，作為一位醫學理論學家，而賀弗，更是一名資深且勇敢的醫師與研究者，他們努力推廣菸鹼酸的臨床療癒。此書絕非教科書，然而，站在這兩位營養科學的巨人肩上，我盡力把原來的手稿稍做增訂，以期不改變賀弗跟佛斯特的原意。

　　閱讀本書的時候，賀弗醫師的聲音是以第一人稱出現，我們用名字的簡寫「賀弗」表示；另一個聲音則是我，同樣以名字簡寫「索爾」表示，我自己除了作為本書主述者，還身兼教師以及父母的角色。

　　對於曾和賀弗醫師與佛斯特博士合作多年，我感到十分榮幸。不管過去還是未來，他們兩位都將是當代最偉大的醫學創新者。賀弗博士身為菸鹼酸的世界權威，此書是他的告別作，他曾說：「**這本書，獻給想更進一步了解菸鹼酸美好特質的醫師及大眾們。**」

　　我希望這本重要的智慧遺產，能夠真正幫助到所有讀者。

——安德魯·索爾博士
2011 年 11 月

# | 導論

## 為何您需要讀這本書？

理論上來說，理論與實際執行沒有差別，但就實際執行上，則與理論有所差別。 —— Yogi Berra

湯瑪士・孔恩（Thomas Kuhn）[1] 說科學的進展不是以演化或直線的方式發生。相反的，科學的腳步可能是一系列革命性的激烈前進，但每次革命性的突破中間，則是長時間的停滯。唯有戲劇性的衝擊之下，「一個觀點才得以被另一個觀點取代。」

這群智慧的起義之士並不是隨機出現的，他們被重大異常現象的發現所激發：這些新發現的事實，無法被當時主要理論充分解釋。

這些「規則外的例外」是既有科學理論的白蟻。當他們增生時，就越來越難以被忽視，使得被白蟻侵蝕的理論逐漸衰敗，走向崩塌之路，直到新的理論取代舊的，一個典範轉移的新里程碑便產生了。

當製藥界持續掌控著主流醫療，它的支持結構已經佈滿了許多白蟻。

它的弱點被高度評價的書籍披露出來，像是《致命藥物（暫譯）》（Deadly Medicine）[2]、《美利堅藥罐金錢共和國（暫譯）》（Overdo$ed America）[3] 和《現代醫療致死論（暫譯）》（Death by Modern Medicine）[4]。

當然，以藥物為基礎的醫療照護，短時間內不會改變，除非這個社會別有選擇，因此新的典範依舊伺機等待著，如臨時演員等待粉墨登場，同時新的思維也持續吸引更多願意開放心胸的人。

本書作者是細胞分子矯正醫學（orthomolecular medicine）的擁護者，他們支持一個處理人類健康問題的新觀點，不是奠基於藥物，而是那些自然存在於人體內的物質。[5]

菸鹼酸註定成為下一波醫學革命典範轉移的要角之一，我們難以估量，當醫學思維轉變為以營養為基礎，整個社會可以得到多少益處。

本書第一章提供許多關於健康各個面向的例子，其他章節嘗試仔細地檢驗每一個使用案例，以期成為預防或治療上被廣泛應用的參考。

數千年來，人人皆知好的營養是健康的基礎，但許多人卻因飲食中缺乏必要營養素，而形成了後來慢性退化性疾病的開端。細胞分子矯正醫學（orthomolecular medicine）是萊納斯‧鮑林（Linus Pauling）[6]在1968年所創的新名詞，鮑林建構一個全新的醫學模式，藉由使用跟身體正常組成成分相同的最佳劑量營養素。

這種健康——營養關係，在另一本由賀弗跟索爾撰寫的《細胞分子矯正臨床案例全集（暫譯）》（Orthomolecular Medicine for Everyone: Megavitamin Therapeutics for Families and Physicians）[7]有完整的討論（中文版即將出版）。每個人對維生素、礦物質或蛋白質的需求量，都是獨一無二的，[8]對任何一種營養素，至少有2.5%的人需要更高的攝取量。

目前我們了解的營養素有近40種，簡單估算一下，這意味著每個人都會對某一種營養素有缺乏的問題——即便是照著美國官方每日建議營養劑量（United States Recommended Dietary Allowance, USRDA）補充。

「細胞分子矯正（orthomolecular）」意味著使用正確的營養分子，矯正慢性病的問題。這個名稱由萊納斯‧鮑林在1968年所創，主張醫學多是採用「毒物分子（toximolecular）」。然而維生素跟胰島素是細胞分子矯正治療物質的範例，癌症化療則是毒物分子矯正的典型代表。

我們每個人都不同，實際上你自己每天也都處在不一樣的狀況，疾病、藥物、年紀、飲食、勞累和壓力等許多因子，使你今天有別於昨天。

古諺：「你就是你所吃下的食物。」這是經典的細胞分子矯正思維。但深層來看，更精確的說法應該是：**「你就是你所吸收的營養分子。」**如同賀弗與索爾指出：

就營養素而言，問題可能出在腸道的吸收。因此惡性貧血可能是腸道失去吸收維生素 $B_{12}$ 的能力，也可能是吸收後，未能有效率地被合成為輔酵素，又或是被身體過快排出、被某一個器官系統過度使用，使身體無法將其分配到其他部位等問題所造成。[9]

我們無時無刻需要營養素，就像飛機需要輪子與機翼。

羅傑・威廉斯[10]（Roger Williams）提出「交響樂團原則（orchestra principal）」，如同無法說交響樂團裡的一個樂器比另一個樂器來得重要，為了維持健康，所有身體所需的營養素都必須存在。

我們無法在書裡介紹所有起因於營養素失衡的疾病，但我們會說明這個思維背後的主要原則，例如：鈣跟硒的缺乏可能引發癌化，[11] 鋁及鎂的缺乏則跟阿茲海默症有關，[12] 而缺乏硫與骨關節炎有關。[13]

但營養與疾病的連結關係，絕對不止於此。

菸鹼酸在細胞分子矯正醫學扮演一個特別重要的角色。無可避免的，它的使用會隨著醫學改革與新里程碑的豎立，更為人們所接受。**細胞分子矯正治療，比起以藥物為基礎的主流醫學通常來得便宜、有效與安全。擁抱細胞分子矯正醫學，讓經濟上弱勢的人們也有機會得到治療與預防。**

或許你會認為這樣的目標野心過大，我們或許可以這麼想：一個要價 1 美元的橘子，提供了 50 毫克的維生素 C；一罐 100 錠、每錠 500 毫克的罐裝維生素 C 售價 10 美元。就維生素而言，每 1 美元的橘子可以給你 50 毫克，而每 2 美元的補充品可以給你一萬毫克。

當然橘子有其他好處，例如糖分、口感、生物類黃酮及纖維等。然而，無可否認在維生素 C 的補充品花費，不到橘子的百分之一，大約只要 1 美分就可以得到 1 塊錢橘子的維生素 C 含量，即便你能找到 10 分錢一顆的便宜橘子（這幾乎是不可能的），補充品依然便宜了 10 倍。

菸鹼酸也是同樣的道理。

100 錠、每錠 250 毫克的菸鹼酸補充品，市價約 10 美元，換算下來大約是 2 美元 5000 毫克。健康的食物含有天然存在的菸鹼酸，但得花費更多金錢才能達到相同的劑量。

同樣無可否認的，食用腎臟、肝臟、全穀麵包、堅果和綠葉蔬菜，這些食物有許多營養學上的價值與好處，但就菸鹼酸含量，補充品仍是最佳選擇。

數美元的食物能提供幾十毫克的菸鹼酸，菸鹼酸強化食物，例如早餐麥片、白麵包和義大利麵或許是稍微便宜的菸鹼酸來源。有趣的是，研磨過程所添加的菸鹼酸，卻是這些穀物精製產品得以有菸鹼酸的原因，添加菸鹼酸到食物裡，使得這些食物就像是低劑量的補充品[編審註]。

美國官方每日營養建議（USRDA），菸鹼酸的建議劑量是低到不能再低的 18 毫克，人體的需求量會隨活動量、體重跟疾病狀態而有所不同。[14] 大概一半的美國人沒有從他們的飲食裡，取得菸鹼酸的每日官方建議劑量，**USRDA 指出菸鹼酸特殊的重要性，其建議劑量比起其他維生素 B 群亦多出 20 倍以上**，但我們依然認為太低。20 個茶匙雖然比起一個茶匙多，但對身體而言依然是杯水車薪，**我們認為缺乏充足的菸鹼酸，依然是一個持續存在的公共衛生問題。**

---

【編審註】美國生產的白麵粉內，皆有額外添加維生素 $B_3$。

# | 導引

## 維生素 B₃，唯一無副作用的
## 降脂特效藥

小威廉・帕森斯醫學博士 梅約診所院長、美國內科醫師學院院士
（William B. Parsons, Jr., M.D., FACP, 1924 ～ 2010）

我的醫學院內科訓練，是在明尼蘇達州羅徹斯特的梅約診所（Mayo Clinic）完成的。1955 年夏天，我在聖瑪麗醫院的周邊血管中心擔任首席助理，當時一連串不可思議的巧合，在一個事件的發生裡達到高峰，進而改變了我的人生。當時沒有人瞭解，這同時也改變了全世界數以百萬計的生命。

一個早晨，一陣敲門聲打斷了我們在會議室裡的討論。

診所精神科的主任 Howard Rome 醫師帶來一個令人吃驚的問題：「你有興趣知道，有個藥能降膽固醇嗎？」我們懷疑地（因為當時還沒有成功的藥出現）說有興趣，當然，假如真有這種藥。

我的心裡快速地閃過，當時被嘗試拿來降膽固醇的幾種藥物，包括甲狀腺素，但都沒效。另一個沒效的是蔬菜油產品谷甾醇（sitosterol），卻有個藥廠把它上市。除此之外，我想不到別的。

當 Rome 醫師講了一些細節，這個藥品名稱把我們嚇了一跳。前一天晚上他才和賀弗博士吃過晚餐，賀弗博士是沙卡丘萬（Saskatchewan，加拿大境內一個城鎮）的 Regina 那裡的精神科醫師，前來羅徹斯特作一系

列精神分裂症的演講。

賀弗博士告訴 Rome 醫師，他多年來讓精神分裂症患者服用大量維生素 B$_3$（即菸鹼酸，當時通常被叫做尼古丁酸 nicotinic acid），發現能夠幫助那些患者。

沙卡萬大學的解剖學教授魯道夫・阿次烏爾，知道 B$_3$ 也能有效調節兔子的膽固醇這件事，就建議賀弗博士檢測接受菸鹼酸治療病人的膽固醇濃度。

阿次烏爾教授之前就一直從事以高熱量食物餵養兔子的動脈硬化相關研究，他們預測菸鹼酸能夠降膽固醇，當他的預測得到證實，他們兩個就和實驗室主任詹姆士・史蒂芬（James Stephen）博士合作，在志願者身上做人體試驗。

觀察結果出爐：菸鹼酸確實能夠在短期內降低膽固醇。

## 早期菸鹼酸使用

菸鹼酸最早被認為是維生素 B 群的一員，能夠預防人類因維生素 B$_3$ 缺乏導致的糙皮病，以及犬類的黑舌病，藥理學教科書有載明這些療效，醫師們也都明白。

不過，菸鹼酸之所以有名，主要是因為**使用劑量在 50 到 100 毫克左右，就會快速發生菸鹼酸潮紅**（臉部和脖子皮膚變紅，甚至起疹子，有時是全身），伴隨著非常溫暖的感覺，通常很癢。

因此，維生素製劑會使用另一種形式的菸鹼酸，也就是菸鹼醯酸（nicotinamide），因為它有維生素 B$_3$ 的活性，卻不會引起潮紅。

當時菸鹼酸除了扮演維生素的功效以外，並沒有醫學上的用途。

耳鼻喉科醫師有時會建議把 B$_3$ 用在**眩暈症**（vertigo），有時希望它能幫助血栓性中風的病人們擴張血管。

梅約診所的神經科醫師研究它的使用結果，與其他被認為能擴張腦內血管的藥物做比對，但發現並沒有效用。他們坦承，潮紅可能讓家屬認為發生效用，因為當時醫院對治療中風無計可施。

B$_3$ 非常安全這是事實，讓它醫療上的用途被認可，雖然某些狀況下可能作為安慰劑。

加拿大人服用每天 3～4 次各 1,000 毫克的菸鹼酸，便會造成強烈且無法忍受的潮紅，因此製作 50 或 100 毫克的錠劑。Rome 醫師急著說服我們，根據賀弗博士的臨床經驗，潮紅通常會在 3～4 天之後退去，劑量的多寡並不是問題。

加拿大人也短期試過投予菸鹼醯酸，雖然沒有造成潮紅，但沒辦法降低膽固醇濃度（很顯然的）。

可惜的是，加拿大的創始者沒有執行系統性的試驗，他們的專業——精神科、解剖學、實驗室科學——並沒辦法執行臨床試驗，開始發展有效治療方法。

那個早晨會議中，我告訴 Allen 醫師，我們可以輕易地測試這個主張：高劑量菸鹼酸能夠降低膽固醇。

當時，我們沒有今日的血管外科手術（支架、氣球或繞道手術），手術有時只用來幫堵住的大腿動脈作繞道。所以，我們嘗試在病人住院的幾星期當中，用盡各種可能的醫學方法，試著治療腳上或腿上的潰瘍。

假如我們的努力失敗了，腿長了壞疽，就得進行膝蓋以上的截肢。當時的住院費用比起現在是很合理的，我們耗費這段期間，做這些冒險的事情，只為了挽救一條腿。

## 菸鹼酸／膽固醇試驗

我們通常把膽固醇與其他血脂的量測，當成住院檢查一部分，除了改變患者飲食之外，沒有其他改善異常血脂的好方法。

就如同現在，嘗試改變患者的飲食，用以降低膽固醇濃度，是個薄弱且無效的方法（因患者配合度通常不佳）。

我告訴 Allen 醫師，想幫五、六個高膽固醇血症的病人檢驗血脂，嘗試新治療，看看是否可以驗證加拿大的觀察，他大表贊同。

有五個因為高膽固醇和血管問題而住院數週的病人，那個下午，我在每個病人床邊，詳細解釋並邀請他們參加一項短期試驗，嘗試一種安全的藥物（B₃）是否真的能降低膽固醇。我提到了潮紅，說明幾天內就會消退。

病人們都同意了，前測抽血後，開始服用 B₃ 藥丸（每餐 10 顆 100 毫克的藥錠）。潮紅有減輕的現象，並且如預期在第一週消失了，一切看來很不錯。一週後重測血脂，無法置信地看到，膽固醇、三酸甘油酯和總血脂有驚人的降低！

我簡直無法相信這樣神奇的效果，正式告訴其他單位的人之前，我等待第二週的抽血結果（表現更好）。

接下來，我們需要更長期、更謹慎的研究計畫。

梅約診所有個羅徹斯特居民的照護單位，有個年輕的 Richard Achor 醫師是我的好朋友，他和 Kenneth Berge 醫師（之前沒遇過）有一大串高膽固醇病人的名單，他們給了我配合度高又方便招募的受試者。

電話聯絡後，共有 18 位願意參加這個為期 12 週的研究計畫，使用三餐各 1000 毫克的菸鹼酸，並且每週測量膽固醇。

實驗室科學家 Bernard McKenzie 博士對此研究有個特殊貢獻。他的實驗室用電泳法（electrophoresis）分離膽固醇成分，可測定 $\beta$-脂蛋白膽固醇（現在稱為低密度膽固醇，LDL）以及 $\alpha$-脂蛋白膽固醇（現在稱為高密度膽固醇，HDL）。先前的研究顯示，$\beta$-脂蛋白膽固醇比例若太高，通常會導致早發性心臟病，我們把這項檢測整合到研究。

結果和先前的醫院觀察一樣令人驚艷。第一週，許多受試者的膽固醇已有明顯降低。不僅如此，下降最多的是膽固醇 LDL 和 HDL 的比例。

1956 年 4 月，我離開羅徹斯特，前往威斯康辛麥迪遜的一家診所之前，我的梅約同事鼓勵我，報告這個深具潛力的最新治療方法。

我在院內會議的報告論文，於國際性頂尖期刊《梅約診所會議期刊[1]》（Proceedings of the Staff Meetings of the Mayo Clinic）正式出刊，這份期刊名稱，現已改為《梅約診所期刊》（Mayo Clinic Proceedings）。

我是歷史上第一個報告成功降低膽固醇的藥物（菸鹼酸）的醫師。接下來的數年間，會有許多人反覆進行測試，觀察菸鹼酸是否有效、長期使用是否安全、減低膽固醇是否能夠如願地減少動脈硬化，並且避免糟糕的併發症。

然而不久，由於藥廠蓄意的攻擊與抹黑，我的熱情很快地降溫了。

因為阿次烏爾教授、賀弗與史蒂芬博士稍早一篇發表在《生物化學與生物物理彙刊》（Archives of Biochemistry and Biophysics）的文獻[2]，可能被臨床研究者忽略了，且從來沒用過。所以第一份系統性研究能夠藉由《梅約診所期刊》的出版在國際流通，仍舊是一件值得慶賀的事。

1956 年 11 月，美國動脈硬化研究學會（American Society for the Study of Arteriosclerosis, ASSA）會議中，我報告了更新版的梅約研究，該研究第一次在全國會議中亮相（該學會後來成為美國心臟學的一員）；1957 年的會議，我首度遇見 Rudolf Altschul 博士，他每年出席會場，向我透露他寫了一章有關他所知道的菸鹼酸，然而直到他 1963 年過世前，還在編寫那本書。

我回想他在 1957 或 1958 年會議中所講的兔子研究[3]，他發現**菸鹼酸大大地降低了動脈硬化斑塊的泡沫細胞（foam cell）的形成。**

這個發現在今日顯得格外重要，尤其這幾年特別強調，易碎斑塊常是突發動脈阻塞的一個原因，甚至阻塞沒有超過動脈直徑一半的患者，也有同樣的中風或其他心肌梗塞的風險。

我從沒遇過賀弗博士，直到 1990 年我們有個重要的電話談論，他說服我去確認自己的假設：菸鹼酸如何降低高膽固醇的過程。

神奇的是，1952 年賀弗的牙齦流血，服用維生素 C 後仍舊無效，於是決定每天吃 3 公克菸鹼酸，看看潮紅是什麼樣的感覺，結果竟發現牙齦好了。

牙齦因為慢性的咬合不良（malocclusion），或隨著年紀而沒辦法像年輕時有好的癒合，因此他推論，**菸鹼酸能夠促進牙齦快速痊癒。**

1952 年，賀弗開始把菸鹼酸用於精神分裂症，當時他使用每天 3 ～ 6 公克的劑量（菸鹼醯酸也一樣）。他的研究是有史以來第一個雙盲的精神科研究，1950 年中期，有次阿次烏爾教授（沙卡萬大學的解剖學教授）想安排一個人體試驗，驗證是否暴露在紫外線中可能減低膽固醇濃度，於是請求賀弗協助他在 Saskatchewan 醫院（共有 1,600 床的精神科醫院）進行該項研究。

他們一道拜訪了該醫院，阿次烏爾教授告訴賀弗關於動脈硬化斑塊肇因於動脈血管內膜（intima）破壞的看法，他繼續推斷，內膜可能恢復得不夠快，賀弗根據自己牙齦流血的個人經驗，建議他使用菸鹼酸進行試驗。

在我們的電話討論中，賀弗告訴我，當做了這個建議，Altschul 還不知道菸鹼酸是什麼！因此賀弗給了他一磅的菸鹼酸粉末（大約 450 公克），他便餵給那些高膽固醇血症的兔子。

賀弗說，幾天後阿次烏爾教授打電話給他，非常興奮地大叫：「有效！有效！」顯然菸鹼酸確實降低了兔子血中膽固醇的濃度。

1990 年 9 月的對話之前，我還不知道誰是詹姆士‧史蒂芬。賀弗解釋，他是 Regina 醫院的病理科主任與實驗室主任。

1954 年，在史蒂芬博士許可下，賀弗做了為期兩天的試驗，60 名服用菸鹼酸的病人，血中膽固醇全都下降了。於是賀弗和阿次烏爾教授、史蒂芬博士將這份成果投至《生物化學與生物物理彙刊》[4]。

我在電話中告訴賀弗，是他影響我決定做進一步的研究。接下來幾年，他對於我的研究給予諸多正面肯定，賀弗希望能正確地推動，並且促成菸鹼酸成為主要降膽固醇藥物的心願。

1997 年秋天，賀弗醫師所屬的維多利亞醫學組織，邀請我對他們與民眾演講，談論我的菸鹼酸研究與書籍——《不用節食也能控制膽固醇！答案就在菸鹼酸》（Cholesterol Control Without Diet ！ The Niacin Solution）[5]。這趟朝聖之旅，除了可以推廣新書資訊，最主要是能夠親見賀弗博士。

1998 年 11 月 11 日這天，代表了三個重要意義，我終於在維多利皇帝后大飯店（Empress hotel）的馬路上見到賀弗博士，也是我使用菸鹼酸治療高膽固醇血症 43 年，同時剛好是賀弗 80 歲生日。

我們回味著見面的機緣，以及讓菸鹼酸成為全世界醫師與病患的降血脂、膽固醇利器的心願。希望我的書能夠教導病人，有關菸鹼酸的重要性，這是其他控制膽固醇藥物所沒有的，也讓醫師知道如何精確地使用菸鹼酸。

我很樂於分享菸鹼酸控制膽固醇的任何效益，包括減少心臟病（24％）、腦中風（26％）、心血管手術（46％）、死亡（11％，在30～65歲且有發作過心臟病的男性中，增加了平均1.63年的壽命[6]）。

沒有那些開創者的願景，以及賀弗博士帶到梅約診所的觀察，我也沒辦法實現第一個系統性研究，並且繼續在麥迪遜進行冠狀動脈藥物計劃（Coronary Drug Project）證實了菸鹼酸在心血管疾病的預防效果[7]。

賀弗博士說對了，當許多領域的研究者爭論著誰才是先驅，我們則是相互欣賞對方，成為開啟菸鹼酸醫療運用之門的革命同志。

我心中一直很清楚，這是一定要走的路。

（經《細胞分子矯正醫學期刊，2000年15卷3期》同意改編與重製，註解重新編目。）

## Chapter1

# 什麼是菸鹼酸？

針對每一個對病人有好處的藥物，就有一個體內
自然存在的營養分子，可以達到相同的效果。

——卡爾·費佛醫師／哲學博士

菸鹼酸是一個小分子，比起最簡單的碳水化合物、果糖，都還要來得小許多。這樣一個由 14 個原子（$C_6H_5NO_2$）組成的小分子，如何對我們的健康造成深遠的影響？

菸鹼酸是涉及吡啶核甘酸循環（pyridine nucleotide cycle）一群分子中的一個，還參與身體 500 多種生化反應。這些重要的生化反應失衡會導致疾病，相反地，改善跟恢復這些反應可以治療疾病。

然而為何醫學界忽視此物質的重要性？

2011 年，藉由 Google 搜尋 Niacin（菸鹼酸）可以得到 400 萬筆資料；相較之下，作為首批面市的抗精神病劑之一的 Haldol 竟有 70 萬筆、Zyprexa（中文藥名為金菩薩，為第二代抗精神病劑）近 800 萬筆、Prozac（百憂解，抗憂鬱劑）1300 多萬筆，而 Effexor（速悅，抗憂鬱劑）也有近 1000 萬筆。

這些精神藥物有著製藥界百萬美元預算的支持與促銷，相對之下，菸鹼酸除了少數熟知其價值的醫師在背後默默推廣著，鮮少有菸鹼酸的製造商在醫學期刊刊登菸鹼酸廣告。

直至今日，我們依然只能靠著口耳相傳來推廣菸鹼酸的使用，藥物則在醫學期刊、大眾媒體刊登大量廣告。因為他們必須藉由大量的宣傳曝光，才有辦法銷售一個鮮少有療效，卻帶有嚴重副作用（包含死亡）的產品。

然而菸鹼酸的主要副作用只有一個：活得更久。

我們無法在書中寫出所有關於菸鹼酸的一切，這大概需要一套百科全書。因此將本書焦點放在臨床應用上，以及亞伯罕‧賀弗過去 50 多年精神科執業經驗。

## 菸鹼酸有什麼效用？

菸鹼酸原本的化學名稱是 nicotinic acid，而 nicotinic 本指尼古丁，為了避免與尼古丁混淆，而重新命名為 niacin。（請記得菸鹼酸與尼古丁在生理作用上幾乎沒有相同的地方。）

早期菸鹼酸亦被稱為維生素 $B_3$，因它是第三個被發現的水溶性維生素。戒酒無名會的共同創辦人比爾 W., 介紹這個對治療酒癮有無比價值的物質給會裡成員時，想要有個吸引人的名字，因而取用維生素 $B_3$ 這個名稱。

實際上，菸鹼酸是否該被歸類於維生素是有爭議的，因為維生素 $B_3$ 可以在體內由色氨酸（tryptophan）合成，身體對此需求比較像胺基酸（大量），而非維生素（少量）。

曾經有人認為菸鹼酸應該被歸為胺基酸，但爭論這些為時已晚。

Gutierriez[1] 在加州大學爾彎分校的一個實驗研究發現，以菸鹼酸治療過的肝細胞，吸收較少的高密度膽固醇（HDL），進而解釋為何菸鹼酸得以**增加血液中的高密度膽固醇**，這或許是第一個研究證實：為何菸鹼酸如此有效（對處理血中膽固醇異常），同時證實菸鹼酸並沒有肝毒性，這將有助扭轉一般醫師認為菸鹼酸具有肝毒性的錯誤觀念。

## 菸鹼酸的形式及各自作用的不同

菸鹼酸的衍生物對脂肪濃度的改變，已被許多實驗檢視過，假如菸鹼酸沒有導致血管擴張所造成的潮紅現象，或許更能被廣泛地接受。

菸鹼酸能降低總膽固醇、升高 HDL（高密度脂蛋白）、減少心臟疾病，然而首次服用時會有潮紅現象。潮紅反應通常會隨時間消失，多數情況下約數週內會變得輕微。菸鹼醯酸（niacinamide，另一種型式的

B₃）沒有血管擴張的效果，不會造成潮紅，但是對脂肪代謝並沒有益處。六菸酸肌醇（Inositol hexaniacinate）則可以降低膽固醇，卻不會像菸鹼酸一樣造成潮紅。

| | 菸鹼酸<br>niacin | 菸鹼醯酸<br>niacinamide | 六菸酸肌醇<br>Inositol<br>Hexaniacinate | 長效型<br>Sustained-<br>Release | 緩釋型<br>Extended-<br>Release |
|---|---|---|---|---|---|
| 血脂肪異常療效 | 有 | 無 | 有 | 有 | 有 |
| 精神疾病療效 | 有 | 有 | 有 | 有 | 有 |
| 潮紅 | 有 | 無 | 無 | 偶爾 | 無 |
| 高劑量誘發噁心 | 無 | 有 | 無 | 無 | 無 |
| 對肝臟高安全性 | 有 | 有 | 有 | 無 | 無 |
| 錠劑完全溶解 | 有 | 有 | 有 | 無 | 有 |

## 菸鹼酸（niacin）

菸鹼酸跟菸鹼醯酸對精神疾病都具有療效，也能預防跟治療單純的營養缺乏症。高劑量菸鹼酸（非菸鹼醯酸）會在多數人身上引發潮紅（伴隨暫時性的出疹與發癢），這也是為何大多數的綜合維他命或食品添加物，都以添加菸鹼醯酸為主。

跟其他維生素有所不同，所有形式的菸鹼酸都相當穩定，而且有很長的存放期，不太會因受熱而變性。

因應菸鹼酸的血管擴張特性所帶來的潮紅，有了許多劑型設計，像是一般藥局所販售「不會紅」菸鹼酸，它是一個肌醇衍生物並有六個菸鹼酸分子結合在苯環上。另外還有其他不會潮紅的處方劑型，但價位相對昂貴。

製藥界花了數十億美元，嘗試尋找跟菸鹼酸一樣優秀的藥物來註冊，這是浪費時間與金錢，因為最佳的非潮紅劑型就是單純型菸鹼酸本身，多數人在持續使用單純型菸鹼酸後，潮紅已漸漸消失。

針對潮紅最佳的解藥，就是讓使用者跟開立處方的醫師熟知菸鹼酸的這項特性。如同威廉‧帕森二世寫道：「使用菸鹼酸之前，一個醫師必須真正了解它。」[編審註]

另一個菸鹼酸與菸鹼醯酸的主要差異，在於菸鹼酸可以穩定血脂肪、降低低密度脂蛋白膽固醇（壞膽固醇）、三酸肝油脂、發炎因子 C 反應蛋白（C-reactive protein, CRP）和脂蛋白（LDL，脂蛋白被認為是心臟疾病的危險因子），並且提昇高密度膽固醇（好膽固醇）。菸鹼酸被視為具有上述療效的最佳分子，菸鹼醯酸則沒有這些效果。

## 菸鹼醯酸（niacinamide）

菸鹼醯酸是另一個常見的菸鹼酸形式。菸鹼酸跟菸鹼醯酸都是抗糙皮病因子**菸鹼醯酸腺嘌呤雙核酸**（nicotinamide adenine dinucleotide, NAD）的先驅物。

2004 年，科學界發現維生素 $B_3$ 的第三種形式——煙鹼胺核糖（nicotinamide riboside），目前仍對它所知有限。

人類身體超過 **450 種生化反應**，會使用到 NAD（如結合上一個氫原子便是 NADH），其中大多數與合成（anabolic）和分解（catabolic）反應有關。

多數人看到 NAD 會想到糖解反應及能量 ATP（三磷酸腺苷）的生成，然而 NAD 以輔因子的角色參與許多反應，與身體每一個細胞分子內的合成（anabolicsm）跟分解（catabolism）有關，像是類固醇、前列腺素及酵素。

---

【編審註】菸鹼酸的潮紅現象，被其他的研究學者認為是一種體內藏存輻射毒素排放的現象，使用者經常會經歷到數年前的曬傷印痕再現的情況（來自紫外線的輻射汙染），因此菸鹼酸對身體的療效，被認為比不產生潮紅的菸鹼醯酸較為明顯。

NAD 參與細胞訊號傳遞並協助 DNA 修復，一些重要的反應裡，NAD 則是酵素 PARP、Sirtuin 及 IDO 的受質。[2,3,4]

菸鹼酸與菸鹼醯酸有不同的特性，最明顯的差別是第一次服用菸鹼酸，會先在臉部、額頭出現潮紅現象，並漸漸往身體下方擴散，身體各處感受到的強度不一，而菸鹼醯酸則鮮少有此副作用。若在服用菸鹼醯酸後出現潮紅，多半會非常不舒服。

菸鹼醯酸比起其他形式的菸鹼酸，長期中到高劑量服用下，較可能引起噁心，所謂的中到高劑量是一天數千毫克。菸鹼酸與六菸酸肌醇除非劑量非常高（約達每日數十公克），否則不會有噁心狀況，可以這麼說，噁心意味著過量，但沒有人需要也不應該使用到這樣的劑量。

另一方面來說，威廉·考夫曼醫師成功地使用劑量達每日數千毫克的菸鹼醯酸，用於關節炎的治療上（請見第七章），就他的臨床經驗，這樣的使用劑量幾乎零副作用。

## 六菸酸肌醇（Inositol Hexaniacinate）

對那些無法承受菸鹼酸潮紅現象的患者，六菸酸肌醇是很好的選擇，這個形式有所有菸鹼酸的療效而沒有副作用，在健康食品店裡只要詢問不會潮紅的菸鹼酸就可以找到。

它的售價是一般菸鹼酸的 3 倍，但依然比起任何一種史塔汀（statin）類降膽固醇、降血脂藥（如台灣健保十大用藥中的立普妥 Lipitor 及冠脂妥 Crestor）便宜。藥物給付應該涵蓋六菸酸肌醇，就像菸鹼酸一樣，來達成節省的目標，最重要的是能增進病人的健康。[5,6]

六菸酸肌醇是肌醇跟菸鹼酸的酯化物，有時寫做 inositol hexanicotinate。每一個酯分子有六個菸鹼酸分子與之連結，這個酯化物會在體內慢慢分解釋出菸鹼酸，跟使用單純型的菸鹼酸一樣有用，還具有加成療效，但幾乎沒有副作用。

**肌醇**，在維生素 B 群中較易被忽視，作為身體的一種傳遞訊息分子。

我（賀弗）使用這個分子近 30 年，在沒辦法耐受普通型菸鹼酸而發生嚴重潮紅的病人身上，六菸酸肌醇非常溫和、有效，幾乎每一個人都可以使用它，而不會感受到副作用。

## 長效（Sustained-Release）、緩釋（Extended-Release）或定時釋放（Time-Released）型菸鹼酸

光看標題就頭昏眼花？其實這些劑型用語往往是互通的，有時他們所指的就是六菸酸肌醇，但也可能是指一般型菸鹼酸，利用物理或化學特質在打錠時混入一些硬化物質（hard-matrix），或在錠劑表面加上特殊塗層來減緩腸胃內崩解，這是避免造成潮紅的好方法。

當維生素在身體內緩慢溶解（物理性的）便有緩釋的效果，長效跟定時釋放也相似，不過屬於化學性，這些劑型都是為了減少菸鹼酸可能帶來的潮紅現象。（第四章進一步討論潮紅）

較敏感的人會抱怨緩釋型錠劑的硬化添加物（hard matrix），可選擇餐後或吃過點心再服用，就能減少這種不適感受。

緩釋型錠劑在年長者的消化道裡，可能沒辦法順利崩解；換句話說，我們可能沒能達到標籤上劑量預期該有的效果，原因並非出在成分，而是消化道沒有把它完全分解跟消化，以致於菸鹼酸無法被釋出。

這些特殊型製劑都會宣稱完全沒有潮紅的副作用，但事實上並非全然如此，有時潮紅現象只是被延後了。這樣的劑型也會讓推測最佳劑量變得困難，而且費用也比較昂貴。但真正要避免這些劑型的原因，在於緩釋型其實有著更多副作用。[7]

2007 年由蓋統（Guyton）與貝氏（Bays）撰寫的報告，檢視過去進行過的菸鹼酸研究，發現一般型（immediate release 也就是立即釋放型）相當安全，而緩釋型雖然一樣有效安全，但費用高昂且有較多的副作用，他們如此寫道：

1955 年阿爾處（Altschul）跟他的同事發現，菸鹼酸有降低膽固醇的效果後，為了減少潮紅的產生，緩釋型的菸鹼酸被製造研發出來。然而這些緩釋型的菸鹼酸很快被發現在某些病人身上出現肝指數上升的情況，……亨金（Henkin et al）[19] 發現 15 個使用緩釋型菸鹼酸的個案，共有 8 個人發展出肝炎，相較之下 67 個使用一般型菸鹼酸的人，卻是一個也沒有。8 個肝炎病人之中的 3 位，轉換到一般型菸鹼酸治療後，都能順利耐受一樣或更高的劑量。[20] 麥克肯尼（McKenny et al）[3] 直接在一個隨機試驗比較普通型跟緩釋型的菸鹼酸，30 週內將劑量從每天 500 毫克增加到 3000 毫克。23 個服用一般型的個案中，沒有任何一個人發展出肝炎，然而另外 23 個服用緩釋型菸鹼酸的個案，卻有 12 個發展出肝炎（52%），因此肝炎可能在大於每天 1500 毫克緩釋型菸鹼酸上出現。[8]（以上文獻參考索引是根據原文 [9]。）

我們建議每天分次服用普通型的菸鹼酸，並逐步調整劑量，而非使用緩釋型的菸鹼酸。對於無論如何想避免潮紅副作用的人，這些替代劑型依然是可接受的方式。

## NADH 補充品

NADH（nicotinamide adenine dinucleotide，加上氫）是一種抗氧化劑輔酵素，菸鹼酸的活性產物，它與細胞能量的產生密切相關，1990 年代中期就開始有補充品形式在市面上販售，NADH 非常昂貴，每次只需使用數毫克，針對慢性疲憊及其他能量相關問題，甚至阿茲海默症、帕金森氏症和憂鬱都具有療效。

由於 NADH 可自然經由身體內的菸鹼酸轉換過來,我們認為直接服用菸鹼酸是更便宜的作法。菸鹼醯酸亦會增加體內 NADH,但菸鹼酸有較久及較強的證據來支持它的療效,因此我們同時認為,維生素 C 是一個更便宜的抗氧化劑選擇。

## 色氨酸 (tryptophan)

所有菸鹼酸製劑都有抗糙皮病的效果,全部都是 NAD 的前驅物,可以在市面上購得,除了治療抗糙皮病外,還具有許多一般人不會對維生素預期到的療效。

色氨酸也是 NAD 的前驅物,但是色氨酸與嗜伊紅酸性肌炎症候群(eosinophilia-myalgia syndrome)有關,劑量過高會造成白血球上升和肌肉疼痛,這或許跟製造過程使用基因改造原料有關,因此通常不會使用色氨酸來增加 NAD。此外,低量的血中色氨酸對於抑制過度免疫反應,扮演著關鍵角色。

## 其他菸鹼酸

有些人可能知道另一種形式的菸鹼酸,包含 Xanthinol niacin(或 Xanthinol nicotinate)、Nicotinyl alcohol、Ciclonicate 及 Etofylline nicotinate,這些都是血管擴張劑,Nicotinyl alcohol 同時也會降低膽固醇。

這些人工化學設計的菸鹼酸值得考慮?或許是吧。

當菸鹼酸跟 Xanthinol nicotinate 在雙盲實驗中做比較時,「發現菸鹼酸能改善知覺跟短期記憶,而 Xanthinol nicotinate 還多了長期記憶的進步。跟安慰劑比起來,兩者大概都有 10 ~ 40%的改善。」[10]

另外,Xanthinol niacinate 似乎對老人家有更好的作用,不過 Xanthinol

是茶鹼（theophylline）衍生物，分子結構類似咖啡因的物質，可在茶葉及可可葉上找到，因具有中樞神經興奮的效果而帶有爭議。

Ciclonicate 這個藥物曾在 1980 年代中期被停止開發，美國以外的地區還能零星找到，過去 26 年來沒有任何相關的正式研究報告，我們建議不要使用這種形式的菸鹼酸。

Chromium polynicotinate（或 Chromium polyniacinate）是一個含菸鹼酸的鉻補充品，也被稱為菸鹼酸鉻。許多研究顯示比起其他形式的鉻，菸鹼酸鉻對提昇胰島素敏感性、葡萄糖耐受度，及減少過多的體脂肪有更好的效用。

同時，報告顯示它對降低膽固醇及收縮壓有所助益。[11-14] 此外，並非菸鹼酸提昇鉻的生化傳遞效率，而是鉻提昇了菸鹼酸的生化傳遞效率。（我們會在第十章心血管疾病的治療進一步討論）

## 食物中的菸鹼酸？

許多食物含有少量的菸鹼酸，但沒有一個能達到具治療效果的劑量。瘦肉、魚、內臟、蚵、蝦、豬肉、乳製品、堅果、種子、酵母、全麥製品、豆類及綠葉蔬菜，有較高的菸鹼酸含量。

所以我們只要多吃一點以上的食物就可以了？

不幸的是，結果並非如此。

即使吃了許多以上食物，要達到每日攝取量 100 毫克的最低劑量，還是不可能的，因此我們需要額外補充更多的菸鹼酸。

# 菸鹼酸缺乏的病理機轉
## ——皮膚、消化系統與腦神經疾患

人們從不因為爭論改變心意，而是因為觀察。
—— Will Rogers

營養缺乏症（deficiency）指的是一個人健康狀態不佳，卻無法從食物中取得身體所需的維生素與礦物質[編審註]。

大多數住在北美洲的人，無法從食物中取得足夠的維生素及微量元素，因此有著程度不等的營養素缺乏症（micronutrient deficiency）。典型的營養素缺乏症相關疾病，包括腳氣病、糙皮症、壞血病、佝僂病及惡性貧血。

政府所宣導的營養素每日建議劑量，是基於缺乏症的概念，這種想法僅把維生素視為預防需求（vitamin–as–prevention），直到 100 多年後的今天，政府仍然忽視維生素可以作為治療疾病的新思維。

## 糙皮症（維生素 $B_3$ 缺乏症）和精神分裂症（維生素 $B_3$ 依賴症）

約瑟夫・哥德伯格醫師（Dr. Joseph Goldberger）發現糙皮症的致病原因為營養缺乏症，而非傳染性疾病後，威斯康辛的康拉得・艾爾維漢醫師（Dr. Conrad Elvehjem）發現菸鹼酸（$B_3$, niacin）與菸鹼醯酸（niacinamide）具有抗糙皮症的效果後，糙皮症自此消失。

二次大戰期間，**美國政府 1942 年立法強制要求在白麵粉裡加入菸鹼酸的政策，像及時雨般拯救了無數人的性命**，也在經濟節省了上兆美元的花費，這個重要政策或許對二次世界大戰的結果起了無形的影響。

1930 年，美國南方各州約有 3 萬人死於糙皮症。**糙皮症有四個特色（4D`s）：皮膚炎（Dermatitis）、腹瀉（Diarrhea）、失智（Dementia）、死亡（Death）**。其他原因引起的失智或精神病，單就臨床表現而言是難以區分的，不過一般可仰賴營養史的詢問，以及對維生素 $B_3$ 治療的反應來加以鑑別。

---

【編審註】原文「micronutrient」應譯為「維生素與礦物質」，避免與「trace mineral」（微量元素）混淆。

假如病人在服用菸鹼酸後，數天到數週內復原，那麼即為糙皮症；假如服用了好一段時間依然沒有反應，那麼病人便被診斷為精神分裂症，這是當時糙皮症專家的普遍共識。

糙皮症產生的原因，是食用過多玉米及過度精製而失去營養的加工食品，所導致的**全面性營養不良**；而精神分裂症則是在食物營養相對充足的情況下，但維生素 B$_3$ 出現重大不足（通常發生在非飢荒流行時期）。

色氨酸對糙皮症的皮膚炎有良好的療效，**如同糙皮症患者，精神分裂症患者在陽光曝曬下會有皮膚色素沈澱的現象**。1930 ～ 1940 年的糙皮症學者有很好的觀察力，並非他們沒能注意到糙皮症跟精神分裂症這個相似的部分，只是被「維生素作為預防而非治療」的想法束縛住，以致於他們只相信他們想要相信的，而非相信他們所看到的。

糙皮症是一種營養缺乏症，少量的維生素可以治療並預防再發，精神分裂症則是一種棘手的慢性精神問題，由於學者們被古老的「維生素作為預防」的教條遮蔽，因而堅持這是兩種不同的病症。

根據這樣的偏見，假如病人在短時間內對菸鹼酸有治療反應，即使是每天 1000 毫克的劑量，便診斷是糙皮症；反之，就是精神分裂症。糙皮症專家無法單就臨床表現做出鑑別診斷，正因為這些專家胸有成竹認為這並非同一個疾病，以致後續的研究者就此止步。

## 賀弗醫師如何開始使用菸鹼酸

維生素「作為預防而非治療」的信仰被醫學界奉祀著，我（賀弗）則把菸鹼酸、FDA 視為一種藥物，而非只是一種維生素。

許久以後我才了解真正的偏見是什麼，包括：（1）維生素只有在預防古典的缺乏症上（即糙皮症）才有用處；（2）除非缺乏症確定存在，不然不該使用維生素，而且只需要微劑量，大劑量是不被允許的。

　　不過給精神分裂症病人開立大劑量菸鹼酸，打破了上述教條，假如糙皮症專家能更廣泛研究維生素 B 群的「最適」劑量，而不是盲從「維生素作為預防」教條，或許會更早得到精神分裂症的治療方法，讓更多人受益。

---

## 約瑟夫・哥德伯格 Joseph Goldberger, M.D. （1874 ～ 1929）

細胞分子矯正醫學名人堂得主，2008

哥德伯格是我心中優秀科學家的典範。——亞伯罕・賀弗醫學博士

　　約瑟夫・哥德伯格在 1874 年出生，之後在紐約的貝勒美醫學院（Belluvue Hospital Medical School）就讀，於 1895 年以優秀成績畢業。在貝勒美醫院實習後，先在私人診所工作兩年，1899 年加入公共衛生服務團（Public Health Service Corps）。在愛利斯島上（Ellis Island，自由女神雕像所在位置，亦為早期美國移民局的海關與檢疫機構所在）從事例行的防疫工作，由於他對黃熱病、登革熱及傷寒等傳染疾病的優秀研究，很快建立良好的名聲。

　　此後，哥德伯格將後半生涯奉獻給糙皮症的研究，很快發現當時**醫界將糙皮症視為一種傳染病是錯誤的觀念**，利用生命最後 15 年的心力，只為證明糙皮症為一種飲食營養缺乏症。

　　20 世紀前半，美國糙皮症大流行，約有 3 百萬人罹患此症，10 萬人因此喪生。[1]

　　亞伯罕・賀弗補充道：「1940 年代初期，**美國政府明文規定麵粉必須添加菸鹼醯酸（niacinamide）。兩年內，此項措施將糙皮症消弭了**，它的成效被視為有史以來最成功的公共衛生政策之一。美國一直都是營養學研究的領先國家，但在加拿大，當時醫師們卻認為在麵粉添加維生素，就像食物摻假一樣。」

　　正確知識得來不易：「哥德伯格感染過黃熱病、登革熱，還差點死於傷寒。根據美國國家衛生研究院資料，當時他指出佃農、自耕農跟磨坊工人的貧窮，因而造成食物營養的缺乏，進而產生糙皮症的善意推論，沒想到此舉卻傷害到南方人的自尊。」[2 編審註]

　　後來，**哥德伯格被提名諾貝爾獎候選人**，若不是早幾年過世，他很可能會跟維生素研究學者艾克曼（Christiaan Eijkman）及霍普金斯（Frederick G. Hopkins）共同分享 1929 年的諾貝爾獎。

　　克勞特（Alan Kraut）的獲獎著作：《哥德伯格的戰爭》（Goldberger`s War：The Life and Work of a Public Health Crusader）詳實描寫這名先驅的研究歷程。

| 精神分裂症與糙皮症精神病比較表 | | |
| --- | --- | --- |
| | 精神分裂症 | 糙皮症 |
| 知覺異常 | | |
| 視覺 | 有 | 有 |
| 聽覺 | 有 | 有 |
| 其他 | 有 | 有 |
| 思考障礙 | 有 | 有 |
| 情緒障礙 | 有 | 有 |
| 行為改變 | 有 | 有 |
| 皮膚色素沈澱 | 輕微 | 厲害 |
| 腸胃症狀 | 輕微 | 厲害 |
| 死亡 | 有 | 有 |
| 原因 | 自殺 | 心臟、營養不良 |

【編審註】哥德柏格的猶太背景，使他在醫學界所主張的言論經常被忽視與扭曲，加上他本人激進而擇善固執的人格特質，總是用盡一切方法來證明自己的觀點，也曾收集了糙皮病患者身上的膿液、鼻涕、唾液，混入燕麥粥中給自己的家人及研究室的夥伴們分食，就是要向當時的醫界證明糙皮病不是傳染病。

| 治療 | 修正飲食 菸鹼酸 3000 毫克或以上 | 修正飲食 菸鹼酸 100 到 1000 毫克 |
|---|---|---|
| 需要的時間 | 數月到數年 | 數個月 |

1954 年，賀弗、歐斯蒙（Osmond）及史密希斯（Smythies）提出腎上腺素紅（腎上腺素氧化物，adrenochrome）假說，認為任何只要能減少腎上腺素分泌的方法，都會對精神分裂症有治療效果，而菸鹼酸是身體內主要的甲基接受者（methyl acceptors），藉由減少體內甲基，正腎上腺便比較不會被轉變為腎上腺素，並能減少可被轉換為腎上腺素紅的兒茶酚（catechol）總量。

菸鹼酸很安全，持續使用可避免糙皮症——這個近代人類歷史上的疾病災難，很合理地就被拿來嘗試治療精神分裂症。1952 年，當時的我尚未了解糙皮症精神病與精神分裂症是同一件事，但我們的第一個前導性實驗非常成功，以致我們接下來進行了一系列的隨機雙盲試驗，用於非慢性病人安慰劑對照的前瞻性試驗，也是精神醫學史上的第一次。

使用菸鹼酸的精神分裂個案有 75% 因此復原，而安慰劑只有 35%，見到精神分裂症患者復原，是如此令人印象深刻而難以忘懷。自 1952 年後，我所治療過的 5000 多個病人，以及一個國衛院所補助由威騰朋（Wittenborn）進行的雙盲試驗。[3]，也一再證實我先前實驗的結果：菸鹼酸對精神分裂症的治療確實有療效。

# 菸鹼酸的生理機能
## 為何現代人都會缺乏菸鹼酸

我所教給你們的,之中有一半是錯的,但問題是,
我不知道是哪一半。
——亞伯罕・賀弗醫師
引用 醫學院第一堂課的教授話語

面臨許多生物變數，假如我們把某一個特質按頻率跟對應人數化成圖表，圖表上會出現一個曲線，稱之為「常態分配」（normal distribution form）。

例如身高，有很高的人，也有矮的人，但大多數會落在中間；170公分的男生會比160公分來得多，而190公分又比160公分的人少。幾乎所有的生物參數都呈現這樣的變異。

這個曲線長得像鐘形，大多數的數值都會落在平均值的上下兩個標準差內，**這樣的分佈同樣反應出我們對營養素需求不同的人口分配**。

威廉斯（Roger J. Williams）[編審註] 在他的著作對此生物個別性做出清楚的描述，每個人都不一樣，不光是外表，體內的**生化條件**也不同。例如，我們對熱量的需求是不一樣的，對身體運作時不可或缺的營養素亦然。

每個人所需的維生素最佳劑量都不同，卻沒有人進行研究，告訴我們最佳的維生素 C 劑量是多少。

維生素只能作為預防而不能治療的錯誤想法，阻止了相關研究，讓我們以為每個人只需要固定的、少量的維生素，那些對維生素需求量較高的人，因此被排除在外，使其疾病無法被醫治（如前章所述的精神分裂症），這個錯誤思維，讓我們檢驗人體對營養素的需求時，僅看到那些需求量低的人。

將維生素用為治療的新思維打破這個規則，迫使我們研究那些需要較高劑量維生素的人，不管原因為何，我們都知道疾病、壓力及其他許多因子，都會影響人體對營養素的需求，而這些因素並非一成不變。

---

【編審註】羅傑‧威廉斯（Roger J. Williams）為知名化學家、教授，和其兄 Albert Williams 兩人定義了 B 群維生素中 $B_1$、$B_5$ 和葉酸的化學分子結構，對營養學貢獻極大，其著作《個人生物化學差異性》（Biochemical Individuality）闡述了他對營養補充劑量，每個人的需求皆不相同的見解，是細胞分子矯正早期的靈魂人物及長壽實證者（享年 95 歲）。

當我們測量一群人對維生素的最佳攝取劑量，它會跟其他的生物參數一樣呈現鐘形曲線分佈（常態分配），若沒有攝取到最佳劑量，身體就沒有辦法有最佳表現。

現行的每日建議劑量（RDAs）並非基於以上良善考量，而是研究不足下，匆忙立法通過的草率建議。

一旦這個所謂平均需求量被決定，我們可以預期沒有達到最佳攝取量的人，比起達到最佳攝取量的人，身體表現相對較差。離這個最佳攝取量越遠，身體出問題的機率越高。當 $B_3$ 低於最佳攝取量 2 個標準差時，便會發展出糙皮病，也就是菸鹼酸缺乏症，越靠近最佳攝取量，身體才會越健康。

假如食物中的天然維生素就能供給最佳攝取量，那麼滿足身體對營養素的需求或許不會太難，也不用花費心力注意飲食品質。最適攝取量是身體達到最佳表現劑量的最低需求，同時不會引起副作用，當我們用這個思維攝取維生素時，除非是極大幅度地超過最佳攝取劑量，否則將是十分安全的。

服用過量藥物比服用過少造成更大傷害，這點恰恰與維生素相反，**服用太少的維生素，比起服用過多的維生素來得危險。**

任何物質，不管多麼安全，假如攝取的劑量過高都會有副作用。因此，某些人服用高劑量的維生素 C 會有腹瀉現象，但只要不是很厲害的腹瀉，都不是「中毒」反應。亞腹瀉劑量（sublaxative level）就是一個人維生素 C 攝取上限的生理反應指標。

理論上，應該思考一種營養素在一個人身上相對缺乏量。假如一個人需要 1000 毫克的維生素 C，卻攝取 100 毫克，也就是他只攝取最佳攝取量的十分之一；假如需要 100 毫克卻攝取 30 毫克，就是攝取到最佳攝取量的十分之三而已。

超過最佳劑量不會有額外的好處，但是也沒有危險；寧可多吃一點也不要冒著缺乏的風險。或許維生素被浪費掉了，幸運的是，維生素不能註冊為私有財或專利，所以我們不會因此浪費過多金錢。[譯註]

## 為什麼我們都缺菸鹼酸？

那些沒辦法從食物中攝取足量菸鹼酸的人，會得到糙皮症，那些對菸鹼酸有高度需求的人，食物中的含量並無法滿足他們，都屬於維生素依賴的族群。對維生素 $B_3$ 需求量從鐘形曲線的左邊（需求量極少）到右邊（需求量高），我們認為至少一半以上的人（每兩人就有一人）需要菸鹼酸的補充。

## 胎源性成人疾病

一位女性在懷孕過程中，吃的食物對肚子裡的胎兒有深遠的影響。[1] 直到最近，才被證實營養是影響子宮內胎兒基因表現的第一重要因子。[2]

「胚胎程式編碼」（fetal programming），將大幅度改變胎兒在成年期是否發展出特定疾病的風險。因此，最佳的母體營養環境，可以促進健康的胎兒發展，並且降低小孩成年後罹患慢性病的風險。[3]

有些區域的土壤跟飲用水嚴重缺乏某些礦物質，以致部分嬰幼兒身體發生異常，甚至被誤解為流行病。以碘缺乏症為例，它會對甲狀腺荷爾蒙的製造與調節造成干擾，進一步導致隱睪症、甲狀腺機能低下、侏儒症及失聰。[4] 中國 1550 個區域，依然有著因母親的碘缺乏，造成的嬰幼兒異常。[5] 嚴重的硒缺乏也在中國部分區域發生，導致凱氏症（Keshan

---

【譯註】在台灣由於健保僅給付藥物，而維生素得自費購買，如此看來似乎比藥物要花費更多的金錢，加上大多數醫師在治療時不會將維生素考慮在內，使得台灣成為一個藥罐子國家，甚至民眾認為看完病沒拿藥是很奇怪的感覺，潛在可能導致有害藥物吃太多，使得有益身心的維生素吃太少，成為當今醫療一個很矛盾的現象。

disease），一種心肌病變，以及凱欣貝克症（Keschin-Beck disease），一種骨關節病變。[6]

子宮內營養缺乏會造成胎兒基因表現的改變，而此影響是終身的。[7]

研究顯示，**胎兒碘缺乏也許會導致對多巴胺異常高的需求，成年後將增加罹患帕金森氏症跟多發性硬化症的風險。**[8,9]這個「胚胎程式編碼」的現象發展出「胎源性成人疾病」（fetal origins of adult disease）理論。[10]

## 營養及個人基因差異性（genetic individuality）

黑猩猩有超過98%的基因與人類相同，剩下的2%基因差異造就了什麼？

同一個基因上的些微差異，稱之為對偶基因（alleles），在人體之間存在無數種組合。許多基因有2對以上的對偶基因攜帶訊息，因此，即便來自同一個家族，也可能在同一個基因上攜帶著不同的訊息。這些微小的基因差異有時無關緊要，有時卻會對健康狀態造成很大的影響。[11]

羅伯·亞美斯醫師（Dr. Robert Ames）跟他的研究團隊在美國臨床營養期刊（American Journal of Clinical Nutrition）發表一篇研究：「**致病基因突變，對高劑量維生素及營養素有反應的比例高達1/3以上。**」[12]也就是說大約1/3的基因突變造成酵素跟輔酵素的結合度大幅下降，進而使酵素的效用大打折扣，帶有此類基因的人因此容易患有健康問題。

然而基因不是命運的全部，亞美斯跟他的同事如此解釋：

約有50種酵素的生化反應無法運作所致的疾病，來自於基因缺陷，可以藉由補充高劑量的維生素，提升體內輔酵素含量，使得酵素活性改善，進而治療或減輕症狀。許多單核甘酸多型性 （single-nucleotide polymorphisms）基因產生變異的胺基酸，使輔酵素結合率及酵素活性下降，透過高劑量營養治療，能提昇細胞內輔酵素濃度，進而達到治療的效果。[13]

簡單來說，有相當比例的人帶有基因缺陷，他們必須在飲食上針對某些營養素加強攝取。假如不這麼做，體內無法製造所需足量的酵素，達到身體健康，若非如此，他們無可避免會發展出缺乏症。對某些帶有此對偶基因的人而言，攝取高劑量的維生素或礦物質不會危害健康，也不是吃安心的——這是他們得以保持健康的唯一方法。某些極端的情況下，有的甚至要針對某種營養素攝取，達一般建議劑量千倍以上的劑量。

亞美斯跟他的同事對這些輔酶親合度下降，所引起的障礙，以及使用什麼營養素可以緩解，做了很詳細的說明。[14] 以一個名為 cystathinonine b-synthase 的酵素為例，此酵素負責將同半胱胺酸（homocysteine）及絲胺酸（serine）催化為 cystalthionine。體內這種酵素有問題的人，無法完成此生化反應，因此在血液及尿液中將有很高的同半胱胺酸濃度，並危害健康，包含智能缺陷、血管及骨骼肌缺陷、水晶體脫位等。

大約 50% 有此酵素缺陷的病人，使用高劑量的維生素 $B_6$，可以降低同半胱胺酸及絲胺酸的濃度至正常標準，避免罹患疾病[編審註]。[15]

## 營養素與感染

人類演化出相當複雜的免疫系統，以對抗各式各樣的病原體，相反地，病原體也有基因上的多變性，使得它們可以突變及突破這道「免疫牆」。[16]

這就彷彿宿主跟病原體之間的衝突，導致演化上的「武力競賽」，

---

【編審註】同半胱胺酸（homocysteine）目前被醫學界廣泛作為心血管健康的指標性參考數據。血液中的同半胱胺酸偏高，可能源於基因缺陷，或飲食中缺乏 B12、B6 與葉酸，導致肝臟無法正常代謝蛋氨酸所產生的衍生物質。

在這場戰爭中，**病菌的求生伎倆往往是耗損宿主維持免疫系統必要的關鍵營養素**，一旦感染發生，病菌求生則會持續損耗宿主的營養素，也就造成許多的疾病症狀與後遺症。[17]

這意味著特定的飲食與營養素的補給，可以大幅度減少特定病菌引起的感染。即使病原體已經入侵，營養素的充分補充依然可以加速復原，並且減少疾病的嚴重度，這樣的例子在科學文獻上屢見不鮮。

以瘧疾為例，惡性瘧原蟲（Plasmodium falciparum）會和宿主搶食維生素 A。[18] 某些情況下，當體內維生素 A 出現極端的缺乏會導致失明，惡性瘧原蟲也會剝奪宿主的鋅。[19] 有趣的是，20 萬國際單位的維生素 A，一年四次投予給小孩，可以大幅度減少受瘧疾感染的機會。[20] 很顯然地，這是一個治療及預防該疾病的絕佳方法。

相對而言，克沙奇病毒 B（Coxsackie B virus）則會導致**硒缺乏**，此病毒會製造**類穀胱甘肽過氧化酶**（glutathione peroxidase analogue）。[譯註]

**硒元素缺乏**與病毒感染間的連結已被證實與**心肌梗塞**[21] 及凱氏症（Keshan disease）有關，而硒的補充可以大幅度減少凱氏症的發生，[22] 也能減少心臟病發作的風險，跟再次心肌梗塞的機率。[23]

HIV-1 病毒會耗盡四種身體拿來製造**硒基谷胱甘肽過氧化酶**（seleno-enzyme glutathione peroxidase）的重要營養素，因此，被感染的宿主會逐漸出現硒跟另外三種胺基酸（半胱胺酸、麩醯胺酸及甘胺酸）的缺乏，這些營養素的缺乏所造成的症狀，便是後天免疫缺乏症候群 AIDS。[24]

非洲進行的相關實驗，都證實高劑量補充這四種營養素，可以反轉這些症狀。很顯然地，在飲食添加特定營養素，包含維生素、礦物質及

---

【譯註】穀胱甘肽過氧化酶為身體重要的抗氧化劑，硒為其結構的一部分，當病毒製造出穀胱甘肽過氧化酶類似物，等於奪取體內的硒，使得身體沒有足量的硒，以合成穀胱甘肽過氧化酶。

胺基酸可以減少無數致病菌引發的感染。此外，當病症已經發生，不光只是感染症的瘧疾，還包括心肌梗塞、凱氏症及後天免疫缺乏症候群（HIV）等疾病 [25]，使用營養素依然可以避免病情惡化，甚至逆轉病情及避免後遺症。

## 營養素的補充決定壽命的長短

近期研究顯示，長壽與維生素補充之間有重要的連結。

2009 年 6 月的美國臨床營養學期刊（American Journal of Clinic Nutrition）指出多種維生素的補充，可以減緩端粒（telomere）縮短的速度，進而延長人類的壽命。[26] 一個相關的研究：586 個罹患乳癌的女性，以及對照的健康姐妹們，研究人員將具血液樣本作 DNA 分析，同時收集她們過去 12 年服用維生素的情況。

根據首席研究員，美國環境健康科學研究院（U.S. National Institute of Environmental Health Sciences）老化及神經流行病學小組組長陳鴻來醫師（Dr. Honglei Chen，音譯），在研究中的發現：「**多種維生素與較長的白血球端粒（leukocyte telomeres）有相關性。**」端粒是染色體末端的部份，它的功用是保護染色體，避免染色體受到傷害，但每一次細胞分裂後，它會越來越短。這使得細胞的分裂次數有所限制，也就是我們壽命有限的原因。[27]

研究顯示：使用維生素比沒有使用的人的端粒平均長了 5.1％，相當於增加了 9.8 年的端粒使用年限。

雖然這部份尚未定論，但依然強烈暗示著：使用多種維生素可以延長壽命。說來其實不令人意外，本書其中兩位作者合著的書籍《維生素 $B_3$ 的長壽養生術（暫譯）》"Feeling Better, Live Longer with Vitamin $B_3$"[28]，指出所有進入細胞分子矯正醫學名人堂的醫師們，平均壽命高達

83 歲。<sup>編審註</sup>同樣地，他們的長壽雖無需全部歸功於維生素，但絕對強烈相關，特別是他們都是在 19 世紀出生，跟今日相比，那個年代出生的男人平均壽命又少上 10 年（平均約 67 歲）。

以藥物為主的主流現代醫學，特色之一是副作用，相較之下，細胞分子矯正治療幾乎沒有副作用。新的治療思維一旦被廣泛採用，治療的面向便可以深入傳統藥物治療無法觸及的層面，減緩嚴重手術及基因性腦部傷害、感染症與反社會行為，同時針對慢性退化性疾病的多種營養補充品，如今已經廣泛被設計跟製造出來。

本書接下來會說明，為何菸鹼酸會在將來細胞分子矯正醫學的革命性浪潮中，扮演一個重要角色。

## 從基因觀點來看，為何我們需要維生素 B₃

從色胺酸合成菸鹼酸的生化反應途徑非常沒有效率，60 毫克的色胺酸僅能合成 1 毫克的菸鹼酸。這個反應還需要使用到其他的 B 群維生素，例如：B₁、B₂ 跟 B₆。第一個步驟是 indoleamine 2,3-dioxygenase 的酵素反應，這個酵素在進行催化時，也需要使用到**維生素 C**。假如以上所述的維生素不足，維生素 B₃ 在體內則更加難以合成。

大家必須知道，膳食中並不是隨時都有足量的色胺酸，來供給維生素 B₃ 的合成，特別是以**玉米**為主的飲食。**雖然人體有能力合成菸鹼酸，但合成的效率很差，並且可能會隨演化而更差。**

當然，維生素 B₃ 可以從許多食物中取得，假如飲食中有足量的維生素 B₃，那麼身體就不用辛苦地把色胺酸轉換為菸鹼酸。這麼一來，**省下**

---

【編審註】細胞分子矯正三大巨頭：羅傑・威廉斯（本章開頭提到）享年 95 載；萊納斯・鮑林博士（二度諾貝爾獎得主，維他命 C 代言者）享年 93 歲；亞伯罕・賀弗（本書作者之一）享年 92 歲。

的能量可以拿來將色胺酸轉換為血清素<sup>譯註</sup>，而血清素是腦中主要的神經傳導素。當人類越來越依賴飲食中的維生素 $B_3$，但近代飲食中的維生素 $B_3$ 卻越來越少，因此，造成臨床上越來越常見的糙皮病及其他菸鹼酸缺乏症。

根據米勒（Miller）的研究報告[29]：結核病（tuberclosis，TB）正是一個菸鹼酸缺乏的病例，也是影響精神分裂症演化的一個重要因子。關於精神分裂症與結核病的詳細研究，米勒架構出一個合理的假設，也就是工業化後開始快速擴散的結核病，歸因於細菌的演化，使其更容易存活在人體內，並且易於在人群間傳播。

許多年前，一個外科醫師撥電話給我（賀弗），說他的心包膜有結核菌感染，但目前服用的藥物沒有一個能阻止這個感染。當時的他相當虛弱，甚至無法照顧自己，包括自行更衣和專心閱讀。

我記得數年前有幾篇研究報導指出：**菸鹼酸可以抑制結核桿菌的生長**，我便給他這些相關文獻，並且建議他三餐飯後服用 **1000 毫克的菸鹼酸及維生素 C**。兩週後他打電話給我，表示他已經開始可以閱讀，也覺得體力好多了。數年後，我突然想起他，打到他工作的醫院，讓我驚訝的是，他正在開刀房忙到無法接電話。

我將此個案報告寄給米勒，他回覆：「**結核菌感染的組織裡，細菌將細胞內的菸鹼醯酸腺嘌呤二核苷酸（NAD）耗盡，進而使菸鹼酸不足，並進一步產生一個 NAPRT1 酵素的抑制物，阻止身體將菸鹼酸回收成NAD**。然而補充菸鹼酸（就像你對病人所做的），使得他尚未被結核菌感染的細胞得以產生 NAD，因此避免結核菌帶來的 NAD 耗竭（浩劫），因為**低 NAD 對細胞而言意味著死亡**。」

---

【譯註】血清素是目前抗憂鬱劑治療的主角，但訴諸藥物的是快速改變大腦代謝血清素的機制，而不是從增加血清素分泌的源頭來思考，例如是否因維生素 $B_3$ 不足，而導致血清素的製造材料色胺酸被迫拿來合成維生素 $B_3$，此時該補充維生素 $B_3$，而不是吃抗憂鬱劑（即選擇性血清素回收抑制劑，SSRI）。

除非飲食中有足量的菸鹼酸跟色胺酸，否則精神分裂症患者無法有最佳的 NAD 含量（雖然不致於如同結核病患者一樣逼近死亡的恐怖低量），因為菸鹼酸受體的缺乏，造成代償性的菸鹼酸儲存。這意味著，精神分裂症病人比起一般人對結核病有較佳的抵禦力，因為菸鹼酸受體缺乏，使得犬尿胺酸代謝循環（kynurenine pathway）被持續活化著。<sup>譯註 a</sup>

NAD 是這兩個疾病的交會點，它代表了疾病影響程度與疾病抵抗能力之間的平衡。NAD 對恆定生物能（bioenergetic）的重要性之大，一旦受影響，會連帶波及相關的生化反應。因此，思考精神分裂症與結核病，必須將 NAD 的所有細節一起放入考量。

許多證據得以支持這個觀點，已開發國家中大約一半人口，可以從菸鹼酸或菸鹼醯酸的補充，改善跟減緩因疾病帶來的症狀折磨，以下這個統計數字或許還是**低估**的：受關節炎折磨的病人（**20%**）、成癮症（**10%**）、孩童的學習及行為障礙（**5%**）、心血管疾病、冠狀動脈疾病及腦中風（**30%**）、癌症（**50%**），精神分裂症或重大壓力（未知）都可能在使用菸鹼酸後有所改善。<sup>譯註 b</sup>

回到菸鹼酸缺乏的相關疾病上，賀弗與佛斯特已經證實無數的危險病症，與我們身體無法合成足量的維生素 $B_3$ 有關。造成維生素 $B_3$ 無法被順利合成的基因，如果在人類演化過程中存留下來，必然是因為這些基因對人類也有某種好處，否則早被剔除出人類的基因庫。然而目前的問題是，菸鹼酸合成低下會有什麼好處？

**「精神分裂症基因是好基因！」**大衛哈洛賓醫師（Dr. David Horrobin[30]）認為：「精神分裂症基因進入人類的基因庫，使我們得以創造出現代社會。」精神分裂症基因不可能在百萬年的演化壓力下存留下來，除非它賦予對攜帶此基因的人某種演化上的優勢[31]，事實上也確實

---

【譯註 a】犬尿胺酸代謝循環：此代謝會在身體內產生 NAD。

【譯註 b】括弧中的數字指的是盛行率。

如此，但僅限於那些帶有基因，但未發病的病人家屬。

發病本身沒有好處，社會對待精神分裂症病人的糟糕態度，不可能讓它有演化上的優勢。假設一個人在 45 歲時發病，在那之前他都保有良好的生產力跟創造力，這意味著他的基因本身沒有多大問題，但某些長期的環境誘發因子，引發了疾病，使得這些維持了 45 年正常運作的基因，再也沒辦法從環境取得營養素，繼續保持身心正常運作。

## 帶有精神分裂症基因的演化優勢

精神分裂症患者，發病前及復原後有許多生理跟心理上的優勢。**生理上，他們可能有姣好的外表，老化得較慢，頭髮也比較不會變白，同時對於疼痛的忍受度較佳，較少發生退化性關節炎與癌症，假使罹患癌症也可以在標準的細胞分子矯正治療下復原。**

**自 1995 年後，我（賀弗）所治療過超過 5000 個精神分裂症患者，跟 1500 個癌症患者中，只有 11 個是兩個疾病都有。**[32] 除了一位外，他們都順利在細胞分子矯正治療合併傳統療法下康復了。

**精神分裂症病人的一等親，也對癌症有較佳的抵抗力，**雖然程度上不如病人本身，我看過許多癌症患者跟他們的家屬，很少有精神分裂症，相反地，精神分裂症患者跟他們的家屬，則很少得到癌症。

下表是我的觀察記錄：

|  | 病患家屬人數 | 精神分裂症患者人數 | 癌症患者人數 | 指標個案數 |
|---|---|---|---|---|
| 癌症 | 785 | 3 | 89 | 114 |
| 精神分裂症 | 437 | 20 | 26 | 95 |

這兩個疾病間的對立現象（antagonism），在一等親（父母、手足、子女）身上也可以觀察到，兩者間的疾病發生率有著顯著差異。

我對此現象所能給予的最佳解釋，是精神分裂症與癌症都是腎上腺素紅（adrenochrome）疾病。

**精神分裂症致病的主要原因是太多的腎上腺素紅，而癌症形成的重要因子則是太少腎上腺素紅。**

腎上腺色素是一種致**幻覺劑**，也有**抗細胞分裂**的效果，而癌症就是細胞分裂且失去控制。我所有的精神分裂症病患，都接受維生素 $B_3$（菸鹼酸跟菸鹼醯酸）及**維生素 C** 治療，這意味著我所觀察到的現象，跟這兩種維生素息息相關。因此得到的結論是：精神分裂症的患者，使用菸鹼酸跟維生素 C 的情況下，比起沒有使用的病人或一般人更少得到癌症。

戴米恩教授（Diona Damian）**發現菸鹼醯酸（niacinamide）可以保護皮膚免於紫外線 UVA 跟 UVB 的傷害，比起防曬乳液的效果好**，因此更能減少皮膚癌跟保護皮膚的免疫功能，此研究刊登於 2008 年 11 月 19 日的「雪梨先鋒晨報」（The Sydney Morning Herald），或許對於所有癌症，菸鹼酸都有相同的效應。

菸鹼酸跟菸鹼醯酸理論上一樣有效，因為他們在人體內是相互轉換的，然而菸鹼酸或許會是更好的選擇，因為它會**增加皮膚色素的形成**。不過這也讓部分的人誤以為菸鹼酸會造成黑色棘皮症（Acanthosis nigricans，編審註：經常出現在中、重度的糖尿病患者關節附近的皮膚上），但實際上卻是誤解（詳見第五章）。

就心理層面而言，精神分裂症患者比起一般人來得有創意，兼具創業精神，他們看待事物跟人際關係，往往有不同的眼光，像是服用迷幻藥（LSD）一般。許多年前我們曾研究這些提昇創造力的迷幻經驗，**許多優秀的作家、詩人、藝術家，甚至是諾貝爾獎得主，都帶有這些基因。**

**帶有精神分裂症基因，但未發病的人有演化上的優勢，但他們必須在食物攝取上更加小心，他們需要維生素 $B_3$ 來緩衝體內過多的氧化反應。**

可以這麼說，精神分裂症發作時，會耗竭維生素 $B_3$，使得身體對維生素 $B_3$ 的需求量大增，而病患必須透過補充品來補足飲食上的不足。

## 精神分裂症：臨床上的呈現

精神分裂症的特徵是知覺改變及思考障礙，進一步引起病患的怪異或混亂行為。當精神分裂症患者狀況良好——發病前或復原後——他們往往有許多生理跟心理上的優勢，假如精神分裂源自氧化過後的兒苯酚胺（catecholamines），導致腎上腺素紅及相似的色素吲哚（chrome indoles）的過度產生，那麼藉由知道腎上腺素跟腎上腺素紅的特性，我們可以得知這個症候群的更多面向。

腎上腺素紅有以下特質，每一個特質都導向精神分裂症的臨床表現：

☑ 1. 為神經傳導抑制物：知覺改變及思考障礙。

☑ 2. 細胞分裂抑制物：

在孩童身上干擾成長、減少癌細胞分裂、對癌症治療反應較佳。

☑ 3. 對心肌細胞具有毒性，增加心臟疾病機率。

☑ 4. 形成黑色素：糙皮病及精神分裂症病人有皮膚病灶。

☑ 5. 當體內氧化壓力增加時，病人狀況惡化。

☑ 6. 對抗氧化劑的治療產生效果。

精神分裂症會因為**氧化壓力**（即自由基生成或入侵的壓力）的加重而誘發，因此抗氧化劑跟減少氧化壓力具有治療效果。

精神分裂症是因為對感官刺激的錯誤解讀，以及無法判別生活情境的真實性而產生壓力，當我們知道病人的知覺如何被改變，他們的精神病行為也就可以被理解。

## 演化與菸鹼酸依賴

腎上腺素紅及相似的化合物，與迷幻藥物（LSD）有著共同特性，他們都會引起知覺改變。**維生素 B₃ 是避免腎上腺素，在腦內過度氧化為腎上腺素紅的必要物質**，所有能協助色胺酸及維生素 B₃ 形成 NAD 的因子，都具有治療效果。

身上帶有精神分裂症基因的人，具有演化上的優勢（**更具創造力及更少的罹癌機率**），但他們需要更多的營養素，來避免精神分裂症的發生。因而他們**需要維生素 B₃**，以及更多的抗氧化劑，緩合體內的氧化壓力。

沒錯！**維生素 B₃ 依賴基因（vitamin B3-dependent genes）具有演化上的優勢，因為用來轉換色胺酸為 NAD 的能量，可以省下來做別的事。**

腎上腺素的氧化，將增加極相似的兒苯酚胺氧化物（oxidized catecholamines），可以保護身體免於**癌症、關節炎**及許多其他疾病（心臟疾病除外）。時間一久，隨著精神分裂患者跟家屬罹患癌症的機率下降，便有助於此基因在全體人類基因庫的擴散。

理想狀態下，只需要製造一點點腎上腺素紅，就可以得到防治疾病的效果，就如同在病人一等親身上的表現（沒有發展出精神分裂症，同時癌症跟關節炎機率下降）。但是當製造太多，**病人就需要吃維生素 B₃ 來保護自己，讓大腦免於腎上腺素紅的傷害，並維持正常的血中膽固醇含量來保護心臟。**

由於基因演化使然，我們都會帶有精神分裂基因，只要使用足量的維生素 B₃，補足食物無法提供的部份，就能夠免於發病。

1960 年，歐斯蒙博士跟我（賀弗）建議採用下列準則，來判斷一個假說好壞與否。

首先，它必須能解釋目前已知的現象，一個假說如果連已知的現象都無法解釋，那麼就直接丟進垃圾桶吧！

第二，必須比其他先前存在的假說有更好的說服力。

第三，它必須經得起科學的檢視，並可以推翻錯誤的解釋。這個假說也必須能將想法導入研究，並把研究帶向開花結果。精神醫學沒有什麼理由要與其他科學有所不同。

我認為我們的腎上腺素紅假說，符合上面的所有準則，它基於精神分裂症的臨床表現，但對於目前不停發現的相關生化現象，則需要更多檢驗。

腎上腺素紅假說之前的假說，幾乎不具有包容性跟全面性，全然心理層面的假說（精神分裂症是冷漠的母親造成的）不僅是個失敗的假說，更深深傷害了病人跟家屬的關係。神經傳導物質（包括血清素、多巴胺、正腎上腺素、乙醯膽鹼）假說，顯得粗糙也未能得出有用的結論。

感染假說或許扮演了一部分的角色，因為任何病理上的大腦創傷，都可能出現精神分裂症的表現。腎上腺素紅假說是最禁得起測試的假說，卻不幸地僅能侷限於小規模進行測試。

精神醫學界的心思全放在藥物上，並且專注在這些細節，以至於沒辦法看到更全面的景觀。現在我們終於有了細胞分子矯正療法，**數千名精神分裂症患者在細胞分子矯正醫學的治療下恢復正常，比起單用藥物的效益好上太多了。**

## 缺乏症與依賴症

缺乏指的是食物中的營養不足以供應身體所需。古典案例中，壞血病、腳氣病、糙皮症跟軟骨症都是這類例子。壞血病是維生素 C 缺乏所造成，糙皮症則是飲食中缺乏維生素 $B_3$。這些疾病曾造成百萬人死亡，然而補充營養素可以預防這些疾病。

100 多年來「維生素作為預防」的思維基礎，剛被提出的前 50 年，還被當時的醫界無情地駁斥為無稽，然而過時、錯誤的營養資訊，會對病人造成不可抹滅的傷害。這樣的思維一旦被接受後，將變得牢不可破，深深刻印在每個人心中。

**現代醫學與營養學說中，最大的錯誤是它假設每個人都有相同的營養需求**，這跟認定所有人的指紋都一樣是不可思議的事情。

對一定比例的人，現代飲食無法提供足夠的營養，假如**光靠飲食，他們將無法達到最佳健康狀態**。對這些人而言，正確的醫學名稱是**依賴症**（depedency）。

**當一個缺乏症持續時間太長，缺乏症便會成為依賴症**。但需要多久時間則受許多因素影響，誘發因子包括壓力、營養不良的程度，以及醫師的治療方式（例如某些藥物會加速耗竭特定營養素）。

納粹集中營與遠東戰俘營都是**創造營養素依賴症**的人體實驗室，在日本戰俘營裡，加拿大士兵被俘虜長達 44 週，每天僅能取得 800 大卡的熱量，不只身體，心理上也承受同等煎熬，最後誘發出嚴重的營養不良及維生素缺乏症，四分之一死於戰俘營中，存活下來的人大多未能復原，戰後每天服用 3 公克菸鹼酸的人，成為幸運存活下來並康復的少數幾位。

因為營養不良成為依賴狀態的風險，受到時間長度和程度，以及有無身體疾病，例如腸胃道感染、食物過敏、全身性感染和壓力，都會影響發展，當以上誘發因子全都存在，就會越快變成依賴狀態。**加拿大士兵在香港戰俘營，4 年內就發展出依賴症**，正因為他們都經歷了嚴重的營養不良、生理疾病跟心理壓力。

克里夫（Cleave）[33] 發現沒有特別壓力的情況下，持續食用高糖、精緻澱粉及低纖食物，大約 22 年後會得到糖精症（Saccharine disease）。[譯註] 米勒[34]認為結核菌會增加精神分裂症的發生機率，也就是結核菌感染促成此疾病演化上的發展。這種細菌會迫使身體製造菸鹼酸，耗竭身體的 NAD，這讓傳染病可以存活並擴散。已開發國家或許不常見，但在非洲依然是主要的流行病，並跟 HIV 息息相關。

結核菌是轉換缺乏症為依賴症的誘發因子，維生素 B₃ 缺乏症及依賴症的病人有著共同症狀，但不會完全相同，因為他們產生的原因有所不同。維生素缺乏的病人同時也有其他營養素的缺乏問題，但依賴症的病人多是對單一營養素依賴，其他營養素多能從飲食中取得。

## 依賴症的成因

維生素 B₃ 依賴症的成因尚未被仔細研究，正因為這樣的概念從未被認真看待。無疑地，它的成因錯綜複雜，也許有人一出生就開始有此狀況，因為基因的缺失或轉譯出的酵素具有缺陷。大多數情況，這些因子在出生後就開始發生，然後在生命早期發展出症狀，少數則拖到生命後期才顯現出來。

兩個主要因子值得注意，第一是長期未處理的缺乏症會變成依賴症。

1930 年，糙皮症學者治療病人時發現，雖然大多數病人在微量的維生素 B₃ 治療後可以康復，但有一些病人必須增加到每天 1000 毫克才有反應，他們對此感到困惑，為什麼會這樣呢？

我們試看另一個例子，狗的身上也有一種相似的疾病——黑舌病（black tongue），假如讓狗持續數月吃缺乏維生素 B₃ 的食物，此時如果

【譯註】糖精症：1970 年代開始，研究人員注意到精緻食物，特別是澱粉類，對人類健康的影響，後來更發展為現今的代謝症候群概念。克里夫認為許多疾病都源於食品工業化，解決之道是吃真正的食物，也就是老祖先所吃的東西，而非超商架上的不明化學食物。

恢復給予維生素，他們很快就可以在小劑量的治療下復原。如果超過 6 個月，治療的劑量就會高上許多，持續讓狗處在缺乏症的狀況下會造成依賴症。同理可知，糙皮病的病人也是一樣。

同樣的事今天正在持續發生，而且範圍更為廣泛。有輕度營養素缺乏的人們，可能在發展出依賴症前，會有長達好幾年好像一點問題也沒有。這解釋了為何富有社會裡，人們會在中年後開始發展出「文明病」，證明疾病早在發病前就開始醞釀。有早發性關節炎的病人，如果僅有疼痛及僵硬的症狀，在還沒有明顯關節退化前，如果給予服用維生素 B$_3$，他們會很快地康復。

我（賀弗）的母親 66 歲時罹患了關節炎跟希伯登氏結節（Heberden's nodes，因受到發炎反應傷害而呈現的關節變形），我讓她開始服用一天三次、每次一公克的菸鹼酸，僅僅一個月，關節炎就大幅改善，之後渡過 20 年的健康歲月。

假如缺乏症對病人造成長期傷害，那麼就需要更多的維生素跟時間才能治癒。飲食營養缺乏，所導致的營養素依賴症，將視缺乏的程度而有不同的治療時間。輕微的營養缺乏，只要即時補充該營養素，依賴症的發展就會被打斷；如果屬於程度嚴重的營養缺乏，譬如二次大戰中的戰俘，缺乏症拖得太久，使用一般劑量的維生素製劑可能不足以扭轉病程，以北美的飲食狀況而言，大概需要 20 年。

就像罹患感染症必須使用抗生素對抗細菌一樣，劑量正是關鍵。

有人看到朋友服用少量綜合維生素，就變得十分健康，但自己卻沒有相同效果，而大感失望，實際原因出在劑量。他們不知道自己的需求量可能大於一般人，一般的維生素製劑不足以提供他們所需的有效劑量。

第二個主要因子是過長的時間壓力，像是營養不良、慢性疾病、心理社會壓力（包含戰爭與暴力）等。例如二次世界大戰中的加拿大士兵，他們被日本人俘虜長達 44 個月，或是種族屠殺的集中營，僅有極少數人得以存活下來；較近代的案例則出現在非洲，因無止盡的營養缺乏、饑荒、疾病與戰爭帶來的巨大壓力，這些存活下來的人承受著各種形式的壓力，因而被診斷出創傷後壓力症候群（PTSD）。尤其是歐洲集中營及遠東戰俘營，心理社會壓力伴隨著饑荒與營養不良，形成不可承受之重，導致了缺乏症。

## 菸鹼酸與戰俘

以下是賀弗跟佛斯特關於嚴重菸鹼酸缺乏症的描述：

壓力與營養不良的合併效應，一旦開始形成便會趨向惡化，並讓人明顯地感受到老化。

兩千多個未受訓練的加拿大士兵，被派遣到香港防禦來自東方的入侵者，但是日本卻從西方發動攻擊，於是這些加拿大士兵全成為戰俘。44 個月後，1/4 的士兵死亡，存活者的身心受到嚴重創傷。

這些存活者在返家的船艦上，被給予高劑量的維生素、米跟麩皮的萃取物，他們似乎快速地恢復了健康。受俘期間體重下降 1/3 的士兵恢復了體重，一切看似復原狀況良好，其實卻不然。

由聯邦政府主導的研究發現，這群受俘士兵比起歐洲戰場的士兵，整體健康狀況要差上許多，因此，聯邦政府決定給予較多的退休金。戰爭結束後，這群士兵的退化性疾病越形嚴重了，包括關節炎、視力退化、心臟疾病、神經系統疾病及憂鬱症。

賀弗博士估計在遠東戰俘營裡待上一年，加速老化達五年。一個 35 歲的士兵進戰俘營，4 年後被釋放，他的生理年齡變成 55 歲。

一個曾在香港作戰的退伍老兵，GP，目前是一個養老院的行政工作人員。GP 過去患有憂鬱症、嚴重的關節炎，總是動不動流淚，對冷熱變化無法承受，也在精神科病房待過，被診斷為人格障礙。

使用菸鹼酸兩個禮拜後，他很驚訝地發現所有症狀都消失了，能夠和正常人一樣健康地活著，並一度當上沙卡丘萬省（Saskatchewan）的副省長。透過他的介紹，20 多個退休老兵找上了賀弗博士，同樣給予菸鹼酸後，他們都復原良好，也就是說，高劑量的菸鹼酸逆轉了源自戰俘營的嚴重壓力。[35]

對這些人而言，那段時間活得像一場夢魘，他們被難以想像的暴力對待，嚴重缺乏熱量、維生素及礦物質，因此得到許多缺乏症導致的疾病問題，包含壞血病（維生素 C 缺乏）、糙皮病（$B_3$ 缺乏）、腳氣病（$B_1$ 缺乏）以及感染症。

漢斯・賽爾耶（Hans Selye）曾發展一個測量壓力程度的方法，他定義嚴重壓力為一組情況條件，暴露其中的動物有百分之十會死亡，而那些士兵的死亡率是他定義嚴重壓力標準值的 2.5 倍，顯然這些士兵承受的壓力更加可怕。

當這些士兵在大戰結束後被釋放，負責的醫官了解到問題後，在返回國內的船艦上，讓這些士兵們積極補充維生素，使得他們看起來像是恢復了健康，實則不然。回到國內後，這群士兵因失能及死亡而蒙受巨大損失，但他們的處境幾乎無人聞問。

為了回應來自香港戰俘榮民協會（Hong Kong Veterans Association）不停的申訴，理查森博士（Dr. Richardson，1964 ～ 1965）比較了香港跟歐洲兩地戰俘榮民的健康狀況。香港戰俘榮民因心臟疾病導致高死亡率，罹患關節炎失能、神經緊張、虛弱、視力衰退跟憂鬱的比率也比較高。基於此發現，香港戰俘榮民可以領取到較高額的退休金作為補償。

這些老兵的生理跟心理都比一般人衰老得更快，也比沒有遭受嚴重壓力跟營養不良的士兵來得快。威廉‧阿里斯特（William Allister）是當初被囚禁在戰俘營的人之一，他在 89 歲過世，訃文裡處處敘述著當初經歷的可怖壓力。[36]

另一小群老兵（約 12 個）則有不同際遇，因為他們**每天服用 3 公克的菸鹼酸**，只要他們持續服用菸鹼酸，就能真正獲得康復，並且長期維持健康。其中一名戰俘營生還者，於 2006 年 7 月過世，享壽 80 幾歲，**在他過世前的數十載，一直持續地服用菸鹼酸使自己保持健康。**

在他死前數週，醫院不允許再使用菸鹼酸，他和太太對此表達嚴重不滿，因為這是一個完全沒有道理，僵化於傳統的營養補充觀念，而殘酷對待病人的實際案例。

另一個生還者，GP，當他 1944 年回到加拿大，全身病懨懨，長期看診的結果，不斷的檢查與檢驗，使得病歷檔案越來越厚，但似乎沒有好轉跡象。很難想像去香港前，他是一個 6 尺高 190 磅重的健身教練，回到加拿大卻只剩 120 磅。雖然後來體重回到原來水準，看起來好像沒什麼問題，實則不然。他白天得靠服用安非他命保持清醒，晚上則服用鎮定劑幫助入睡。這些處方都沒能真正使他康復，每況愈下的病情，長期受焦慮跟憂懼所苦，後來住進精神科病房接受評估。

此外，GP 患有嚴重的關節炎，每天出門工作前得靠太太進行長達一小時的伸展，才得以移動。最後被送到退伍軍人醫院，診斷為焦慮症，其實真正讓他苦不堪言的是：他已經無法好好生活。

1960 年，我開始研究菸鹼酸對老化的影響。那時 GP 是我研究機構的工作人員，我向他描述菸鹼酸的效應，它會引發潮紅的特質等等，幾個月後，他竟問我是否可以使用。我納悶他為何這麼想，他告訴我如果體驗過，會比較容易跟機構裡的老人家解釋潮紅的副作用。當時，我還不知道他曾參戰受俘。

幾個月後，他告訴我感覺不錯──當時並不知道他這麼說的真正意涵，後來才向我提及戰俘營 44 個月的經歷。**服用菸鹼酸兩週後，他的關節炎沒了，可以把兩手抬高過肩膀，不再感到焦慮，也不再對冷熱變化感到難以忍受。**

多年後他經歷過一次復發，那時他跟兒子去爬山而忘了服用菸鹼酸，在他恢復服用後兩週，一切又重新回復正常，自此再也沒忘記服用菸鹼酸了。

一位跟 GP 一同待過戰俘營的醫官，不相信菸鹼酸有這樣的效果，認為這不過是安慰劑效應。之後 GP 當上沙卡丘萬的副省長，他才對此感到無比驕傲，並逢人便提菸鹼酸的助益。因為他的宣傳，許多香港及美國有相似經歷的人都得到了幫助。

## 從缺乏症到依賴症：從糙皮病到精神分裂症

格林跟考夫曼（Green and Kaufman）不約而同地發現**維生素 $B_3$ 的缺乏，將導致許多精神異常現象。**[37,38,39] 也就是說現代許多「精神疾病」，**其實是未被診斷出的「糙皮病」**，原因出於日常飲食。假如能補充不足的維生素，這些人可以活得更健康。

以最適攝取量來說，某些極端的例子，恐會引發更嚴重及更長久的症狀，包含老人失智、雙極性疾患、精神分裂症的精神病表現。因此，或許我們應該使用糙皮病來取代精神分裂症這個名詞，然後用輕度、重度、短暫或慢性進一步描述病人的情況。

因飲食營養缺乏，造成缺乏型糙皮症；若因自身需求上升，則屬於依賴型糙皮症。

**臨床上，精神分裂症跟糙皮症的精神症狀表現幾乎無可區別**，即使是精神醫院那些最熟悉的醫護人員也一樣。

　　既然精神分裂症跟糙皮症的精神表現症狀幾乎相同，代表對菸鹼酸缺乏的程度差異，為什麼我們不使用正確的名詞來統稱他們？

　　一般的區別方法，是觀察病人所吃的食物跟皮膚的典型病灶。當發現菸鹼酸可以治療後，那些服用少量菸鹼酸就恢復的精神分裂症病人，診斷結果被改為糙皮症，反之，就維持精神分裂症的診斷。**精神分裂症患者沒有像糙皮症患者的膚色改變，因為他們相對較少曬太陽。**

　　糙皮病學者普遍接受飲食及微量菸鹼酸能產生治療反應，而未曾嘗試給予超過 1000 毫克的日劑量，因此對於有些糙皮症患者需要這樣的劑量，不免感到驚奇，特別是當時這樣的劑量被認為「巨量」。

　　是否會發展出依賴症，取決於一開始缺乏的程度，跟持續缺乏的時間長短。輕微的缺乏會引發短期的症狀，不過通常會對少量的維生素有很快的治療反應，就像糙皮病患者或是患有黑舌症的狗，他們都沒有經歷慢性的缺乏。**但精神分裂症則是經歷不止數月而是數年的營養素不足，他們需要更高劑量的維生素 $B_3$，而且他們對治療的反應也較慢**，就如同慢性糙皮症患者，跟被刻意長期剝奪營養素的狗一樣。

　　在「前扣帶迴皮質之高親和性菸鹼酸受體減少」研究論文內，米勒跟杜雷這麼說：

　　我們發現一個重要的結果，根據亞伯罕‧賀弗使用菸鹼酸作為治療和成功經驗的報告，並沒有辦法在其他人的實驗中重現，或許我們應該重新審視跟評估，因為菸鹼酸受體減少的現象所帶來的影響……許多精神分裂症患者身上具有高親和性菸鹼酸受體的缺乏，正是一個主要特徵，據此我們可以尋找更有效的受體作用物，以及可以提升正常受體產生的基因表現。[40]

　　藉由米勒及杜雷的研究，使我們深入思考：到底是什麼原因造成精神分裂症。菸鹼酸受體無法正常運作，可能是數量太少，也可能是功能出現問題，使得他們對身體內的維生素沒有該有的反應。

用鎖和鑰匙來比喻，要不鎖跟鑰匙彼此不合，要不就鑰匙沒有途徑可以接近鎖（鎖的數量太少），透過使用高劑量的維生素，便可以「強迫」維生素進入細胞。

假如一個動物叫聲聽來像鴨子、走路像鴨子、拍動翅膀飛起來也像鴨子，當然牠就是鴨子。糙皮病就是那隻鴨子（精神分裂症）。

精神分裂症及糙皮症精神病在臨床表現上一樣，同樣都是營養上出問題，並對整個社會跟經濟帶來重大的衝擊，除非給予菸鹼酸治療，否則兩者無法區分出來。他們對適量的菸鹼酸治療都有良好反應。

糙皮症是維生素 $B_3$ 缺乏症——飲食中的含量不足以供給病人需求。糙皮症也可能是一個依賴症，即使是最佳飲食也不足以滿足病人的需求，因而需要額外補充。

由於「精神分裂症」的污名化帶給病人、家屬及社會巨大的傷害，**我們必須將此種症狀正式定名，它其實就是「糙皮症」，更正確的說法是「依賴型糙皮症」**，不同於缺乏型糙皮症（缺乏型糙皮症同時有其他維生素、蛋白質、必須脂肪酸的缺乏）。我想卡多（Cato the Elder）不會介意我這麼說：「精神分裂疾病必須毀滅。」譯註

---

【譯註】卡多為羅馬政治家，他最為人所知的是在他每一場演講最後一句話都是「迦太基必須毀滅」。

# 如何使用菸鹼酸

有種東西可以阻擋所有的事實，事實可以終結所
有辯論，而辯論使人們遠離無知。
那種東西就是未審先判。
——威廉・培利（1743 ～ 1805）

菸鹼酸療效的關鍵是劑量、服用次數跟療程長短。你必須足量服用、次數夠多、為期夠久，才能得到它所帶來的好處。

## 足量使用

為了發揮效果，足夠劑量是必要的。如同需要大量的燃料，才能把飛機跟太空梭推向天空，你也需要大量的營養素，修補生病的身體。

**使用營養素治療，復原的速度跟使用劑量成正比，賀弗博士的標準起始劑量是每天 3000 毫克。**

預防跟日常保養的所需劑量會比較低，美國政府的菸鹼酸每日建議劑量（RDA）是每天 **18 毫克**<sup>譯註</sup>，簡直低得離譜。根據 2007 年一個獨立的研究者與數位醫師的研究發現，對一名成年人，**300 毫克**的菸鹼酸是維持最佳健康必需的最低劑量。[1]

## 多次使用

菸鹼酸是**水溶性維生素**，這意味著它在一天甚至數小時內，就會從身體流失可觀的數量。因此分次、多次服用，比起單次服用大量來得好，三餐後使用則可以增加吸收率。

威廉・考夫曼博士及其他許多經驗豐富的醫師們，**都強調使用次數頻率的重要性**。對水溶性維生素而言，不管總量是多少，分次給予一定比較有效。（第七章有考夫曼醫師對關節炎治療的看法。）

## 持續使用

一部分的人使用後，馬上就可以感受到菸鹼酸的好處，對降血脂的

【譯註】台灣官方的建議劑量隨年紀、性別跟飲食熱量不同，範圍從 11 到 22 毫克不等。

效益則需要一段時間，慢性的精神問題可能需要數週至數月才有起色。每個人的狀況不盡相同，這也是我們為何建議在醫師的監督下，針對每個病人體質的生物化學特性，加以討論跟進行治療。

## 怎麼知道菸鹼酸真的發揮作用？

主觀感受：

假如你對抗的是精神疾病，自己可以很清楚感覺到改變，這是再簡單不過了；身旁的朋友跟家人也會有立即性的感受，安慰劑或藥物鮮少能達到這種效果。

**賀弗博士對精神疾病復原的標準是：有能力繳稅。**這聽來好像很怪，不過仔細想想，一個人必須有生產力，並能維持一份工作才有機會繳稅。

對此有所評議的人，會說這是賀弗博士人格特質當中，具有鼓舞患者趨於正向的力量。但賀弗博士這麼回覆：「我對所有病人都很好，但只有那些服用菸鹼酸的病人，才能出現真正的改善。」

警語：別忘和你的醫師討論。特別是大量飲酒、肝臟疾病、糖尿病或懷孕的病人，更需要和你的醫師討論使用 $B_3$ 的劑量。

客觀的證據：

請你的醫師檢查，例如，血液生化檢查可以很清楚看到血脂肪是否有改善，特別是三酸甘油酯下降跟高密度膽固醇（HDL 好膽固醇）上升。

## 什麼時候過量？

菸鹼酸使用劑量，如果到達身體耐受度的上限，通常會出現**噁心**症狀，此時若沒有減量，會進一步併發**嘔吐**，務必趕快減低使用量，但除了嘔吐以外，並不會留下後遺症。

　　賀弗博士通常使用的治療劑量是每天 3000 毫克，分成 3 次在餐後使用，有時部分病人則需要更高的劑量。在動物（狗）身上的中毒劑量，**約每公斤體重服用 5000 毫克，但我們不知道人類的中毒劑量到底是多少？因為臨床上從沒有人因使用菸鹼酸而死亡。**

　　對長期菸鹼酸的使用者，進行適當評估與檢測是最保險的，包含週期性地請醫師幫你作肝功能檢查（每年 1 ～ 2 次），除了檢測本身，如何正確解讀這些檢測數據也是十分重要。

　　**菸鹼酸不具肝毒性**，雖然菸鹼酸治療可能會使肝指數上升，這個情形意味著肝臟在運轉，而非肝臟出現傷害或病變。

## 所謂的安全上限

　　儘管如此安全，政府還是有一個菸鹼酸的安全使用上限：每天 35 毫克。[2] 這本書就是要對此荒謬且武斷的說法，提出嚴正的反駁。想想看，所謂的安全上限不過是每日建議劑量的兩倍不到！

　　不管是菸鹼酸或任何其他維生素，**沒有臨床或實驗室的證據，支持兩倍建議劑量會對人體有害。**

　　沒有證據，卻逕行對大眾發表如下權威式的宣導：「忽略使用安全上限的補充品使用者……，渾然不知使用太多營養素可能會導致有害副作用，學者如此表示……在一個研究中，超過一半使用補充品的民眾，服用超過安全上限的菸鹼酸，……食用補充品超出安全上限在美國十分常見，因為補充品不像製藥受到嚴格的管控。」[3]

　　這篇文章的作者宣稱一半以上的人，服用菸鹼酸 100 毫克時會出現副作用，而且沒有方法預測誰會有誰不會有。[4] 這樣的說法是擾亂民心跟譁眾取寵。

55 年的執業生涯跟治療過數千名病人的經驗，賀弗博士曾安全地使用每天 40,000 毫克的菸鹼酸，雖然他估計一天使用 200,000 毫克有可能會有危險，但是身體對菸鹼酸有內建的警報器跟安全機制，就是嘔吐。在還沒到達致命劑量前，噁心就會阻止你繼續服用它。

我們大多數都只會使用約數千毫克，這是一般醫師經常拿來提升高密度膽固醇（HDL）的劑量，事實上完全落在安全範圍內。

過去 25 年，美國毒物管制中心（American Association of Poison Control Centers）確認沒有任何一筆死亡紀錄，可以跟菸鹼酸服用過量沾得上邊。（你可以到以下網址 http://www.aapcc.org/ 下載免費年度報告，維生素通常在報告的最後面。）

## 菸鹼酸潮紅與血管擴張

菸鹼酸通常在服用後幾分鐘造成潮紅，一些人在 25 毫克的使用劑量就會潮紅，更多人會在 50 毫克產生，大多數人則是在 100 毫克。

潮紅會從額頭開始，並逐漸往身體擴散，很少的情況會到腳趾。服用的初始劑量越高，潮紅的程度會越厲害，但在每一次增加劑量時，症狀不會等比增加。

由於微血管擴張導致血流增加，內臟器官跟皮膚都會有此現象，並可能維持達數小時之久。醫師對於這樣的正常生理反應，務必預先告知病人，否則病人可能會因此驚訝甚至驚嚇。

病人可以嘗試從低劑量開始，讓身體適應並等待潮紅反應的減少，之後便可以慢慢增加劑量。

每次使用菸鹼酸，潮紅的程度都會減少，大多數會在一週內消失，即使沒有完全消失，也多半不會令人難以忍受。

然而還是有人無法耐受潮紅而必須中斷治療，這些人可以使用不產生潮紅形式的菸鹼酸（請見第一章）。假如停止服用 B₃ 數天，然後恢復使用，潮紅可能還會再度發生，但通常不像第一次服用這麼強烈。可以改為餐後服用跟固定服用，就能減少潮紅的程度。

我（賀弗）已經使用菸鹼酸超過 55 年，頂多有過一點點潮紅，這是「乾」潮紅，不同於更年期的「濕」潮紅，亦不同於使用治療攝護腺癌的雄性激素阻斷劑，所引發的潮紅。

**大約百分之一的病人，使用「菸鹼醯酸」會引發潮紅**，但大多數人不會發生，可能是因為這些人的身體可以很快地把「菸鹼醯酸」轉換為「菸鹼酸」。

**血管擴張**有時非常有用，許多病人，特別是**關節炎**患者，都說在關節溫暖起來（因為血管擴張）後感到十分舒服，甚至有些人會刻意停止服用幾天，為的就是可以再次體驗到溫暖的感覺。但熱潮紅對大數病人而言，仍是不愉快的經驗。不過只要醫師詳加說明，加上足夠的心理準備，多半可以耐受。

威廉‧帕森二世曾這麼寫到：「只有搞清楚菸鹼酸特性的醫師，才能真正善用菸鹼酸。」非潮紅的緩釋型菸鹼酸，市面上也可以取得，其中最知名的劑型是六菸鹼醯酸肌醇（inositol hexanicotinate），它是一種肌醇的酯化物，一種維生素，也是菸鹼酸。

我順利地使用這個劑型數年，但認為比起菸鹼酸，它的效果略為遜色，因此增加此劑型的劑量也許是必要的，但最後也得嘗試後，才能知道什麼劑型跟什麼劑量是最佳選擇。

## 該服用多少維生素呢？

理查‧帕斯瓦特（Richard A. Passwater）的經典健康著作《超級營養》（Supernutrition）[5]，提出一種簡單的方法，可以決定一個人需要使用多少劑量的維生素，以維持最佳的健康狀態。他並沒有提出一個通吃（one size fits all）的單一規範，相對地，帕斯瓦特博士仔細地記載一個案例，這個案例中，他每兩週增加一次劑量，直到個案達到最佳健康狀況。

基本上，我們應該使用可以達到最佳效果的最低劑量。假如超過這個劑量，對健康的好處不增反減，錢會白白花費掉，甚至還有潛在的傷害。這聽來很符合直覺跟常識，而事實也是如此。有趣的是，如果醫師用同樣的方法增加藥物的劑量，他們卻稱之為治療試驗（therapeutic trial）。

實際上，關於使用最佳劑量，對藥物而言是個錯誤(trail and error)，而營養素，則是不試才會失誤（潛在好處多、風險低）。

## 組織胺的故事

回到 1962 年，當時菸鹼酸的研究才開始不到 10 年，我（賀弗）曾這麼寫到：「對於菸鹼酸何以造成**血管擴張**的生理機制，我們所知甚少；它開始作用的方式有點像**組織胺**，同樣令人不太舒服，有類似的模式與機轉，但不同於組織胺，菸鹼酸不會造成血壓下降。菸鹼酸可能引發身體釋放類組織胺物質，若不是**組織胺**本身，或許就是**血清素**。」

愛德蒙‧波依爾（Edmond Boyle），邁阿密心臟科學會的研究主任，認為血管擴張是由於組織胺釋放的關係。他檢驗了巨大細胞（mast cell 又稱 fat cell 肥大細胞，巨大細胞存在人體的皮膚、結締組織、消化道及呼吸道上的黏膜細胞）**在使用菸鹼酸前後的差異，發現潮紅後，巨大細胞**

的囊泡（vesicle）裡原本的組織胺都被釋放出去，透過一連串複雜的機制，菸鹼酸會引發巨大細胞組織胺釋放，進而影響前列腺素的代謝，可能與血清素跟膽鹼系統有關。[6]

**組織胺**無疑是**潮紅現象**裡的關鍵角色，典型的菸鹼酸潮紅與組織胺注射後，所觀察到的反應雷同。當使用抗組織胺或某些抗精神病劑，例如 chlorpromazine，潮紅會減少但並非完全消失。對菸鹼酸潮紅的適應現象，其實很合理，因為巨大細胞裡的組織胺，會隨著每一次菸鹼酸的使用而減少。

使用菸鹼酸後，囊泡裡的組織胺跟類肝素（heparinoid）會被排空，假如下次給予菸鹼酸的時間夠靠近，囊泡便不足以重新填充新的組織胺，因此能釋放的組織胺儲量便下降。完全適應後，假若停止使用菸鹼酸幾天再恢復使用，潮紅便會再度出現。

組織胺在囊泡裡的儲量下降，有助於減少組織胺原本快速釋放帶來的過敏性休克效應。愛德蒙·波依爾（Dr. Edmond Boyle）博士發現實驗室裡的天竺鼠，接連在菸鹼酸的治療下，都未出現過敏性休克的情形。

潮紅現象也不可能跟膽固醇的下降有關，因為潮紅是短暫的，但膽固醇下降的效應是持續的，而前列腺素似乎與作用機轉有關，因此，阿斯匹靈[7]跟吲哚美辛[8]（indomethacin，一種非類固醇類抗發炎藥物）都可以減少潮紅的程度[9]。

波依爾發現菸鹼酸增加嗜鹼性白血球（basophil leukocyte）的數量，這些白血球細胞儲存組織胺跟肝素（heparin），並保護身體對抗微生物。我們認為組織胺 - 糖胺聚醣 - 組織胺酶系統（histamine-glycosaminoglycan-histaminase system）可以解釋組織胺對脂肪吸收、再分佈的影響。

波依爾認為膽固醇減少，不足以道盡菸鹼酸帶來的種種好處。他為組織胺的釋放，跟隨之而來血管內「**血球沉降物質**」減少有關 [10編審註]。鄭等人（Cheng et al）提出一些研究證據，指出潮紅與前列腺素有關，但他們也表示潮紅的真正原因依然未被完全了解。[11]

很遺憾組織胺的相關想法一度被擱置，我認為有強烈的證據指出它與潮紅的關係，或許真正的情況是這幾個系統彼此互相影響著。

當皮下注射組織胺，皮膚幾乎立即就會有潮紅反應，跟服用菸鹼酸引發的潮紅幾乎無法分別。然而，當菸鹼酸跟著組織胺一同服用，潮紅被延遲了。除非組織胺是透過靜脈注射，不然潮紅將延遲發生。而菸鹼酸注射會跟組織胺皮下注射有一樣的潮紅反應，但菸鹼酸潮紅不像組織胺潮紅，並不會有血壓下降的現象。

## 潮紅的相關因子

潮紅現象的發生快慢跟菸鹼酸濃度有關。當餐後服用，菸鹼酸的吸收率會受胃中食物稀釋的影響：越多的食物意味著較慢的吸收與較少的潮紅。

另一個因素則是，冷飲或熱飲；搭配熱飲的話，會有較厲害的潮紅，合併使用其他藥物也會影響。可以的話，請查看你正在服用的處方用藥，或成藥的作用機轉、副作用跟交相作用，許多網路資源都有提供查詢。

假如菸鹼酸被快速吸收，潮紅就會很快出現，低劑量的反應因人而異，且差異頗大。有一些人連 50 毫克這樣的小劑量菸鹼酸都無法承受，因此這些人必須使用不會引發潮紅的劑型（請見第一章）。

---

【編審註】血管內的血球沉降物質，尤其是紅血球沉降物被視為體內發炎的表現，類似於血液中的 C 蛋白反應指數（CRP 指數），紅血球沉降率（ESR）指數也被視為體內發炎程度的重要參考指標。

有一些極端的例子，是連非潮紅型菸鹼酸都無法耐受。他們身體儲存組織胺的位置或許太過敏感，並且釋放組織胺過快。有趣的是，最好的非潮紅型菸鹼酸就是單純型菸鹼酸，只是必須持續地使用，以便身體適應。

**潮紅或許會在菸鹼酸停用後數天，再度恢復使用菸鹼酸時出現，但是一恢復使用**，潮紅的強度便會再度逐漸下降。

精神分裂症患者往往較少有潮紅，使用每日 3 公克的劑量下，往往要在數個月甚至數年後才會開始有潮紅。這個不會潮紅的現象，或許跟精神分裂症本身有關，相當比例的患者都在連續使用菸鹼酸數年後才會潮紅，而這正是一個良好的癒後因子，通常代表著痊癒的可能性。

當我用組織胺注射治療精神分裂症病人，我將劑量增加，直到病人的舒張壓下降到零，整個過程都不會感到不適。有趣的是，老人家跟小孩的潮紅不像成人那麼厲害。

綜合以上現象，可以說潮紅是兩階段式的反應。首先牽涉到**前列腺素（PGE Ⅱ）**，當它被活化後，接著刺激**組織胺**的釋放。假如前列腺素反應是主要因子，便可以解釋為何潮紅的快慢有所不同，因為快慢與否跟**組織胺**的量較為相關。

假如組織胺釋放早於前列腺素反應，潮紅反應應該是立即出現才是。要測試這個假說的方法之一，是檢查血中組織胺濃度，評估病人對組織胺的耐受性。使用菸鹼酸後，並不會有立即的組織胺釋放，但隨著時間，組織胺的濃度會跟著潮紅的強度一樣逐步上升。

這個兩階段式的反應，可以解釋某些抗組織胺跟第一代抗精神病劑減緩潮紅的效果，而這兩者都是作用在組織胺系統上。**這也能解釋阿斯匹靈為何可以減緩菸鹼酸潮紅，因它影響到前列腺素系統。**

另外，昆寧（Kunin）博士是第一位發現阿斯匹靈作為菸鹼酸潮紅的緩解劑，卻很少因此獲得該有的肯定。

## 菸鹼酸可以防止過敏性休克

當諾貝爾獎得主亨利·戴爾爵士（Sir Henry Dale）在亨利·威爾康實驗室（Henry Wellcome Laboratories）工作時，他發現過敏性休克的產生，源自於組織胺被釋放出來，這是一種有生命危險的過敏反應，而乙醯膽鹼跟肝素都涉及此反應。

天竺鼠對過敏性休克非常敏感，波伊爾發現如果天竺鼠在先前被餵食菸鹼酸一週，接下來就算注射誘發過敏的蛋白質，也不會導致死亡，而沒被餵食菸鹼酸的天竺鼠，則百分之百死於過敏性休克。

我（賀弗）一直以來都使用這個方法，避免病人出現過敏性休克。1996年，一個病人因為對花生過敏，一輩子活在恐懼裡，過去6個月之間，儘管極力避免，依然發生5次過敏反應，最後一次還差一點奪去生命。

我建議他開始服用維生素 C，三餐飯後，每次 1 公克，我想要拉高他血液中維生素 C 的濃度。維生素 C 可以降低組織胺濃度，這也是為何壞血病病人會有很高的血中組織胺濃度。一週後他開始服用菸鹼酸，三餐飯後每次 100 毫克，為此帶來輕微潮紅，也就是讓細胞釋放小量的組織胺。

我的假設是這些組織胺到血液中時，會被維生素 C 中和掉。之後菸鹼酸劑量調升到一天兩次，維持每次 250 毫克的劑量，最後過敏消失。

10 年後他因別的問題回來找我時，因為醫師建議，已停止使用菸鹼酸兩年了（這是一個充滿矛盾的醫師，因為無知而排斥無害的菸鹼酸，卻毫不遲疑地開出有副作用、傷害性藥物給病人的例子）。

我建議他恢復服用菸鹼酸，並且增加劑量到每餐飯後 1 公克，他不再有過敏反應，但我依然請他一如以往地小心避開過敏原。

> 警告：過敏性休克是一個有生命危險的急性病症。請和你的醫師密切討論，假若你有
> 過類似的病症，在醫師的監督下嘗試菸鹼酸治療通常是十分安全的，但請不要私自嘗
> 試。

我也用相同的方式，**合併菸鹼酸及維生素 C** 處理因蟲咬引起的蕁麻
疹，而且不管病人的過敏原為何，我發現這對減少過敏反應有良好的助
益，但這個方法並不能真正根除過敏。

## 菸鹼酸與梅尼爾氏症

一些額外有趣的臨床運用，包括梅尼爾氏症（Meniere`s syndrome，
症狀為耳鳴及噁心）及高頻失聰（highttone deatness）。

長期的治療下，僅需每日 **150 到 250 毫克**的菸鹼酸。[12] 在 500 ～ 600
毫克日劑量下，**菸鹼酸也對放射線有防護效果，並減少因放射線引起的
噁心**，因此菸鹼酸對因癌症接受放射線治療的病人有許多好處，其他諸
如手術、燒燙傷、出血、感染，使用菸鹼酸的也會較快復原。更多關於
菸鹼酸的臨床應用，可參閱本書第十一章。

## 潮紅或不潮紅？菸鹼酸潮紅作為劑量指標

我（索爾）發現要控制潮紅的最好方法，是從小劑量開始服用，然
後慢慢增加劑量直到有輕微感覺。假設你從未使用過，每天三餐飯後 25
毫克，是一個很適合開始的溫和劑量。

隔天，嘗試早餐飯後 50 毫克，午餐後 25 毫克，晚餐後 25 毫克。再
隔天，早餐跟午餐飯後 50 毫克，晚餐飯後 25 毫克。第四天則三餐飯後
50 毫克。持續用這樣的方法增加劑量，每天只增加 25 毫克，直到感覺到
潮紅。

　　或許這會花上一段時間，很難說最佳劑量是多少，因為每個人都不同。通則是，**如果達到潮紅的劑量越高，意味著需求量越高**。也就是如果你很快就達到潮紅的劑量，那麼你應該僅需要低量的菸鹼酸。相反地，假如直到很高劑量才出現潮紅，這意味身體需要許多的菸鹼酸。

　　因為潮紅正意味著菸鹼酸暫時的飽和狀態，往後最好能持續維持輕微的潮紅，確保身體的菸鹼酸達到飽和狀態。於**睡前使用菸鹼酸，會讓人產生睡意而更好入眠**，甚至有可能還沒開始注意到潮紅就睡著了。

　　重要的是：菸鹼酸是維生素而非藥物。它或許能讓你放鬆，但不會像安眠藥一樣強迫你睡著。菸鹼酸不像安眠藥具有依賴性，也不是處方用藥，因為它是一個每個人每天都會用到的安全營養素，對於劑量有著個別性差異。

　　健康狀態不錯的病人，通常選擇逐漸增加使用劑量以減少潮紅。假如他們確實緩慢地增加劑量，會發現此方法既方便又安全。我自己本身服用菸鹼酸多年，每日使用劑量依壓力程度、飲食攝取量的差異而有所不同（高熱量的垃圾食物，通常會引起較嚴重的熱潮紅）。

　　從潮紅的有無，我知道自己是否服用足夠劑量，就好像澡盆放滿水，就知道該關掉水龍頭，享受熱水澡的時候了。

　　當你一開始服用剛好可以引起輕微潮紅的劑量，也就是臉頰、耳朵、頸部及前臂的皮膚微微發紅，且持續約 10 分鐘左右，就知道已經服用足夠的菸鹼酸了。假使使用過多菸鹼酸，潮紅可能會較厲害也持續較久。若是你變得像關公渾身紅通通，長達一個小時，那一定是使用太多了！

　　**空腹食用大劑量菸鹼酸，潮紅會相當明顯**（在此不建議，因少數人會引起胃部不適，或因血糖過低而頭暈、四肢無力）。大多數人一開始使用時出現潮紅，之後就能逐漸適應，除非連續停止數天然後恢復使用，此時潮紅就會再度出現。一些人始終無法適應菸鹼酸，這些人必須使用非潮紅的劑型。即使有潮紅，每個人的反應程度也有所不同。

　　一般來說，需要量越大的人，越不會潮紅，例如關節炎、精神分裂症、心血管疾病的患者，一些精神分裂症個案，甚至要到開始好轉才會有潮紅現象。

　　但是不能單以潮紅與否或其程度，論斷對菸鹼酸的需求量，因為有太多的變數會影響，例如胃裡有無食物，有食物的話，是什麼食物，服用時配的是冷水還是熱水，或者有沒有合併服用其他藥物，像是抗精神病劑、阿斯匹靈、抗組織胺及維生素 C，都會減少潮紅反應。

　　單純型菸鹼酸一般做成錠劑，可在一般藥局、保健食品或線上購買，劑型有 50 毫克、100 毫克、250 毫克和 500 毫克。錠劑中間有刻痕好方便剝半，要剝成 1/4 錠，調整所需劑量不是太困難的事，一般切藥器也可以代勞。

　　假如空腹使用菸鹼酸，潮紅大概 **15 分鐘**左右出現；假如飯後使用，潮紅會被往後延遲。實際上，可能拖到你都忘了有吃菸鹼酸才出現，所以別被潮紅嚇到，這是菸鹼酸的正常作用，可以透過服用方式控制。

　　假如想要有潮紅的感覺，空腹服用兩湯匙 B 群強化酵母就可以做到，或把錠劑磨碎，磨粉的菸鹼酸在空腹下服用，可在短短數分鐘內出現潮紅，搭配熱飲更快。**菸鹼酸對溫度的穩定性很好，所以食物的溫度並不會改變它的效果。**

　　賀弗博士的臨床經驗顯示，大劑量菸鹼酸的潮紅現象可以**被維生素 C 中和**。賀弗讓病人使用至少等量於菸鹼酸的維生素 C，**但維生素更多，效果越好。**

　　我們一再地提到菸鹼酸的副作用，只要使用的量夠大，潮紅跟噁心都可能出現，而且有過肝病或飲酒的人，有較高的副作用，他們的肝指數也往往會上升，我們會在下個章節討論菸鹼酸的副作用。

除了菸鹼酸以外，最好合併服用綜合維生素 B 群。B 群就像職棒球隊，是需要團隊合作的。

當然，身體對菸鹼酸的需求比 B 群裡的其他維生素高很多，即便是美國每日建議劑量裡，菸鹼酸也相對於其他維生素 B 群來得高。細胞分子矯正醫師認為，現行每日建議劑量的 18 毫克，離身體的最佳需求量實在太遠。這部份或許還在尋求共識，但你可以從成功使用菸鹼酸的醫師跟病人的經驗，替自己決定是否要使用足量菸鹼酸。

## Chapter5

# 菸鹼酸的高安全性

醫師使用菸鹼酸以前,必須先瞭解它。

——小威廉‧帕森斯醫學博士(William Parsons Jr.
M.D.)於梅約診所

「Pharmakon」是一個古希臘字，意思是同時為解藥和毒藥的特質，它巧妙地形容藥物，但並非指細胞分子矯正的原料——各種維他命。

維他命有著非常安全的使用紀錄，距離造成傷害還差很遠。不過，做任何事都有其好處與壞處，本章我們將講到維他命 B₃ 治療的安全性。

## 菸鹼酸會增高血糖嗎？

幾十年前，我（賀弗博士）開始開立菸鹼酸給所有的糖尿病患，讓他們的膽固醇指數正常（藉以減少胰島素阻抗），並且減少糖尿病伴隨的嚴重血管病變，而導致的失明與雙腿截肢。眾多服用菸鹼酸的糖尿病患者中，沒有人產生那些病變，他們的眼睛和循環系統都十分很好。但許多醫師認為，因為菸鹼酸在某些病人會「**增高血糖**」，所以 B₃ 成為使用禁忌。然而，**就算增加血糖也是微幅的**，病人也從未因此受苦。

我發現我的病人，因為服用 B₃，三分之一的糖尿病患者必須稍微增加胰島素，三分之一必須減少胰島素，其餘並不需要做任何改變，然而透過 B₃ 的補充，可以讓糖尿病患得到其他全面性的益處，提高生活品質。

## 菸鹼酸與糖尿病的研究

1987 年 Vague 等人的研究中，投予**幼發型糖尿病患者**[編審註] 每天 3 公克（**3000 毫克**）的菸鹼酸，這樣的劑量幫助了大部份的年輕患者。

研究報告的結論是：「菸鹼醯酸（nicotinamide）減緩了胰臟 β 細胞的損傷，並且增強了它們的再生，因此能延長胰臟分泌胰島素的機能運作。」[1]

【編審註】幼發型糖尿病通常為第一型即胰島素依賴型糖尿病，發病的原因原為基因缺陷，但近年的研究顯示，有一大部份的幼發型糖尿病是嬰幼兒飲用的乳品內，所含的酪蛋白觸發的自體免疫病變，造成胰臟 β 細胞損傷所致。

2006 年，Canner 等人報告，不管有沒有血糖問題，菸鹼酸對於治療**心肌梗塞**[2]後的患者很有用，同樣地，Dube 等人報告長效型菸鹼酸「每天 2000 毫克劑量，對於有動脈粥狀高血脂症（atherogenic dyslipidaemia）的愛滋病患者，是安全、無副作用且有效的。**就算有血糖增加和胰島素抗性，也是輕微短暫的。**」[3]

Kirkey 一篇登載在 2008 年《刺絡針》（Lancet）的研究，誤解了大多數糖尿病患者應該服用史塔汀類降血脂藥（statins）。Kirkey 的標題下得狡猾，因為她寫道：「糖尿病患者應該服用降膽固醇藥物[4]。」這當然是指菸鹼酸的成功，而不是史塔汀類降脂藥。

就算史塔汀類有用，療效上相較起菸鹼酸根本不值得一提，菸鹼酸還是有效得多。史塔汀類只能降低總膽固醇，和心臟病沒太大關係，無法提高高密度膽固醇（HDL），無法降低三酸甘油酯與脂蛋白，也無法像菸鹼酸這般延長壽命。血脂肪異常是心血管疾病的主要原因，這和高血糖與肥胖都有關。

**既然主要病理作用都在血脂變化和動脈硬化，菸鹼酸又能夠調整膽固醇，理應成為第一、二型糖尿病的重要治療元素。**假設我們想降低這些疾病產生的主要病理，給予菸鹼酸應是重要治療考量。[編審註]

以下是一個非理性的結論，如何滲透到醫學界的例子。Zhou 等人[5]的研究中聲稱，僅 100 毫克的菸鹼醯酸（niacinamide）也會增高血糖，這

---

【編審註】諷刺的是本書英文原版於 2012 年出版，同年數日後，美國心臟科學院基金會（American College Cardiology Foundation）即發表了針對立普妥（Lipitor，輝瑞藥廠的史塔汀類代表性藥物），使用者的研究報告顯示：病人每日服用 80mg（醫師指示每日劑量）會導致高血脂者罹患糖尿病，且發生率高達 37%，因此 FDA 於 2012 年 2 月，要求立普妥更換包裝警語明示：立普妥會提高使用者罹患糖尿病的風險。由於立普妥這類的史塔汀藥物，作用於肝臟合成膽固醇的酵素阻斷上，卻因而嚴重干擾肝糖釋放的機制，而讓原本沒有糖尿病的使用者，暴露在高糖尿病罹患率的風險之中，如此駭人聽聞的副作用，竟於立普妥及其他史塔汀類藥物，被廣泛使用了 11 年之後才被披露，然而療效加倍、安全廉價的菸鹼酸，卻因不具有專利藥品的商業利益而被遺忘，也從未被列入醫學院的教材之中。

完全違反常識，且和賀弗博士豐富的臨床經驗相違背。賀弗發現長期每日服用幾千毫克的菸鹼酸，如果會增加血糖也是微幅。

另一項由 Li 等人[6]的研究更近乎鬧劇，檢視 5 人的血糖後，作者們竟荒謬的總結：強化食物裡所含的菸鹼酸，竟是造成兒童肥胖的原因。

這是為什麼？作者們聲稱菸鹼酸會刺激食慾，但沒有說的是：「多少菸鹼酸？」這才是最好笑的部分：他們講建議飲食攝取量（RDA），遠比 100 毫克還少。孩童肥胖的原因，是否更有可能是出於攝取過多油脂和糖份？也許是孩子所吃的速食餐，或喝太多碳酸飲料、缺乏運動？

我們認為只根據 5 個人的血糖觀察，根本無法作為重新思考菸鹼酸用量的基礎，這類研究無法通過客觀邏輯檢視，不實數據指控的無厘頭實驗，卻奉「藥學至上」之名，在媒體層出不窮。

### 菸鹼酸會造成黃斑部水腫嗎？

菸鹼酸在十分罕見的情況下造成黃斑部水腫（cystoid macular edema，視網膜裡有積液空間），這種狀況不尋常，但可以完全逆轉。當病人報告視覺缺失的症狀，標準網膜檢查裡會有明顯的變化[7]。

這種黃斑部病變，和糖尿病視網膜病變所造成的網膜小動脈滲漏，兩者並不相關，這種現象在菸鹼酸停用或減量就消失了。案例報告顯示[8]，從每天 3000 毫克降到 1000 ～ 1500 毫克臨界劑量[7]，就能扭轉黃斑部水腫了。

關鍵劑量可能和體重有關，身材嬌小的臨界值低、高大的數值高。偵測因素的可逆轉性和容易性，對於菸鹼酸使用者很重要。服用菸鹼酸的人，應該注意視覺上的改變，特別在閱讀時會用到中央窩（fovea）和黃斑部。對於使用高劑量菸鹼酸者，只有那些有視覺症狀的才需要找眼科醫師[9]評估，比率佔不到百分之一[7]。

探討這個議題的一些論文 [10,11]，作者提供草本與營養補充對眼部副作用的評估，似乎有點危言聳聽，還可能讓讀者以偏蓋全，認為營養素和草本補充無可避免地有毒性問題。

事實並非那樣！重點是要知道，菸鹼酸副作用和病人先前的狀況、劑量有關，如果有眼睛問題就需特別注意。因為菸鹼酸的副作用是可逆轉的，而且容易偵測，這是可處理的小事。如果服用補充品的人，知道菸鹼酸在少見案例中有眼睛問題，而且這些問題可以扭轉，這將指引他們和醫療專家到正確的方向上。

## 菸鹼酸會降低血壓嗎？

一般說來，少量的菸鹼酸劑量對降血壓的變動並不明顯，可能也不是高血壓的第一線治療用劑，劑量與降血壓的關係，有待更進一步的研究。賀弗博士給精神科患者的標準菸鹼酸處方是每天 3000 毫克，分次使用，需要更多的人，則逐漸增加劑量。在他超過半世紀的行醫生涯中，數以萬計的患者身上未曾出現低血壓。

## 菸鹼酸與血壓的研究

但是極高（一次超過 5000 毫克）的菸鹼酸服用劑量，有時候可能造成血壓突然降低。這可以說明，為何獨自服用極高量菸鹼酸是不合適的。我們重申，使用高量菸鹼酸必須經由醫師同意 [12]。

正因為這種降血壓的急性效應，菸鹼酸曾被認為是可長期使用的降壓藥。2009 年，一項囊括 1613 名男女的安慰劑對照研究中，服用緩釋型菸鹼酸 24 週後，患者收縮壓及舒張壓普通下降，只是降幅不大，不管是收縮壓還是舒張壓，只有 2 ～ 3 毫米汞柱 [13]。

另一篇論文說：「急性菸鹼酸補充的小型臨床試驗顯示，菸鹼酸在高血壓患者有明顯降壓效果，但正常血壓的人則無降血壓反應……，多數菸鹼酸與含菸鹼酸處方的大型、前瞻性、隨機分派臨床試驗顯示，和安慰劑相比，菸鹼酸對血壓沒有影響，或僅是微幅降低。」作者們也寫到：「較大研究，如冠狀動脈藥物計畫（Coronary Drug Project），指出菸鹼酸在長期服用時可能會降血壓。」[14]

常識性的告誡是：配合醫師使用菸鹼酸。為了這樣的合作，請確定你的醫師讀了下面這一段。

## 大劑量維生素的毒性辯証

維生素無毒，化學物質（Xenobiotics，藥物）才有毒，所以沒有維他命的毒理學。

服用維生素，像喝水一樣攝入大量時，可能會有不舒服的副作用，但大量的維生素不會造成死亡（大量、巨量的飲水，會因血液中鈉離子太低而導致死亡）。我（賀弗博士）使用這個詞彙，因為維生素雖然有安全、無毒的證據，雖然沒有毒性的證據，許多醫師仍然相信菸鹼酸有毒，只因為它會讓血管擴張、熱潮紅。

對於藥廠來講，擁有專利藥物就如同礦脈一般，他們經常耗費鉅資開發可以宣稱專利的藥物，卻對菸鹼酸能有效調節膽固醇，而無副作用的特性視而不見。他們要找能調整菸鹼酸潮紅的物質，這很弔詭，因為最好的抗潮紅物質，就是菸鹼酸本身，持續使用時，非常少的病人會一直發生潮紅。

我自己每天服用超過3000毫克的菸鹼酸，已經超過五十年，有時候會有輕微潮紅（我感覺到，但別人看不到），那還是我忘了服用，幾天後再接續吃的時候。

## 菸鹼酸並不會造成肝臟損壞

一位讀者寫到：「吃了高量菸鹼酸，我的肝功能指數升高，所以現在，我的醫師叫我停止服用菸鹼酸。不過，肝功能造成變化很要緊嗎？」

菸鹼酸會造成肝臟損害的迷思，已經由 William Parsons Jr. 醫學博士拆穿，在他談論菸鹼酸與膽固醇的書——《不用節食也能控制膽固醇！菸鹼酸解答》[15]，把這個問題討論得很好（《細胞分子矯正醫學期刊》第14 卷 1999 年第三季，也有篇綜論文章），我們認為 Parsons 醫師在治療脂肪問題患者上，是最有見識的醫師。

很清楚地，他推薦使用菸鹼酸，而非藥物。在加拿大 Saskatchewan 以外，他是第一位使用菸鹼酸的醫師，他推動了第一個菸鹼酸膽固醇研究，並和他的同事驗證了菸鹼酸可以降低膽固醇，1955 年由 Alshul 博士、Stephen 博士和我（賀弗博士）所提出，假如我們沒有得到卓越的梅約診所（Mayo Clinic）的驗證，這項發現原本可能凋萎且不被看見，當時 Parsons 醫師正是梅約診所的總醫師。

Parsons 醫師提供了證據，根據他自己的研究以及廣大文獻，指出：「使用菸鹼酸來降膽固醇，是回復正常血脂數值唯一可行的、有效的、安全的、有成本效益的方法。」

### 無人因補充菸鹼酸而死（或任何其他維生素）毒物管制統計證明維生素補充品的安全性[16]

根據美國國家毒物資料系統的最新資訊，2009 年裡沒有任何一個人因營養補充品使用過量而致死的案例。

美國毒物管制中心協會（American Association of Poison Control Centers, AAPCC）在《臨床毒物學》（Clinical Toxicology）出版了 200

頁的年報，顯示綜合維生素的濫用致死率為零；維生素B群的任一種之濫用致死率也為零；維生素A、C、D或E的死亡率為零；任何其他維生素的濫用致死率都是零。

此外，沒有任何胺基酸、草本植物或礦物質補充的死亡。

有兩個人因非營養素的礦物質補充過量中毒而死，一位是鈉鹽，一位是鐵鹽或鐵。在1139頁，美國毒物管制中心協會還特別指出，致死的鐵並非來自營養補充。另一位被宣稱為因「不知名營養補充或順勢療法」而死。但因沒有提供驗證的資訊，需對這項聲明保持懷疑。

60個毒物中心提供各地資料給美國國家毒物資料系統，「這是現存少數國家監測系統之一，提供模範的公共衛生監測系統，包含所有暴露、公共衛生事件辨識、恢復力反應（resilience response）、情境覺察追蹤。」

超過一半的美國人每天服用營養補充品。甚至假如每個人一天只吃一顆，表示一天有1億5500萬顆，一年總共將近570億顆。既然許多人不只吃一顆維他命或礦物質，實際上的消費應該更多，了解營養補充品的安全性更顯重要。

假如營養補充被講成如此危險，像美國食品藥物管理局和新聞媒體常講的那樣，那麼屍體在哪裡？

---

註：全文可線上免費下載：
http://www.aapcc.org/dnn/Portals/0/2009% 20AR.pdf
下載任何美國毒物管制中心協會在1983至2009年的年報，都是免費。
網址：http://www.aapcc.org/dnn/NPDSPoisonData/NPDSAnnualReports.aspx

菸鹼酸不只是明顯降低低密度膽固醇（LDL，即壞膽固醇），它也提高高密度膽固醇（HDL，即好的膽固醇）、降低脂蛋白 (a)[Lp(a)]、降低三酸甘油酯。這和史塔汀類藥物相較，菸鹼酸明顯是贏家。即使病人已經有過心肌梗塞，它仍能有效降低死亡率並且延長壽命。

菸鹼酸是維生素，不是藥物。除了對血脂有作用，還有高劑量菸鹼酸的正向維生素作用。大多醫師很難完整瞭解菸鹼酸，因為沒有高價、沒有專利、沒有熱心的母公司作行銷、沒有廣告。在你拿起一本醫學期刊時，很難不看到史塔汀類藥物的廣告，我還沒有在醫學期刊中看到任何頌揚菸鹼酸的廣告。許多醫師既不瞭解菸鹼酸，就心存疑慮。我惱火於對於菸鹼酸的無知和製造出來的恐懼。

醫學專業人員擔心菸鹼酸的肝毒性，實際上並沒有。Parsons 醫師指出，肝指數的增加除非很明顯，像是增加三倍，通常不代表肝臟有問題。有很多化學物質會提高肝指數：所有的抗血脂藥、乙醯氨酚（Tylenol 或普拿疼）、異丁苯丙酸（Advil），一樣都會升高肝指數。

第一次服用菸鹼酸伴隨的強烈熱潮紅生理反應，瞭解這點並且知道如何處理的醫師很少有問題，他們的病人透過適當的衛教，通常很快能夠適應菸鹼酸。

然而，不知道這點的醫師卻將他（她）的無知傳給病人，導致勸戒患者停止服用菸鹼酸。根據 Parsons 醫師的研究指出，六菸鹼酸肌醇酯（Inositol Hexaniacinate）這種健康食品店可買到的不潮紅菸鹼酸，對降膽固醇的效果並沒那麼好，但對於其他狀況仍是有用的，像是精神病、精神分裂症、焦慮……。

自從我（賀弗）1952 年開始使用高劑量菸鹼酸，在精神病患中看到一些阻塞性黃膽的案例，菸鹼酸一停就消失不見了。其中一個案例，讓我必須再回去使用菸鹼酸，因為他的精神分裂症復發了。

然而當他再次使用菸鹼酸時，黃膽卻沒有再出現。我很少看到黃膽的案例，所以菸鹼酸引發黃膽的證據薄弱。黃膽有個自然發生率，在任何病人族群中，總會有些別的原因得到黃膽。

罕見的案例中，食用過多菸鹼酸造成噁心與嘔吐，若因菸鹼酸沒減量或停用而持續有黃膽，脫水可能是一個原因，然而在過去 15 年中，我已經沒看過任何這種案例。因此服用菸鹼酸的主要風險不在於黃膽，而是人們會長壽。<sup>編審註</sup>

我們再次強調：菸鹼酸沒有肝毒性。$B_3$ 具肝毒性的說法，在醫學圈相當普遍，然而它純粹是個迷思，就如同維生素 C 導致腎結石之說，一樣被錯誤的流傳，這些致命的錯誤，讓廣大患者失去被有效而無副作用的治療機會。

1940 到 1950 年，開始研究菸鹼酸和菸鹼醯酸的毒理，檢定老鼠的半數致死量（LD50）。半數致死量是殺死半數實驗室動物時的成分劑量，用來測定毒性。如果一百隻老鼠吃了該藥，而一半死去，那個劑量就是半數致死量。菸鹼酸的老鼠的半數致死劑量，大約每公斤體重 4.5 公克，相當於 225 公克（幾近半磅）的量在 110 磅重（49.9 公斤）的女性身上，360 公克在 176 磅重（79.7 公斤）的男性身上，約官方建議劑量的一萬倍。

是否有人會找出人類的半數致死量，或許這是根本不可能的。早期在解剖菸鹼酸毒理實驗的老鼠時，發現肝臟中的脂肪酸增加。

1950 年，甲基群（methyl groups）缺乏是個很熱門的議題，這樣的缺乏被認為導致脂肪肝。菸鹼酸和菸鹼醯酸都是甲基接受者，很合理的是，太多的維他命 $B_3$ 會因為產生甲基缺乏症候群，而導致脂肪酸肝。不過，

---

【編審註】亞伯罕‧賀弗博士在高齡 92 歲過世，使用維生素 $B_3$ 超過 50 年，今天我們更感念當年賀弗醫師在晚年，仍積極地從事教導與提攜後進，眾多遺留下來的採訪紀錄片中，我們看到近九十高齡的賀弗醫師，以無比清楚敏捷的思路與清晰的口齒，對學生與大眾傳遞他「挽救生命」的智慧與知識，令人動容。

Saskatchewan 大學的 R. Altschul 教授尚無法驗證這些發現。在他的動物實驗中，維他命對於肝臟中的脂肪酸值並無影響。

此外，菸鹼酸增加了某些病人的肝功能數值，當中的錯誤假設是：肝指數表示肝臟有問題。然而許多藥物也會增加肝指數。通常停了幾天的菸鹼酸後，肝指數便恢復正常。所以，最好是停用菸鹼酸五天再進行檢測，以免把肝損壞和肝功能增加混淆了。

梅約診所（Mayo Clinic）使用電子顯微鏡檢查一些病人的肝，他們服用菸鹼酸來降血中膽固醇。William Parsons Jr. 醫師首次報告發現，沒有肝臟病理現象。如上所述，Parsons 指出肝功能指數上升不代表肝臟有問題，除非數值很高。許多化學藥物都提高肝指數，包括所有史塔汀類藥物，對於服用菸鹼酸而肝指數增高的病人，過幾天數值就會變正常，即使沒有停用菸鹼酸的情形下也是一樣。

因此我建議醫師們，在安排肝功能檢驗之前，請他們停用菸鹼酸至少五天。如果肝臟真正有問題的，五天內結果不會變正常。但若因菸鹼酸而增高，數值在五天內會恢復正常。肝臟酵素很常因許多現代藥物而增高，Gonzalez-Heydrich[17] 等人給 12 個孩童吃 olanzapine（一種抗精神病劑）和 divalproic acid（一種情緒穩定劑）。

每個人都有肝指數竄升的現象，其中 5 位好幾個月都沒降下來，2 個小孩因為嚴重問題而必須退出這個研究，一位是胰臟炎，一位是脂肪肝炎。

40 多年前，曾有幾個菸鹼酸和菸鹼醯酸造成肝臟損傷的報告，以及一兩個死亡案例，後來發現是粗製濫造的緩釋劑型，而不是標準劑型。1953 年起，我已經使用菸鹼酸來降血中膽固醇，以及兩種劑型來治療精神分裂症，治療過幾千人，很少病人發生黃膽。

如上所述，有個被菸鹼酸治療好精神分裂症的患者有了黃膽，當停用菸鹼酸，黃膽好了，但精神分裂症又回來；恢復了菸鹼酸，精神分裂症就好了，但黃膽再也沒出現。過去 20 年我不再看過黃膽案例，但有可能會因為甲基被剝奪，導致肝指數增高。

根據 David Capuzzi 醫師，一位來自費城的糖尿病、代謝、內分泌專家，以及全球菸鹼酸與膽固醇的權威之一，給予病人 2,400 毫克的卵磷脂（lecithin）且分成一天 2 次，就能夠有效預防黃膽。甜菜鹼（betaine）在這方面也能發揮效用。

高劑量菸鹼酸可能會有的副作用，是胃酸增加，因為菸鹼酸刺激了胃酸分泌。

## 菸鹼酸會「遮掩」非法藥物檢測結果嗎？

答案是不會。和菸鹼酸研究者 Todd Pemberthy 的私人通訊中，他說：「『遮掩』（masking）的意思是干擾藥物測試，但菸鹼酸不會這樣。認為處方會遮掩藥物檢測結果的人，表示對檢測一無所知。」

Penberthy 博士補充：「菸鹼酸無疑是個強力的解毒劑。譬如，當我們暴露在充滿化學毒性或抽菸環境，會讓有些 P450 酵素的表現急遽增強，特別是 CYP1A1。多氯聯苯和其他誘導物（inducers）已知會導致 CYP1A1 製造過多，耗掉 10％ 的肝臟細胞蛋白質，最後將影響身體有很多受質（substrate）與酵素（enzyme），卻不是被需要的協同因子（cofactor）。酵素催化反應的速率，和反應中的物質濃度成正比，包括：受質、酵素、輔脢。而菸鹼酸能製造一個關鍵輔脢：NADPH（Nicotinamide adenine dinucleotide phosphate），因此我們的身體需要更多菸鹼酸。」

以上內容可參考〈Niacin for detoxification：A little-known therapeutic use.〉（J Orthomolecular Med：2011, 26: 2, 85-92），解毒在本書第十一章會進一步討論。

## 這也許是個世界記錄，但不要這樣做

一位患有精神分裂症的少女，領取了一個月份量的菸鹼酸處方箋，一共是 200 顆，每顆 500 毫克。在一次與母親發生爭執的隔天便把整罐吞進去，之後三天，她肚子很痛，但沒有其他副作用。

另一位有精神分裂症的少女，讀完一本高劑量維生素與精神分裂症的書，沒找醫生來指引，她開始自己增加劑量，當她增加到每天 60 公克菸鹼酸時（60,000 毫克），所有腦袋裡的幻聽聲音都停了。兩年後，她的維持劑量是每天 3 公克（3,000 毫克），不過，這些是非常極端的情況。

大多數人可能遠在這種過高的劑量之前，就已經產生嚴重的熱潮紅，或是想要嘔吐。我們學到的一課是：即使菸鹼酸比所有成藥安全，仍必須有好的判斷。第一、要瞭解；第二、和醫師討論決定個人劑量。任何時候感到不舒服或擔心反應，請聯絡醫師。

## 皮膚暗沈

罕見狀況下，高劑量菸鹼酸會導致部分皮膚棕色色素沈積，通常是屈肌的表面（關節後面的皮膚）。

很多人誤以為罹患了黑色棘皮症（acanthosis nigricans），但其實不是。假如告訴病人這個狀況的真相，病人從不覺得有問題，但對於有些不熟悉菸鹼酸特性的醫生來講，就是個問題了。

這種無害的色素改變，不會像黑色棘皮症[編審註] 那樣嚴重，或是導致癌症，Williams Parsons Jr. 稱它是看起來「類似」（resemble）黑色棘皮症的皮膚改變，只在皮膚有改變，並不是病理。

【編審註】黑色棘皮症經常出現在長期糖尿病患者的皮膚上，為一種葡萄糖代謝異常所呈現的皮膚狀況。

非常少數患者身上會發生的菸鹼酸深色皮膚效應（browning effect），通常只延續幾個月，待色素退了之後，皮膚就會恢復正常。就像曬後的老化角質，假設沾濕後摩擦皮膚，它就不見了，即使繼續使用菸鹼酸，它也不會再發生。

我認為這是因為含黑色素的引朵（indole）沈積，它由酪胺酸（Tyrosine）與腎上腺素（adrenalin）合成，常見於精神分裂症患者身上，是痊癒過程的一部份。

## 新聞媒體對維他命的負面評價，是怎麼回事？

好的營養資訊從不會登上頭條，當然，除非有維生素的負面消息才會上頭條。最會被報導的維他命治療臨床試驗，常是建立在低劑量、無用的、負面的基礎上，或以上皆是。

大眾媒體對營養研究的關注，和它的治療價值成反比。因為媒體報導的矛盾、不適當或偏差，所以大眾和不少醫師對於這種單純而安全的自然療法，仍不太瞭解。當媒體兜售「高劑量」維他命的「危險」概念時，同時間卻忽略了利他能（Ritalin）的致癌風險，可說是打蒼蠅不打老虎（strain at a gnat and swallow a camel）。

當藥物副作用把美國藥典（Physician's Desk Reference）給塞爆的同時，我真的必須要這麼說：維生素的主要副作用就是「沒吃夠」。也許「高劑量」（megadose）需要重新被考量，重新讓大眾知道。能夠治療疾病的營養補充足量，也就是補足病人所耗損掉的那個量，所以不是每個人都要「高劑量」補充維生素，而是得處理病人營養素「缺很大」（megadeficiency）的問題，像是一塊乾燥的海綿，能夠吸收大量的水。

## 沒有人因大量補充維生素而死——27年來完全沒有 [18]

過去 27 年來，在美國的維他命濫用聲稱造成 11 人死亡。美國毒物管制中心年報資料指出，事實上，報告的過去 27 年裡，沒有人因維生素而死……完全沒有。

美國毒物管制中心協會（AAPCC）歸因於維生素的年死亡數為：

**The American Association of Poison Control Centers (AAPCC) attributes annual deaths to vitamins as:**

**根據美國毒物聯合管制中心，對維生素濫用致死的統計**

27年來共計11例，其中19年完全無死亡案例。

| | | |
|---|---|---|
| 2009: 0 | 2000: 0 | **1991: 2** |
| 2008: 0 | 1999: 0 | **1990: 1** |
| 2007: 0 | 1998: 0 | 1989: 0 |
| **2006: 1** | 1997: 0 | 1988: 0 |
| 2005: 0 | 1996: 0 | **1987: 1** |
| **2004: 2** | 1995: 0 | 1986: 0 |
| **2003: 2** | 1994: 0 | 1985: 0 |
| **2002: 1** | **1993: 1** | 1984: 0 |
| 2001: 0 | 1992: 0 | 1983: 0 |

■ 編審製表

假如這些數據正確，甚至包含了故意或意外的誤用，維他命死亡率仍是非常的低，過去 27 年來平均一年死不到一人。其中 19 年，AAPCC 報告沒有一個人因維生素濫用而死。

仍然，我們不能不好奇：這 11 個人真是因維生素而死嗎？若是如此，怎會這樣？

【編審補充】2013 年 5 月 7 日，Elle M. Whitw 指出：「濫用處方用藥致死，每年超過十萬人。」783,936 個醫療疏失致死案例中，有將近 106,000 人次死於處方藥物濫用。根據《美國醫學協會期刊》（The Journal of the American Medical Association，JAMA）統計：美國每天有 290 人死於處方用藥濫用。

約有一半的美國人和加拿大人服用營養補充，即使媒體常發表一些關於維生素「可能」（can be）導致「危險」的可怕新聞。請注意！他們並沒有寫「將會」（will be），因為根據這種不負責任的報導，放眼望去並沒有發現臨床案例。

維他命的負面報導，常根據醫學期刊裡草率劣質的實驗結果與欺騙陳述，而這些「醫學」期刊都是藥廠斥資贊助的。據傳醫學期刊裡八成的研究都有誤，或許這還是低估了呢？

## 那些負面的醫學期刊維他命研究怎麼回事？

不僅僅是估計——很清楚的證據顯示，主要醫學期刊被廣告商強烈影響。一項 2008 年的研究顯示，接受最多藥廠廣告的期刊有最多關於維生素的負面報告。作者們寫道：「主要醫學期刊中，愈多藥廠廣告和愈少的營養補充論文呈現正相關。」愈多藥廠廣告的期刊，就有愈多論文有關「營養補充安全性的負面結論」[19]。

以下期刊因有最多的藥廠廣告、最多維生素的負面評價而被點名：美國醫學會期刊（Journal of the American Medical Association）、新英格蘭醫學期刊（New England Journal of Medicine）、英國醫學期刊（British Medical Journal）、加拿大醫學會期刊（Canadian Medical Association Journal）、內科學年報（Annals of Internal Medicine）、內科學彙刊（Archives of Internal Medicine）、兒童青少年醫學彙刊（Archives of Pediatric and Adolescent Medicine）、小兒科學與小兒研究（Pediatrics and Pediatric Research），以及美國家庭醫生（American Family Physician）。

　　統計結果可以證實：「有最多藥廠廣告的醫學期刊裡沒有刊登任何關於營養補充的臨床試驗或追蹤研究。這些期刊裡主要的文獻結論都是營養補充不安全性的敘述，在最少藥廠廣告的期刊中刊登率佔 4%、在最多藥廠廣告的期刊中刊登率佔 67%。」作者說，「廣告對出版內容的影響」是真實的，「這個偏差在專業指引、健康照護、與健康政策上的終極影響，是一個嚴重的公眾議題。」[20]

　　這個問題的另一面，醫學研究和它所產生的數據，已經被藥廠購買廣告的現金給收買。華盛頓郵報講到：「藥物研究的結果偏向討好研究的贊助者，調查發現，企業資助的研究結果，通常有利於專利藥品的廠商。」[21]

　　郵報中提到美國精神醫學期刊（American Journal of Psychiatry）的研究，作者說：「在 90.0% 的調查中，整體期刊報導內容都有利於贊助者的藥物……，齊頭式臨床試驗的矛盾結論顯示，哪個公司贊助了試驗，就會是哪個藥廠生產的精神科用藥比較好。」[22]

　　甚至前新英格蘭醫學期刊的總編輯 Marcia Angell 博士也同意說道：「有沒有方法可以讓藥廠將他們所生產的藥，包裝得更好？很不幸的是，答案是有的。臨床試驗可以用很多方式來包裝，且層出不窮……（其中一個）常用來誤導試驗的方法，是呈現部分資料——保留讓產品看起來不錯的部分——並且忽略其餘的。她補充：「偏見在試驗結果的發表上比比皆是……，比起國家衛生院（NIH）贊助的研究，藥廠贊助的研究有四倍的機率有利於銷售該藥廠所生產的藥品，這些偏見最誇張的部分，是對藥物副作用的一再隱瞞。」[23]

　　這些偏見的代言人也遍佈在醫學院裡，許多「明日醫師們」也受到藥廠的資助。

　　Angell 博士寫道：「哥倫比亞大學，擁有製造 Epogen（紅血球生成素）、Cerezyme（治療高雪氏症藥物）技術的專利，來自專利權的歲收在 17 年內高達約三億美金」，然而專利是根據國家衛生院（NIH）贊助的研究。」美國國家衛生院的錢從哪來？你猜到了：就是人民所繳的稅。Angell 博士補充：「在哈佛醫學院院長在 2003、2004 年報告中，捐助者的名單包含了許多大型藥廠……，全球前 500 大企業（Fortune 500）裡的前十大藥廠所賺的利潤，比其他 490 間加起來還多。」[24]

這篇華盛頓郵報文章還說：「聯邦政府最近在典型精神分裂症患者的長期試驗中，比較了許多藥物，勝出的兩種處方是比較便宜、但沒有專利的藥物。」[25] **菸鹼酸功效更佳，也比較便宜。菸鹼酸是臨床被驗證的治療，用在嚴重的精神疾病上**，但醫學專業卻在半世紀以來都拒絕建議使用它。

藥物並非解答。一項精神分裂患者的雙盲試驗顯示，四分之三患者停止了用藥，要嘛是因為無法忍受藥物副作用，要不然就是藥物沒效。[26]

細胞分子矯正醫學新聞服務評論：「藥物可能不是解答，因為精神疾病不是藥物缺乏所導致。許多疾病，特別是精神疾病，可能真的由營養缺乏或營養依賴導致。只有營養素能夠矯正這個問題。這不僅是很有道理，也在臨床試驗中不斷地驗證。類似菸鹼酸的維生素很便宜、安全而且有效。現代「神奇藥物」並不在其中。但他們確實能賺錢。特別當藥物製造者控制了研究、廣告和醫師。難怪你會更常聽到其中一種。」[27]

## 菸鹼酸副作用大都是正面的

假如有個病人藉由服用菸鹼酸穩定精神官能，結果發現因為服用這種維他命，而感覺到其他生理機能改善很多，像是更有活力、痊癒速度變快，這就是正面的副作用。但還有其他正面副作用會發生，譬如病人服用菸鹼酸來治療關節炎的同時，他的膽固醇數值也同時降低了，這也是正面的副作用，更棒的說法是：附加效益。

**菸鹼酸降低 C- 反應蛋白（CRP），一種發炎指數**<sup>編審註</sup>。史塔汀類藥物也可以降 C- 反應蛋白，然而不同於史塔汀類降膽固醇藥物，菸鹼酸沒有毒性，也不會產生其他破壞性的副作用。

## 菸鹼酸是否好到令人難以置信？

維生素有個反覆出現的問題，那就是「太有用了」！

Frederick R. Klenner 醫學博士發現，維生素 C 是個幾乎能讓任何問題都迎刃而解的抗氧化劑、抗生素以及抗病毒劑。

一種維生素就能治療小兒麻痺、肺炎、麻疹、鏈球菌感染、蛇咬和洛磯山斑點熱（Rocky Mountain spotted fever）？一般人和專業人士一樣，為以上所困擾，Klenner 醫學博士還報告了成功治療其他五十種疾病。他怎麼做到的？理由卻是很簡單：一種維生素能夠治療許多不同疾病的理由，就是一種營養素的缺乏與異常耗損，可以導致許多不同疾病。

這導致了一個維生素公眾關係問題。當藥品是多功能的，會被稱為「廣效型」及「神藥」，當維生素是多效用的，卻被稱為「盲從」和「找病來醫」。

這樣的雙重標準必須被揭發且匡正。表面上互不相干的各種疾病，其實皆是源自於一種或多種維生素的缺乏與異常耗損。以此觀點來檢視疾病的治療，1950 年代，當時賀弗博士就以此為本開始他的研究，直至今日也一樣行得通，**若這種觀念無法被落實在「頭痛醫頭、腳痛醫腳」的主流分科治療框架上**，將是一個真正急需被導正的問題。

很清楚地，維生素 B$_3$ 是個強效但良性的物質，牽涉到身體的無數個

【編審註】CRP 指數（C-reactive protein）是一種由肝臟分泌的蛋白質，在外傷、局部出血、燒傷，與身體各種發炎與感染產生時，患者血液中的 CRP 濃度會迅速上升，過高的 CRP 指數被視為是一種發炎指標，亦是心血管疾患的前兆。

生化反應，在**高劑量**時，就能有治療效果，而且**能預防並有效治療眾多表面互不相干的疾病**。<sup>編審註</sup> 極有可能地，當今任何一個人增加他的維生素 $B_3$ 攝取量，甚至每天幾百毫克（若有生病就採取較高劑量），將發現死亡率大幅減少，壽命愈來愈長，絕對是富國強兵之道。

---

【編審註】例如古典 $B_3$ 缺乏症、糙皮病所呈現的症狀：精神分裂與皮膚炎，內科醫師大多缺乏細胞分子矯正的概念，使今日亞臨床型的糙皮症患者仍然遊走於皮膚科與精神科之間，使問題永遠無法解決。

# 廣泛性營養缺乏症

健康是西方社會衰退最快速的產業。
—— Emanuel Cheraskin 醫學博士

那些被教育成「一種藥治一種病」的觀念來開藥的醫師們，無法瞭解會有任何一種物質對多種疾病皆能治癒的可能性。它會被視為跟蛇油[編審註]一樣的物質，並不是真正治病的藥物，了不起只是個安慰劑。

假如醫學院在四年的教育中，就給學生一或兩個小時以上的營養教育（而不是這麼多不太做的外科手術，或日後會交給病理學家的病理學，或一大堆將來絕不會用到的東西），畢業的學生將會有個現代觀，知道沒有比以下這件事更重要：食物和適當攝取所有重要營養素，才能維持並恢復健康、抵禦入侵的微生物。

當然，他們在醫學院還教了其他重要的主題，像是醫學史、醫病關係，以及如何成為治療師，而不只是當一個沈迷在實驗室的技術員，被要求記憶，而不常思考與推理。如果瞭解臨床上的糙皮病——它曾經是地中海區域與美國東南部的災難——他們將有個完美的學習典範，了解一個簡單的物質，維他命 $B_3$，能夠治療許多狀況或疾病，儘管這些疾病表面上看來不相關。

## 廣泛性營養缺乏症的概念

**我們發現所有對細胞分子矯正（orthomolecular）療程有反應的疾病，都屬於廣泛性營養缺乏症（pandeficiency disease），即數種維生素的缺乏。**

Marini[1] 最近的報告指出，許多輕度到中度的酵素問題，可以被適量的維生素所矯正。我們用在所有廣泛性營養缺乏症的維生素，包括：**維生素 B 群、更高劑量的維生素 $B_3$、維生素 C、硒，通常有鋅、有時也包含維生素 E 和 $\Omega 3$ 必需脂肪酸**，這表示，它們是首要被研究與追蹤的維生素和礦物質。

就歷史的長河上，**花費巨資分析個人基因可能沒有太大用處，因為**

---

【編審註】「蛇油」指江湖術士的偏方。

**這些維生素和礦物質相對便宜**，而且容易取得。Marini 寫道：「見怪不怪是一定的，但我並不會覺得奇怪，每個人需要根據不同體質決定所需的最佳維生素劑量。」如果醫師熟悉細胞分子矯正醫學，他會期待令人滿意的結果。

糙皮病的特徵是四個「D」：皮膚炎（dermatitis）、腹瀉（diarrhea）、失智（dementia）、以及死亡（death）。這是因為飲食蛋白質、必需脂肪酸、礦物質、維生素，特別 $B_3$ 的缺乏。藉由良好的飲食改善，強化這幾種維生素，糙皮病就會治好了。

假設醫學院的教授為他的學生講課，一小時講皮膚病，一小時講腸胃病、一小時講精神病……，但沒有告訴他的學生，**這些和一個叫做糙皮病的病症相同**，都是由於一種維生素缺乏而引起。在他的第四堂課，告訴學生，一種維生素可以治療皮膚病、腸胃病與精神病，卻沒有特別教他們維生素缺乏症與糙皮病之間的連結，學生將會困惑，可能認為他瘋了，且一定沒辦法瞭解為何一種營養處方可以有多重功效。

這是在血清測試變成梅毒的診斷準則之前的狀況，梅毒有許多不同症狀的呈現，早期教科書花了四十或更多頁的珍貴空間，來描述它的許多症狀與治療，因為在盤尼西林發現之前，梅毒從來沒有真正的被治療。現在梅毒很少被提到了，透過血液檢驗就可以無誤的診斷出，由一種藥物來治療（抗生素）。過去有個說法，如果你懂得梅毒，你就瞭解全部的醫學，我認為這也足以解釋糙皮病的狀況。

用診斷來區分疾病有兩個理由：（1）預測病情發展，（2）對症下藥。預測病情發展很重要，病患和家屬才能為未來準備，特別當未來很黯淡時，預測一個人何時生命結束，基於種種理由可能會非常重要。在特效藥被發現前，醫師會因為他們的預測力而被評價。如果醫生的預測是錯的，對於醫生的聲譽會很有殺傷力。許多年前當我（賀弗）開始執業，當有些病人把病史告訴我時，會說醫師告訴他們會死，但醫生自己先死了。好的醫師會是好的預言者——這有賴於精確的診斷。

當特效藥成為療法被發現後，診斷變得更為重要。診斷會讓醫師知道用什麼治療。一般認為，有相同診斷的病人們，對於其他醫師所開的類似治療有相似反應。

當我青少年時期，曾有過肺炎，我們友善的家庭醫師（他也是外科醫師、急診醫師、產科醫師等等，因為他是社區裡唯一的醫師）告訴我媽，我有肺炎，而且開了芥末膏（mustard plasters）。它必定十分有效，或者我的肺炎很輕，因為過幾天就好了。這就是一個惡名昭彰疾患的標準治療，完全是描述性的診斷，聽了我的肺部後，醫師發現有問題，並說最可能是肺炎，完全沒有其他診斷測試的依據。

發現許多不同肺部病灶的可能後，鑑別診斷變得更為需要。它是細菌性的嗎？如果是這樣，哪種細菌？金黃色葡萄球菌，還是鏈球菌？今日特定實驗室的病理分析被用來決定這些事。

現在診斷根據病因，除非找到致病的診斷（causal diagnosis），否則治療沒辦法很成功。這是病程的診斷（pathway diagnosis）曾經走過的路：描述部位、器官，然後是已知的病因。假如病因未知，診斷只能是描述，而精神病患的診斷幾乎都是描述性的。

醫學院教導學生藥物的使用，而非營養素。

如果他們有任何營養課的話，學生將會聽到，身體只需要少量的菸鹼酸，高劑量完全沒用，只會製造「昂貴的尿液」這類錯誤訊息。大家都知道，小量的菸鹼酸可以預防糙皮症；但比較少人知道，高劑量的菸鹼酸可以治療比較嚴重的糙皮症症狀，包括：皮膚炎、精神病、失智症、腹瀉和心室肥大。

我們很願意承認急救醫療（crisis medicine）的成功，同時也堅決主張，營養醫學對慢性疾病的預防與治療比較好。然而藥物使用幾乎是壟斷了

慢性病治療市場。這樣的壟斷可能造成更多的藥物使用，以及較少營養
素的治療。

## 細胞分子矯正（大劑量維生素療法）原則

· 大多非意外的疾病皆因營養不當而來。不只是慢性病，也包含病毒
  與細菌急症，他們因營養的不適當而大幅惡化（符合中國人所言：
  物必自腐而後蟲生）。主流醫師卻往往認為當病人創傷需要復原時，
  營養素才派得上用場。

· 把藥物投到生病的身體裡，就像為了淨化污染的湖泊卻把毒藥丟進
  去。把微生物殺光，這樣頭痛醫頭、腳痛醫腳的作法只是粉飾太平，
  不是真正治療。

· 恢復健康必需藉由營養，而不是藥物。我們所有的細胞都是營養分
  子構成的，沒有一個細胞是由藥物組成的。

· **營養治療增加人對疾病的抵抗力。藥物治療常會降低疾病抵抗力。**
  健康的植物、動物和人不會生病。醫師不想承認這點，因為健康的
  人不需要去找醫師。

· 治療疾病需求的營養素補充用量，就表示病人營養素缺乏與耗損的
  程度。所以，不是因為維生素補充都要「**高劑量**」（megadose），而
  是我們要處理病人營養素「**缺很大**」的問題（megadeficiency）。沒
  有被矯正的「**維生素缺乏症**」常導致「**維生素依賴症**」（dependency）。

· 維生素最常見的副作用，是「沒吃夠」。

· 藉由維生素治療，恢復的速度和劑量成正比。發動一架飛機或太空
  船需要大量的燃料，是天經地義的事；治療生病的身體，需要大量
  營養素來矯正也是很天經地義的事。

- 一種營養素可以治療這麼多種疾病，是因為一種營養素的缺乏可以造成多種疾病。

- 高劑量補充時，營養素可以當成藥物，但藥物不可能變成營養素。

- 維生素補充不是問題──營養素「缺很大」才是問題。**維生素是終結慢性疾病的解答。**

- 營養治療便宜、有效、更重要的是安全。甚至沒有任何一個人因補充維生素而死，卻有數以百千萬的人死於對營養素的無知與藥物的濫用，包括大部份的醫師。（有關維生素安全性請見第四章）

## 過多糖份是疾病的元凶

二次世界大戰期間，皇家海軍外科上校 T.L.Cleave 相當關心水手的健康問題。從他 1956 的研究中，歸結海軍們得了一種叫做糖精病（Saccharine Disease）的疾患 [2]。

糖精病和今日的人造糖沒有關係，這裡的糖精指的是對於甜味有非理性渴望，導致糖份過度攝取（但我們在此並不推薦使用所謂「無糖」的代糖，人造糖本身除了一堆問題外，它們也可能刺激人們想要更多的糖份食物）。

Cleave 提出證據，文明世界的許多疾病僅是一種病，雖然症狀呈現多樣化，且似乎不相干，卻都是同一種病 [3]。Cleave 身為醫師的經驗讓他相信，糖份與精製糖份的過度使用，是造成以下疾病的元兇：糖尿病、冠狀動脈心臟病、肥胖、吸收不良、消化性潰瘍、便秘、痔瘡、靜脈曲張、大腸桿菌感染、闌尾炎、膽囊炎、腎盂炎、憩室炎、腎結石、許多皮膚病，以及蛀牙 [4]。

我（賀弗）有一本他的著作，但被我翻爛了，這本書改變了我的人生，使我變成全職營養師。

這種營養失衡影響了所有的器官與系統，人們依據器官或器官失能來為疾病診斷與命名。**然而真實的病因，在於現代飲食有太多糖份、精製碳水化合物，以及太少含有原始纖維與天然營養素的食物，導致必需脂肪酸、維生素與礦物質的嚴重缺乏，引發廣泛性營養缺乏症。**

這種飲食缺乏症，通常依賴去除穀皮與胚芽的精製穀物，像是白麵包、去了糠的米，以及大量糖份的攝取，今日美國人每人每年大約吃進155磅（約70公斤）的糖份。

Cleave 當時並沒有想到其他必需營養素的缺乏，所扮演主導疾病形成的角色，他著重於過量糖份攝取和纖維缺乏跟疾病的關聯。換句話說，天然食物的價值凌駕於一切。

Cleave 提出的大量證據，並未對後來學術界造成太大影響，除了突然激起人們對穀皮的興趣，就好像是為了治療便秘的人所準備的藥。因此，Cleave 提供水手們吃穀皮，但更擔心他們所吃的白麵粉，正因為原始的穀物如全麥、全米，才是被身體需要的，加進穀皮僅能提供部分的解決方案。

1972 年，John Yudkin 出版了《甜蜜的危險》（Sweet and Dangerous）[5]，他進一步提供證據，證明糖份才是兇嫌。當然！他的作品一樣被忽略了。

自從多年前拜讀了 Cleave 的書，我就**建議病人們開始過無糖、無精製碳水化合物的飲食**。我想，聽從忠告的大多數都心懷感謝，沒有比身體健康更令人快樂的事了。

然而，「吃太多糖」這個單一解釋，如何說明如此眾多的疾病？

我改用一個較淺白的說法：便秘是飲食缺乏多種高纖食物的主要結果，並非只有缺乏纖維，如果是這樣，那就去啃木頭纖維，這當然會增加纖維的攝取，但對人們的健康幫助仍然有限。

慢性便秘導致其他腸道疾病，在南非，若你得到盲腸炎，那你一定是英國人——當地住民仍然吃高纖食物，並不會如此。其他像是糖尿病、冠狀動脈心臟病及代謝症候群，導因於高糖份攝取。

每個人都知道現代食物最大的問題：太多油脂！不過，並非「每個人」都清楚：糖份過多、高纖食物不足更沒營養。

高含糖食品加工業擅長自我辯解以免擋到財路，肉類與高油脂食品加工業則沒那麼用力抗爭，但因應方式雷同。回顧新近證據，Challem 總結，高蛋白飲食，雖有爭議卻熱門一時，阿金斯（Robert Atkins）曾鼓吹高蛋白飲食能夠幫助減肥、改善血糖值，並且讓血脂正常。在**以色列測試的三種飲食中：高蛋白組、高脂肪飲食組皆優於高糖高澱粉組。其中包括了更正常的血脂數值[6]，高油攝取並不會導致高膽固醇與高三酸甘油脂，真正的元凶其實是糖份（含澱粉）過多**，再次證實石器時代飲食（粗食）的擁護者是正確的。

人們沒吃最富含這些營養素的粗食食物，使得身體缺乏維生素與礦物質，造成了糖精病。

毫無疑問的，經由政府與大眾證實，假如飲食適當，政府就不會下令在白麵粉中添加三種維生素和鐵——我也不會忘記自己的第一份工作，是在麵粉工廠當控制化學家，諸如維生素 C、硫胺素（維他命 B₁）、核黃素、菸鹼醯酸、維生素 D、碘與鈣，都是一些讓食物增加價值的營養素。

最驚人的消息是，1942 年政府下令在白麵粉中加入菸鹼醯酸之後，糙皮病兩年內從美國消失，但加拿大政府不允許如此。美國國家政策在加拿大被認為摻假，由於美國必須將添加後的麵粉跨海送到軍隊，除了加拿大同盟軍負責印度事務的長官，堅持必須給當地加拿大僑民，使用美國版麵粉做薄麥餅（flot bread），之外，在加拿大是吃不到的。

**麵粉添加營養素是公共健康史上最成功的政策之一，不只是預防身體疾病**，也能預防心理疾病。添加麵粉之前，高達三分之一的美國東南部精神療養院，竟然都是糙皮症患住院者，只因為臨床檢查無法和精神分裂症區分開來。

糙皮病——特色是四個「D」：皮膚炎（Dermatitis）、腹瀉（Diarrhea）、失智症（Dementia）和死亡（Death）——突然間全消失了，整部精神醫學史上，沒有任何一項公共衛生政策如此有效，**只把幾毛錢價值的維生素 B₃ 加進麵粉中，為美國和世界其他地方省下了幾十億美金的疾病成本。另外，在麵粉中添加葉酸也是一樣。**

沒錯，為加工食物做**營養強化**（fortification）是歷史上最有功效的公共政策之一，但仍然有些必需營養素，沒有搭上營養強化這班列車。為了這個原因，我們認為減少碳水化合物攝取是很重要的，特別是**單純碳水化合物**（糖與澱粉）。

採用精製碳水化合物為主的飲食，任何人都很難得到適當的維生素。只有未經加工的天然食物（粗食）飲食，才能自動提供更多的纖維、維生素與礦物質，以及更少的糖份。過去所有的營養學家都忽略了這個重要性。

Robert Williams 指出每個人在生物化學上的特性（biochemically different）上不同，但這並沒有被醫學與營養機構認真看待，即使他們已經知道人們在血型、指紋、髮色、眼睛顏色、身高體重等都不同。

個人差異性（individualization）的概念在我們文化裡很強，每個人都長得不一樣，我認為特殊化是形成父母—嬰兒關係的關鍵。然而，**世界的營養標準沒有把個人差異性考慮在內**。憑藉需求相同的假設之下，標準制訂者只會排除某些明確的狀況，像是懷孕情況。

加州大學柏克萊分校的新近研究，解釋了 Williams 博士提出的假設。

Marini 和同事在美國國家科學院期刊《Proceedings of the National Academy of Sciences》指出，**有許多基因變異讓人類的酵素作用（催化）變弱，單純補充維生素就能將弱化的酵素活動（催化）回復正常[7]。**

　　這項研究延伸了 Bruce Ames（柏克萊化學教授主攻自由基研究）的發現，補充維生素能夠治療基因缺陷的嬰兒[8]。**因此，過去半世紀的臨床營養研究，小劑量與劑量範圍的作法是在浪費金錢與時間，對先天不足的人來說，後天更不能失調。醫學界對維生素的無知，已經危及患者的健康，幸好有一半的民眾仍堅持每日服用維生素。**

　　看起來科學家錯了，而不是大眾。有一天，基因也許可以用來決定服用哪種維生素、多少劑量。

　　Ames 的工作完全接續了萊納斯・鮑林博士和他的「細胞分子矯正醫學」（orthomolecular medicine）概念，根據 60 年以來的臨床觀察，藉由柏克萊研究所支持，建立了個人化的基因營養補充機制。

　　《細胞分子矯正營養》（Orthomolecular Nutrition）[9]一書，描述了一些和糖精病有關的精神症狀，**都是出於過多糖份攝取，才造成病人的焦慮和憂鬱。**也因為這些症狀，家庭醫師把病人轉介給我。

　　當我第一次讀到低血糖造成心理疾病上的角色，我很懷疑也很好奇。有位女性因憂鬱被轉介到我這裡，她告訴我，她的主要問題是很冷。幾年前精神分析很風行，我想到她會是個精神分析或深度心理治療的人選，可以探索為何有這類問題。然而，我覺得低血糖不太可能是原因，因此開立五小時葡萄糖耐受測試，訝異的是，曲線是典型的低血糖[編審註]。

　　對於結果她表示驚訝，我建議她避免所有糖類，並增加蛋白質攝取。真正令人驚訝的事還在後頭，一個月後她一切都恢復正常，提高我的研

---

【編審註】典型的低血糖症狀，大多來自經常性的高糖飲食導致高胰島素分泌後造成的，患者是糖尿病的高危選群，糖尿病患者所經歷的症狀，不只有血糖過高，還包括血糖過低。

究興趣。我開始例行性地讓焦慮與憂鬱患者進行測試，**發現 75%以上都有葡萄糖耐受異常**，就此我不再懷疑。從那時開始，我直接讓病人吃無糖與無精製碳水化合物飲食，不再做測試了。

**300 位酗酒患者的五小時葡萄糖耐受測試中，每一位都有這種葡萄糖耐受異常的狀況**[編審註 a]。當時我並不了解，但糖份確實創造了疾病，透過打亂糖份的代謝，讓它忽高忽低。許多病人對葡萄糖或牛奶會過敏，會過敏的病人都有典型的葡萄糖耐受異常。

多年來我發現，如果每個轉介給我的病人，醫師都先做檢測，並且用特殊飲食先治療，精神科病人可以少掉一半。

事實確是如此，不管什麼健康問題，糖份都會讓它更糟。健康鬥士 Paul C. Bragg 是對的：「**甜甜圈最好的部分，是那個洞。**」美國消耗蔗糖和**高果糖玉米糖漿**[編審註 b]從 1986 年的每人 127 磅（57.7 公斤），1996 年增加到令人齒顫的 153 磅（69.5 公斤）[10]。

我（索爾）曾講過一個高含糖加工食譜公司雜誌廣告的荒謬例子：「**如果糖份讓人發胖，為何小孩這麼瘦？**」過去二十年中，人們吃了較少的油脂、較多的糖份，造成今日孩童肥胖的大流行。

我們輕易接受高含糖食品公司的錯誤，卻難以承認醫學與營養專業人員押錯了寶。

## 維生素 B 群

幾十年前，Cleave 曾懷疑糖精病也是**維生素 B 群**缺乏的產物。

---

【編審註 a】酒類中乙醇 $C_2H_5OH$ 是分子最小的糖。

【編審註 b】高果糖玉米糖漿，HFCS，是一種最普遍用於食品加工的科學怪糖，糖份不是來自基改玉米，而是玉米桿。

營養學家忽略了這點，雖然許多調查顯示，不可能用這種飲食得到足夠的維生素 B 群。若不是多年來使用高劑量維生素 B 群的經驗，我可能也無法接受。我們用高劑量菸鹼酸或菸鹼醯酸、維生素治療精神分裂症患者，這種治療方式是根據假設：精神分裂症是**腎上腺素**（adrenalin）過度轉化為**腎上腺色素**（adrenochrome），一種腎上腺氧化的衍生產物。

**我們使用菸鹼酸減少腎上腺素形成，用維生素 C 避免它的氧化**，其他像是兒茶酚胺激素（Catecholamine）也可能因身體過氧化壓力而被氧化。這幾年愈來愈清楚的是，許多其他疾病也對增加維生素劑量有所反應，最後也改變了治療觀點——精神病患是可以斷根的。

不只是想要治療疾病，我有興趣做得更多。我計畫給精神病患多重營養療程，不只讓他們變好，也讓他們到生命結束前都保持良好，只要繼續在療程中，額外的菸鹼酸是特別有價值的營養素之一。

延長生命變成一個目標，**菸鹼酸被發現能夠減少死亡、增長壽命**。最後，我的結論是無法套用已在醫學與製藥產業根深柢固的錯誤概念：「一種藥物治療一種疾病」（one drug, one disease），並且盡我所能，使用細胞分子矯正與相關的營養素來幫助病人，重獲面對壓力與疾病的能力。

假設給予適當的工具，人們能夠治療自己。多年來我用了同樣的治療計畫，看見許多病人從不同的身心疾病中痊癒。

就像糖份與精製碳水化合物會造成糖精病[11]，多種維生素缺乏也會造成所謂的廣泛性營養缺乏症。廣泛性營養缺乏症是一種影響任何器官、系統，或任何組合與功能的常見疾病，大約有一半人口受這種慢性廣泛疾病所苦，肇因於現代高科技飲食所造成的營養素多重缺乏。

假如精神專業人員仔細地審視現行診斷系統，可以清理掉幾百種精神疾病和 DSM 病碼（「DSM」，《精神疾病診斷與統計手冊》，美國精神醫學會出版），幾乎所有注意力缺失（ADD）的疾病都會從手冊中消失。

最新評論中 [12]，Sidney MacDonald Baker 博士討論到「生物醫學」（biomedical）這個字。他指出，每個病人都有兩個重要問題：（1）是否有特殊需求，（2）是否需要避免從事一些事物來恢復健康。

這是一種「**加法與減法**」（get and get rid of）的取向，把問題解決方法搞對，比試著決定診斷是什病症還重要。

Baker 博士描述了三種主要生物化學問題：**解毒、氧化壓力、發炎**（detoxification, oxidative stress and inflammation），這三個因素描述了現代文明的主要疾病。

他歸結：「生物醫學這個字應該廣為人知，**對於主流醫學無意義的創造疾病名稱，應該嚴加拒絕**：把類似的營養缺乏病症，用個不同的疾病名稱命名，像是自閉症、腸炎、憂鬱等，然後說症狀是因為疾病名稱所造成，藥物也因病名而開立，這樣疾病將永遠無法斷根。」

「廣泛性營養缺乏症」應該是生物醫學描述，近代慢性病的解答。

## 取得資訊，或者被審查？

這些結論根據我（賀弗）治療許多患者，並經歷過多種狀況的個人經驗。從 1960 年開始，我在 30 本書與 600 篇著作中描述了案例病史，大多數在《細胞分子矯正醫學》（Journal of Orthomolecular Medicine）期刊發表。令人相當好奇的是，《細胞分子矯正醫學》43 年來一直被摒除在 MEDLINE 醫學資料庫之外，由納稅人所支持的美國國家醫學圖書館，也拒絕將這本四十幾年的雜誌編入書目。

所以，我們有理由認為 MEDLINE 醫學資料庫，是醫學體制的官方審查機構。隨後與 NLM-MEDLINE 的通訊，確認了他們一直有收到郵寄的期刊，但想必把它藏在櫃子深處，列為最高機密。但如今這種審查障礙已經結束，目前 Google 和其他搜尋引擎的連結，提供了有興趣的讀者取得《細胞分子矯正醫學》論文的簡單窗口。

我們（賀弗博士與福斯特博士）的書《維生素 B₃ 帶來好心情與長壽》（Feel Better, Live Longer with Vitamin B₃）裡面，整理了流行病學文獻，回顧了臨床醫師治療這些維生素缺乏疾病的經驗。得到的結論是，半數族群、半數的人受苦於一種或多種慢性病，會因服用維生素 B₃ 而受益。營養素如菸鹼酸，能夠作用在一種以上疾病的事實，導致它沒被認真視為一種治療，甚至可能被嘲笑為「找病來醫治」而被丟棄。

無論編入書目這件事是否為某種陰謀，很清楚地，藥物醫學的興趣在於看到：藉由醫學專業，持續告訴病人他們所需要的營養，都可以從一般的、「均衡的」、沒有強化營養的飲食中獲得。

不幸的是，這種嚴重的錯誤可能會持續，除非大眾主動要求改變。

美國維生素的建議飲食攝取量（RDA），無法在任何人身上產生效應。反而，它是基於平均理論的政治判斷。如 RDA 所示，「平均」太低，就好像官方規定不能超過**法定最低薪資**一樣荒謬，每個人應該為最低薪資工作嗎？我們的營養需求真的每個人都一模一樣嗎？你最後一次買到 one size 的內褲卻能合身，又是什麼時候？

# 使用維生素 B₃ 治療關節炎

## 考夫曼博士的先驅研究

我注意到,菸鹼醯酸(單獨或與其他維生素合併)在一千人經過數年的使用,從沒有造成任何副作用。——威廉·考夫曼(William Kaufman),醫學博士幾乎一半超過 75 歲的加拿大人都有關節炎，成為全國第三大殘疾的原因，每年預估造成 48 億美金的損失。

考夫曼博士於 2004 年就任「細胞分子矯正名人堂」（Orthomolecular Hall of Fame）的第二位分子矯正醫師，**他證明了高劑量菸鹼醯胺酸可以治療關節炎**，以及針對關節炎病人的許多老化現象。他每天至少使用 2,000 毫克的量，一天分為 4 次或 8 次較小的劑量。

你可能認為這個重要發現即將被認真看待，其實上並沒有，即使在隨機試驗中被證實，醫師對病人身上發生的改變卻依然無動於衷。本章歸納考夫曼博士的發現與論文，關於維生素 B₃（菸鹼醯胺酸）對於關節炎的明顯改善效果。

## 關節炎與菸鹼醯胺酸

當考夫曼博士已經開始用每天 2 ～ 4 公克的菸鹼醯胺酸，治療退化性關節炎時，這世界還在大蕭條的階段。過了 70 年後的現今，他在細胞分子矯正醫學的先驅研究，終於獲得該得到的認同。

1978 年和 Carlton Fredericks 的廣播談話中，考夫曼博士描述：「我有個病人關節炎很嚴重，甚至沒辦法彎他的手肘來量血壓。

他是我最早的病人之一，我給他一個禮拜的菸鹼醯胺酸，分次服用，之後能彎他的手臂了。我把藥停掉並且給他安慰劑，一個禮拜後，他又回到原點：關節又僵硬了。」

「我的（高劑量維生素 B₃）處方劑量，是從實際治療不同程度關節炎病人的反應得到的。要獲得關節炎的真正改善，沒辦法只給一次大劑量……分次服用是必須的，這樣菸鹼醯胺酸的血液濃度，全天中才會穩定。」

考夫曼博士的發現很直接而漂亮。當病患僵硬得愈嚴重，劑量的頻率要愈高。嚴重殘廢的關節炎病人，需要達到每天 4,000 毫克，一天分成十次服用。治療一到三個月後，病人可以離開他們的輪椅或不再臥床。「如果持續的話，他們可以梳頭、爬樓梯，不再是家裡的囚犯。三年治療結束後，可以自由行走，甚至在老年族群中也是。」

絕版 60 年後，考夫曼博士用高劑量菸鹼醯酸治療關節炎的詳細臨床經驗，全文已經可以在 http：//www.doctoryourself.com 下載，免費提供線上閱讀。

考夫曼博士書籍的特色包含：很專門的菸鹼醯酸處方資訊，可以用在**退化性關節炎和類風濕性關節炎**，醫師很嚴謹的描述數百名病患的案例，以及一些有關菸鹼醯酸抗憂鬱——抗精神病特性的卓越洞見。考夫曼博士的遺孀說他是個保守的醫師，然而卻是第一個開出每日 5,000 毫克菸鹼醯酸的處方給病人的醫師，分成多次服用，改善關節活動範圍十分顯著。

考夫曼博士的書《關節障礙的常見類型：發生率和治療》說到：

「理論上，最適當的營養必須是持續不斷提供身體組織，以確保組織最佳的結構與功能。我們不知道最佳營養的組成是什麼，但經驗上發現，甚至人們依據當代標準吃了很美味，或是很棒的飲食，卻有著明顯的關節活動損害，且隨著年紀變得愈來愈嚴重。

當他們在自己認為很美味或很棒的飲食中，加入適量的菸鹼醯酸，不管病人的年紀，隨即反映在關節活動伸展範圍有明顯進步。一般來說，不同嚴重度的關節障礙恢復的程度，有賴於適量菸鹼醯酸治療的時間而定。

當病人服用醫師所處方的菸鹼醯酸，再搭配美味或很棒的飲食，卻沒辦法在關節活動伸展範圍指數（Joint Range Index）上有滿意的進步，在沒有過度機械性的關節傷害下，菸鹼醯酸劑量必須向上修正才能有滿意的進步。沒辦法配合指示服用菸鹼醯酸，將無法達成令人滿意的進步速度[1]。」

## 《關節障礙的常見類型》章節回顧

考夫曼博士的重要著作值得仔細回顧，我們提供以下內容摘要，如之前提過的，整個作品可在線上取得。全書 248 個參考書目也貼在上頭：http：//www.doctoryourself.com/kaufman11.html.

**第一章**：考夫曼博士呈現了他的菸鹼醯酸治療流程，一開始說明思考架構與測量方法。他也用了高劑量的維生素 C、$B_1$、$B_2$。有一段講到注意力不足過動症（ADHD）相當引人入勝，這章結束時提到案例病史，與實用的病人管理之探討。

**第二章**：考夫曼博士討論「常和關節障礙同時出現的四種複雜症狀」，像是**身心壓力、過敏、姿勢、肥胖**與其他因素，可能和高劑量菸鹼醯酸，以及維生素治療有交互作用或干擾。

**第三章**：「治療的協調」，是考夫曼博士對於案例處理的實用建議摘要。

**第四章**：第 42 頁的「臨床資料分析」包含考夫曼博士嚴謹的病患記錄，用來支持高劑量菸鹼醯酸及維生素的治療。這個統計分析包含 53 張圖表與圖片，這沒有放在網路上。

**第五章**：「關節障礙的一些推論」。考夫曼博士在 1949 年所寫，預視了未來五十年的細胞分子矯正醫學。這個章節，他描述缺乏一種營養素會導致多種疾病，用新角度看待關節炎的需要，並且回顧了他的治療與對抗疾病成功的期待程度。

1949 年出版的考夫曼博士原著內容（194 頁加上參考書目）可以在以下網址取得：www.doctoryourself.com.

考量考夫曼博士的著作，一群作者在 1996 年發表了菸鹼醯酸和退化性關節炎的研究報告：〈菸鹼醯酸對退化性關節炎的效果：一個試驗性的研究〉（The effect of niacinamide in osteoarthritis：a pilot study）[3]，真的可以把「試驗性」這幾個字刪掉了。

考夫曼博士早在 47 年前，就已經發表了數百例嚴謹的個案報告，包含可以同時應用在退化性關節炎，和風濕性關節炎的菸鹼酸具體劑量的數據。除此之外，他還寫到**維生素 B$_3$ 的抗憂鬱、抗精神病特性**的卓越臨床觀察，這是再具體不過的長期臨床結論，何來「試驗性」之有。

你可以在書末的「延伸閱讀」，找到更多考夫曼博士其他著作書目。

1999 年 11 月，Dan Lukaczer 自然醫學博士在營養科學期刊（Nutrition Science）中寫到：「幾年前（1996），馬里蘭州貝塞斯達的國家衛生院（NIH）另類醫療研究室 Wayne Jonas 等人，執行一項為期 12 週的雙盲對照試驗，在 72 位患者中驗證考夫曼博士的早先臨床觀察，有關於菸鹼酸能幫老人家減少關節炎的見解。

Jonas 報告指出，**每天 3 公克的菸鹼醯酸**，能減少 **29%**整體疾病的嚴重度，並減低 22%的發炎、13%抗發炎藥物的使用 [4]。相較之下，安慰劑這組的病人不是沒有進步，就是惡化。

我（賀弗博士）發現許多關節炎的病人在服用菸鹼酸之後恢復了，或者好了許多。最戲劇性的一個案例，是坐在輪椅上、被疲憊的丈夫推進來的老太太。因為無法移動雙腿，過去 20 年她都一直在生病，接受了各種已知的關節炎治療，包括荷爾蒙與黃金注射（gold injections），不過卻毫無幫助。

## 考夫曼博士用菸鹼醯酸治療關節炎的筆記[1]

250 毫克菸鹼醯酸劑量頻繁的使用（每日數次）比起較不頻繁的
500 毫克劑量使用，對於關節炎治療多了 40 ～ 50％的療效。在我的
Tom Spies 紀念演說「菸鹼醯酸是最被忽略的維生素」（Niacinamide , a
Most Neglected Vitamin）提供了說明。（說明的案例病史，從 17 頁第 2
欄到 18 頁第 2 欄。）

治療關節障礙（關節炎）時，不要使用 250 毫克的菸鹼醯酸的硬
膠囊，因為它們沒辦法像 250 毫克的軟膠囊，一樣有效地傳遞菸鹼醯
酸。[2]

1955 年，登在《美國老年醫學會期刊》（Journal of American
Geriatrics Society）的論文中，我寫道：「1000 個病人長年的服用菸鹼
醯酸（單獨，或和其他維生素結合），並沒有造成任何副作用。」

今天市場上有些菸鹼醯酸的品牌，包含了賦形劑，被當成防腐劑
使用，可能用來延長貨架保存期限。有些病人對這些成分有過敏，但
大部分沒有問題。

菸鹼醯酸可以直接進入中樞神經系統，它對於中樞神經系統的苯
二氮平（Benzodiazepine）接受器有強烈親和性，造成一種愉悅的鎮靜
效果。除此之外，它能改善一些中樞神經病變的神經功能，我在 1943
年的著作有提到。

請記住菸鹼醯酸是系統性的治療處方，它明顯地改善關節活動度、
肌肉力量、減少疲勞。它增加最高肌肉運作能力、減少或完全排除關
節炎的關節痛。菸鹼醯酸能修補 DNA 的斷裂股，改善許多種中樞神經
功能。

有些關節因長期關節炎受損太嚴重，多少的菸鹼醯酸治療都沒辦

法改善關節活動度，但你必須先維持三個月的菸鹼醯酸治療，才能下這樣的結論，因為有些關節恢復的速度較為緩慢。

由於她的手完全無法施力，猶如殘廢，他丈夫在家裡必須隨身帶著她，甚至去浴室。他在 24 小時中，承擔了四位護士的工作量。難怪他徹底地耗竭而且生病。我「知道」她的病在主流醫學的治療下，不會有起色，這種慢性、退化的關節炎通常無法逆轉。

她說：「我知道你沒辦法幫助我的關節炎，但我的背很痛，我想要的只是一些舒緩。」我開始維生素的療程，主要成分是菸鹼酸，但我並沒有真的期待要看到多少進步。

一個月後，她坐著輪椅再次被她丈夫推進來，然而這次，她坐在輪椅上兩腳懸蕩下來，她丈夫看來輕鬆多了，不再奄奄一息。當我開始講話並且問她問題，她打斷我說：「不會痛了！」她好多了，我開始在想，也許接受手術後，她的手部功能也可能恢復。

六個月後她打電話來，我很吃驚地問她：「妳是怎麼拿到電話的？」她回說現在能夠坐輪椅四處活動，並說她不是為了她自己打這通電話，而是為她感冒的丈夫，她想要知道如何幫助丈夫治療感冒的建議。她達成了無痛的生活目標後，幾年後才過世。

以下來自賀弗和福斯特博士的報告：

關節炎最近變成爭議的漩渦中心。2004 年 10 月，一種主要的關節炎治療藥物——偉克適（Vioxx，rofecoxib），被默克藥廠主動下架，因為據傳**高達 70,000 宗死亡事件和這種藥物的使用有關**，大多是心血管問題。

該公司幾年前早已知道這種藥物毒性的副作用，2005 年 2 月，美國食品藥物管理局小組投票決定讓 Vioxx 重回貨架，前提是它要在包裝附上有關心血管風險的黑框警語，而且服用的病人必須簽署同意書。

在此之前，加拿大已開出約 1500 萬張 Vioxx 處方，並不清楚加拿大健康局是否支持回收下架。有趣的是，經過紐約時報報導，美國食品藥物管理局小組，共有 32 名成員投票贊成讓 Vioxx 重回貨架，其中有 10 位接受藥廠酬庸諮詢費，因此對其他 cox-2 藥物睜一隻眼閉一隻眼，包括治療關節炎的希樂葆（Celebrex）、Bextra，雖然它們的心血管風險副作用廣為人知，只要加註黑框警示，藥物就可以合法繼續販售。[6]

即使已知用菸鹼酸或其他營養素可以治療關節炎，以上充滿著人性與道德掙扎的決定，只能說結果令人感到遺憾。[7]

以下是維生素 B₃ 與偉克適（Vioxx）在關節炎治療上的比較：

## 維生素 B₃ 與偉克適（Vioxx）在治療關節炎的比較表

|  | 維生素 B₃ | 偉克適（Vioxx） |
| --- | --- | --- |
| 是什麼？ | 維生素 | 藥物 |
| 能治癒嗎？ | 是 | 否 |
| 能緩解疼痛嗎？ | 是 | 是 |
| 負面的副作用？ | 潮紅但無害 | 嚴重心臟病風險 |
| 正面的副作用？ | 非常多 | 無 |
| 有毒嗎？ | 否 | 是 |
| 會造成死亡嗎？ | 否 | 很多 |
| 會貴嗎？ | 便宜 | 昂貴 |
| 有專利嗎？ | 否 | 是 |

Psaty 與 Kronmal 檢視了兩個研究的數據，它們發現偉克適增加了死亡率，「在 1,069 位服用偉克適（rofecoxib）的患者中，有 34 名死亡；在 1,078 位服用安慰劑的患者，有 12 名死亡。

這些死亡率分析，並未及時提供給美國食品藥物管理局，也沒給社會大眾知道。

2001 年 7 月，贊助廠商提供給美國食品藥物管理局的安全性更新報告（Safety Update Report）資料，則使用按方案分析（on-treatment analysis）統計，報告 1,067 名使用偉克適患者中，29 名死亡（2.7%）；1,075 名服用安慰劑的患者中 17 名死亡（1.6％），這種統計會低估任何死亡風險。

2001 年 12 月，當美國食品藥物管理局開始對安全性資料存有安全疑慮時，贊助者並未將這些問題提到倫理委員會中檢視，聲稱沒有相關研究資料，也沒有安全監測小組。這個指標案例研究指出，人體研究參與者需有額外保護，包括：新的作法、監督與藥廠贊助試驗的報告。」[8]

Ross 等人（2008）提供了藥廠文件的案例分析回顧，顯示 rofecoxib 相關的臨床試驗文件的實際作者都是藥廠雇員，但他們通常讓學術單位研究者擔任第一作者，並沒有一定提到藥廠金援。

綜論文章常由未被承認的作者所撰寫，再掛上學術單位研究者姓名列為作者，也沒交代藥廠金援[9]。（這議題的更多資訊，可以看 Hill 等人在本書延伸閱讀單元的「ADVANTAGE 播種試驗」。）

根據這兩個報告，DeAngelis 和 Fonanarosa 在一篇文章裡說：「醫學專業在各方面——臨床、教育與研究——已經被藥廠與醫療儀器公司的影響給淹沒了。這會發生是因為醫師允許它，現在是該停止的時另一篇有力的報告指出，Taylor 揭露藥廠運作是「操弄研究結果、利益衝突、民眾對醫療系統信賴的最大威脅。」[11] 是時候了，該向民眾說明多年來受災的真相，包括死亡、疾病與無效的治療，雖然這份代價將影響甚鉅。

# 兒童學習與行為疾患
## (ADD/ADHD)

> 注意力不足（ADD）／過動症（ADHD）不是疾
> 病，它們是營養缺乏症。
> —— Lendon H. Smith 醫學博士

一部老掉牙的卡通裡，一個肥胖而且抽著雪茄的男人坐在餐廳裡，他被慫恿要吃胡蘿蔔，因為胡蘿蔔被證明在老鼠身上能預防癌症。

他的反應是：「為什麼我要幫老鼠預防癌症？」

或許卡通人物的無知能博君一笑，但現實生活中，我們了解到利他能（methylphenidate, Ritalin），被發現會在老鼠身上導致癌症。

但這種藥物每天被肆無忌憚地用在幾百萬個患有注意力不足／過動症的孩童身上（ADD ／ ADHD），根據麻州新聞（Massachusetts News, 1999 年 11 月 1 日）的報導：實際人數可能超過四百萬個兒童服用利他能。然而，4 年前，美國國家衛生院毒物研究（1995 年 7 月）提到：「有一些證據顯示，以肝細胞癌（hepatocellular neoplasms）的發生來看，利他能在 B6C3F1 的公鼠和母鼠身上有致癌性[1]。」

這個研究顯示出這種廣泛兒童用藥有潛在致癌性，而使用者急切需要被警告留意，且尋求安全的替代品。賭賭看，有多少聽話的病人看過利他能官方副作用說明書？更別提有認真看的。所幸的是，**要治療 ADD ／ ADHD 還有很多安全的選擇：大劑量維生素，特別是維生素 B₃。**

## 維生素 B₃ 與過動症狀

早在五十多年前，菸鹼醯酸先驅考夫曼博士已經觀察到：「有些患者對菸鹼醯酸治療的反應，類似動物實驗中觀察到的**跑步量降低現象**（decreased running）。

當這些動物在實驗中被剝奪某些必需營養素時，牠們顯出「**跑步過量**」，或者「**過動**」。當這些營養缺乏的動物接收到足夠劑量的必需營養素，且維持一段時間之後，又會有明顯的跑步量減少……，過動症患者可能會懷疑，是否他的維生素處方中混雜了鎮定劑。他回想開始維生素治療之前，**他有很多的能量與『生理驅力』**（其實是來自亢奮的腎上腺），認為他自己是個『精力無窮的人』。」

分析他的病史，發現在菸鹼醯酸治療之前，他有種強迫性的不耐煩，開始許多新計畫但又丟在一邊，因為又有新的興趣吸引了他的注意，可能一段時間之後才完成原來的計畫。不知怎麼回事，常常很粗心、注意力不集中、工作沒效率，但「總是很忙」。

這個報告出現在考夫曼博士 1949 年著作《關節障礙的常見類型》的第 73 頁。它準確地描述了注意力不足／過動（ADD／ADHD）孩童的問題，真難相信維生素 B$_3$（不同於利他能，從不可能致癌）在處理兒童及成人的過動症上，竟然被埋沒了這麼多年。

考夫曼博士繼續講到：「藉由維生素治療，患者變得異常平靜、注意力更集中，工作更有效率，並完成了所有事情，不再覺得一直驅趕自己。他開始有了休閒時間，還不知要怎麼運用。當他感覺累了，能夠充電休息，不會覺得又要強迫自己一直趕。

假設他被鼓勵繼續採用菸鹼醯酸治療，便能享受有品質的生活，瞭解到過去那種能量與活力亢奮的狀況，實際上是一種**能量異常的耗損**，屬於「菸鹼醯酸缺乏」(aniacinamidosis) 的症狀之一[2]。

Evan Shute 博士在 1936 年開始研究維生素 E 在防止胎盤剝離的使用，意外發現天然生育醇（天然非合成劑型的維生素 E）能夠治療心血管疾病。甚至在這之前，Max Gerson 醫師用蔬菜汁治療偏頭痛，後來發現是對許多癌症的有效自然療法。

考夫曼博士用菸鹼醯酸治療關節炎病人，發現它對**過動與注意力不集中**具有療效。以上和其他自然療法的里程碑顯示：當傳統醫療權威承認了營養失調是癌症的原因之一、心臟病的肇生原因之一，卻仍非常不願意承認：適當的營養對於兩者都有療效。

對於注意力不足／過動症，主流醫學甚至還不願意承認營養缺乏是個原因，更別承認它是個治療處方了。

但家長有改變的力量。**直接拒絕藥物吧！**多想想營養素和菸鹼酸。

## 孩子們的營養與菸鹼酸的關係

一個治療孩童行為問題的新方法，需要經過幾年才能被接受？根據賀弗博士的說法，答案是 40 年。

很少醫師有足夠的經驗證實這個說法，但賀弗博士可以。回到 1950 年代初期，他是高劑量維生素研究與治療的先驅，半世紀之後，醫學社群大多還是忽略了他。

事實上，賀弗博士比鮑林[編審註]還早了 17 年；用維生素 B$_3$（菸鹼酸或菸鹼醯酸）治療行為問題，是由賀弗博士和他的同事 Humphrey Osmond 博士在 1952 年創始的。那時菸鹼酸有用，現在也有用。

我（索爾）知道一個十歲的男孩有很多學習與行為的問題。有趣的是，醫師開立的處方含有一些菸鹼酸，每天不到 150 毫克，但這樣的劑量還不足以達到療效，這男孩後來被施予「利他能午餐」（Ritalin-for-lunch）的懲罰。賀弗博士建議投予每天三餐各 500 毫克的菸鹼醯酸（總共 1500 毫克），劑量蠻大的，但菸鹼醯酸是個令人舒服，且不潮紅的維生素 B$_3$ 型式，所以媽媽決定一試。

這是多麼大的不同！

人們常問：「如果這個治療這麼棒，為什麼我的醫生不知道？為什麼新聞沒報導？」答案可能是醫學與政治比較有關，而不是科學。

---

【編審註】 萊納斯．鮑林博士（Dr. Linus Pauling）為諾貝爾化學獎與和平獎得主，於 1968 年將大劑量維生素療法定義為「細胞分子矯正」（Orthomolecular），鮑林終身致力於細胞分子矯正，尤其是維生素 C 於疾病治療運用上的推廣。

想想賀弗博士對於注意力不足／過動症的觀點：「美國精神科醫學會出版的診斷及統計手冊（DSM）敘述，所有精神疾患和診斷的關係很少，甚至沒有。它和治療無關，因為不管用什麼詞語（病名）把這些孩子分類，都建議採用**藥物治療**」，有時結合其他**非高劑量維生素**的方法。

「假如整本診斷手冊中，對營養素搭配使用的建議都被作廢，一點都不影響孩子的治療方式或治療結果，病人也不會感覺比較好或比較差。」[3]關於「營養素使用劑量才是關鍵的觀念」聲明，還是沒辦法讓醫學社群接受。

關於鎮定劑、利他能和相關精神科藥物，對於人體危害的批評聲浪、法律糾紛，近年來持續增加當中，但法庭或爭議都沒辦法治療你的孩子。

賀弗醫師所形容「**憔悴的父母**」，需要被報導知道該怎麼做，而且是刻不容緩。

向藥物說「不」的同時，要知道該向那些東西說「是」，而這個「東西」就是適當的營養。那些說使用高劑量維生素（細胞分子矯正）治療孩童行為問題，沒有足夠科學證據的人，只因他們沒有認真了解。精神醫學史上，1952 年賀弗博士和他的同事，就開始第一個雙盲對照的營養治療臨床試驗。

從 1955 年[4]開始，我已經看了超過 2000 名 4 歲以下的孩童。以**維生素 B₃**為主的細胞分子矯正治療結果很棒，根本不需要使用任何藥物。

早期，我確實偶而在夜尿的孩子身上，使用非常小劑量的抗憂鬱劑，稍候，我也直接移除他們**過敏的食物**，大多數孩童都痊癒了。

痊癒的關鍵在於父母的合作，他們能夠說服倔強的孩子服用維生素。之前看過的兒童病患，最近也把他們的小孩帶來給我看。

這裡有一些療癒個案。最早的一位是瑪麗（化名），在 7 歲的時候被診斷為智能障礙。這個名詞對現代病人來講太**粗魯**了，精神醫學還弄了其他同樣錯誤的疾病名詞唬弄他們，像是注意力不足（ADD）的診斷。

瑪麗的媽媽有精神分裂症，使得瑪麗沒辦法學習，開始產生行為問題，她準備接受智能障礙的課程。我被朋友邀請去看她，那時我對治療孩童經驗不多，還看不出她有什麼問題，只能聆聽她父母的觀察。我開立菸鹼醯酸給瑪麗，三餐 1 公克，兩年後她沒有比較好，所以她又來了。

我不知道還可以做什麼，建議他們要有耐性，應該繼續讓她補充 $B_3$，第三年她恢復正常了。後來瑪麗不僅大學畢業，還名列**優秀學生**名單，成為一名**音樂老師**，此外順利結婚、照顧家庭、退休。少量的維生素療法，改變了她的人生。

她不但沒有變成自己和家人的負擔，還是社會裡多產且正常的一員。

1960 年，一個醫生打電話給我，非常擔心他 12 歲得到精神分裂症的兒子。他的精神科醫師提醒他：「**兒子是不可能痊癒了，把他關起來、忘掉他吧！**」

但他的精神科醫師拒絕開 $B_3$ 給他兒子，說他們曾經試過但一直沒效，而且會炸了他的腦袋，這真是謊話連篇。

他們仍舊每天看那個醫生，不過接受我的忠告去買了菸鹼酸，當他們在醫院裡，餵他兒子的三明治，裡面含了菸鹼酸。大約 12 週以後，他兒子說：「爸，我想回家了。」

之後這個小孩成為一名**醫師**，有個暑假還在萊納斯‧鮑林教授的實驗室裡當助理。一個簡單的維生素拯救了他的人生和家庭，把悲劇結局變成正常與快樂。

下一個病人是名 7 歲的男孩，晚上會衝進父母的房間。男孩告訴我每天晚上，會有一隻禿鷹從關著的門飛進來，他就跑去父母的臥室企圖拯救他們。我開始給他緩釋型菸鹼酸，三餐後各吃 1 公克，後來他便恢復了。

幾十年後他已經是個成功的專業人員，仍然記得那個幻覺，他現在這樣形容：「我忘記為何會跑進父母的房間。」

另一個病人是個少年，1973 年來治療，現在是一所大學的教授。還有一個在 1976 年，當他 16 歲時被診斷為精神分裂症的年輕人，最近才回來我的診所，想與我討論是否還在正確的細胞分子矯正療程中。

他已經結婚，有兩個健康的小孩，有份全職工作。他也嘗試花時間從事藝術，非常享受癒後人生。

我很好奇，正統的精神科醫師，怎有辦法用藥物達成類似的痊癒？

過去 5 年來，孩童的精神病患處方用藥變得**愈來愈毒**，竟有超過 100 萬的孩童正服用成人的非典型抗精神病劑（adult atypical antipsychotic），給孩童甚至是嬰兒「躁鬱症」的診斷，突然變得理所當然[5]。

這些抗精神病藥物的副作用，戕害了世界上無數不幸的精神病患，副作用包括以下疾病：（1）代謝症候群（糖尿病、高膽固醇、三酸甘油脂），（2）心血管病變的併發症，（3）神經系統損傷，包含：遲發性運動不能併發症狀（tardive dyskinesia，一種運動神經元損傷）、腦功能衰退、鎮定劑誘發元精神病、永久社會失能、自殺、他殺、連續殺人犯、婚姻與家庭殘破、遊民、藥酒癮、監獄人滿為患、更多人領社會救助、更多服用史塔汀類藥物的年長患者，導致術後患有精神病的副作用（譫妄）。

為何我們要容忍這些有毒藥物，繼續加害任何人或族群？

## 孩童智商與營養素劑量成正比

關於高劑量營養素，能有效治療與預防功效的書和論文，已經出版了數以百萬計。一些最傑出的著作都描述到露絲·弗林·哈瑞爾（Ruth Flinn Harrell）博士的成果[6,7]。一開始，哈瑞爾博士使用富含營養素的食物，用高劑量營養素治療那些因為腫瘤手術，而失去大部分腦部的孩童；在此之外，她用類似方式治療唐氏症與心智改變的孩童，也有非常可觀的成效。

大多數的孩子在營養治療之後，返回了正規學校系統，做正常學習[8]。有些病人在智商分數的改善達到 50 ～ 60 分。

一個孩子在 7 歲時還沒講過半句話、穿著尿布，沒辦法學習同年齡該會的閱讀與書寫、騎腳踏車、滑板，以及和別人一起打球。**在高劑量營養素治療 40 天之後，他的智商從 25 ～ 30 分的範圍急速升高到 90 分。**

哈瑞爾博士和她的研究團隊，使用了遠超過官方建議成人的 RDA 營養素劑量。（細節可參考下列表格）她提供學習障礙孩童的「超級食補」（super feeding）療程，包含了比其他研究者所使用更高劑量的維生素：超過成人建議使用量 100 倍的核黃素、37 倍的菸鹼酸（用菸鹼醯胺型式給予）、40 倍的維生素 E，以及 150 倍的硫胺素 $B_1$，也提供用來補充的礦物質與天然甲狀腺萃取粉末（desiccated thyroid）。

哈瑞爾博士的團隊取得一個重要的統計結果，很值得信任，簡單來說，哈瑞爾博士發現**智商和營養素劑量成正比**。這可能是醫學中最基本、也最有爭議的數學公式了[9]。

**哈瑞爾博士的細胞分子矯正（大劑量維生素療法）造就了更聰明、更快樂的孩子。**她的臨床研究結果提供了強而有力的論證，鼓勵為每個有學習障礙的孩童，進行細胞分子矯正大劑量營養補充的治療。

　　若你想要學到更多哈瑞爾博士的研究，我推薦你閱讀索爾（本書作者之一）博士在 2004 年《細胞分子矯正醫學期刊》的論文：〈露絲・弗林・哈瑞爾的劃時代成果：孩童的勝利〉（The Pioneering Work of Ruth Flinn Harrell：Champion of Childern），在 Hugh Desaix Riordan 博士的書《醫學奇才》（Medical Mavericks）第三卷也有她研究的描述[9]。Harrell 博士和同事在 1981 年《美國國家科學院期刊》（National Acadermy of Science U.S.A.）寫的文章，也非常值得閱讀。

## 哈瑞爾博士給學習障礙孩童的營養素劑量

| 營養素 | 劑量 |
| --- | --- |
| 維生素 A（棕櫚酸鹽） | 15,000 IU |
| 維生素 D | 300 IU |
| 硫胺素 | 300 毫克 |
| 核黃素 | 200 毫克 |
| 菸鹼醯酸 | 750 毫克 |
| 鈣（泛酸鈣） | 490 毫克 |
| 維生素 $B_6$（鹽酸吡多辛） | 350 毫克 |
| 維他命 $B_{12}$（鈷胺素） | 1,000 微克 |
| 葉酸 | 400 微克 |
| 維生素 C（抗壞血酸） | 1,500 毫克 |
| 維生素 E（天然生育醇） | 600 IU |
| 鎂（氧化鎂） | 300 毫克 |
| 鈣（碳酸鹽鈣） | 400 毫克 |
| 鋅（氧化鋅） | 30 毫克 |
| 鎂（葡萄糖酸鎂） | 3 毫克 |
| 銅（葡萄糖酸銅） | 1.75 毫克 |
| 鐵（有機焦磷酸亞鐵） | 7.5 毫克 |
| 磷酸鈣 | 37.5 毫克 |
| 碘（碘化鉀） | 0.15 毫克 |

## 胎兒酒精症候群

**母親懷孕期間飲酒，會導致日後孩童學習障礙與行為問題，這就是胎兒酒精症候群**（fetal alcohol syndrome, FAS）。標準治療完全是以精神科為主，用來治療胎兒酒精症候群的典型精神科用藥，像是利他能（Ritalin）與迪西卷（Dexedrine），都沒有效，甚至連緩解都沒辦法。

兩個有胎兒酒精症候群的女孩，接受了不錯的精神科與營養治療，但在營養補充之後才開始有起色。

這顯示酒精造成的傷害並非永久，可藉由足夠劑量的維生素 B 群，矯正孩童的情況，特別是維生素 $B_3$。這也提醒我們，假設媽媽當初多吃一點維生素 B 群，就能生出沒有酒精症候群的寶寶。

硫胺素這個稱為**維生素 $B_1$** 的營養素，在矯正**酒精中毒**問題有非常棒的效果，如記憶受損症候群（Wernicke-Korsakoff syndrome）。當然，面對有些不可逆的嚴重酒精傷害，最好的治療就是預防，最好的預防就是戒酒。

賀弗與福斯特（Foster）博士寫道：

「父母的罪孽，通常在他們的孩子身上看到！」（The sins of one`s parents are often visited upon their children）這指的是**胎兒酒精症候群**。這些不幸的、無辜的孩童無罪，只因為母親在懷孕期間飲酒，導致代謝紊亂出現在胎兒身上，產生了嚴重問題，甚至在醫院裡無法被有效治療。

賀弗用**高劑量維生素**，成功地治療了一些這樣子的孩童。重要的維生素當中，最關鍵的屬**維生素 $B_3$**，被治好的兩個案例清楚顯示這是正確的作法，而且沒有任何傷害。

以下是他們的故事：

　　LR 出生在 1994 年 5 月，在 2009 年 9 月被診斷有胎兒酒精症候群。她的大嬸帶她過來治療。她持續有注意力不集中的困擾，卻被家人忽略，遲未尋求醫師協助。

　　她學習很緩慢，而且情緒不穩，我（賀弗）必須反覆問她同樣的問題。她保持在高度自我防禦狀態，會攻擊她妹妹，迪西卷（Dexedrine，精神科用藥）讓她的問題更糟，造成嚴重惡夢與視覺錯覺，而利他能雖然沒有像迪西卷那麼毒，也沒有任何療效。

　　她的嬸嬸讓她接受無奶製品的飲食後，有了很大的進步。賀弗醫師在她的每餐加入 100 毫克的菸鹼酸、500 毫克的維生素 C，以及 Ω3 脂肪酸、綜合維生素。她不喜歡菸鹼酸潮紅現象，因此維生素 $B_3$ 就改成無潮紅劑型（inositol niacin），500 毫克一天 3 次。

　　10 個月後再見到，她幾乎完全正常。但因為過去喪失許多有價值的學習經驗，她嬸嬸讓她去一間特殊學校，能夠得到老師更多的關注。她很開心、放鬆，賀弗博士認為她朝向痊癒之路邁進。[10]

　　2008 年十月，她已經是個非常棒的學生，她的個性愉悅、愛幫助人、體貼，毫無疑問她已經完全康復，更是家中的掌上明珠。

　　她的妹妹在 2001 年 3 月出生，和她姐姐同時接受檢查，看起來很正常，胎兒酒精症候群稍候才表現出來。隨後接受了類似的療程，也有大幅進步，並恢復正常。

　　Ieraci 和 Herrera 發現，把酒精注射到小老鼠身上，會導致腦細胞死亡與行為改變。然而，假設接下來牠們有注射菸鹼醯酸，就能夠預防這些傷害。她們建議：「對於那些無法完全戒酒的孕婦，為了預防胎兒酒精症候群發生，菸鹼醯酸是個很有價值的可能療法。」[11]

## 營養缺乏與反社會行為障礙

如先前討論，特別**高劑量的營養素**能夠在一些孩童身上，造成**正向改變**，包括逆轉嚴重腦傷、唐氏症與其他嚴重心智障礙。在較低劑量時，這些物質也能夠明顯**改善反社會行為，減少犯罪**與社會問題。

2004 年 5 月，荷蘭司法部提供英國內政部有關「**反社會行為與飲食之關連性**」的文獻評論 [12]。它說明了這種新方法有非常好的**成本效益**，能夠帶來服務的提升、，並且省下 18%的成本 [13]。但奇怪的是，這個研究最早是從英國來的。

2003 年，牛津大學生理實驗室的 Gesch 和同事，報告了雙盲對照試驗的結果 [14]。這項研究設計是探討是否足夠的維生素、礦物質、Ω3 脂肪酸，能夠減少 231 名年輕成年受刑人的**反社會行為**，他們是在 Aylesbury 的國家年輕受刑人機構（Her Majesty's Young Offender Institution, HMYOI）的受刑人。

9 個月以來，這些「自願受試者」可能吃到安慰劑，或是含有一般認為每天需要的營養素，包含維生素、礦物質、必需脂肪酸 Ω3。

此外，每個參與的受刑人承認且經證實的後續攻擊行為次數，都會被記錄下來。當試驗解讀整理完畢，研究人員發現接受額外營養素補充的受刑人們，比安慰劑組減少了 **26.3%**的攻擊性，對於**暴力**等比較嚴重的攻擊行為，營養補充組更是明顯減少了 **37%**。包括營養組的反社會行為減少，都能在統計上明確顯現出來。

營養對於人類行為有重大影響力，這概念並不是新聞。1970 年代 Jack Challem [15] 提到，一位在阿貢國家實驗室（Argonne National Laboratory）的科學家比爾‧渥許（Bill Walsh），同時也是伊利諾州 Stateville 監獄的志工。

這些經驗讓渥許想比較 24 對兄弟頭髮的礦物質濃度，每個兄弟案例分析中，一位是素行良好的「善良百姓」，另一位則是「從地獄來的傢伙」，令人驚訝的結果出爐：頭髮分析顯示，素行良好的兄或弟都有著正常的礦物質濃度；受刑人全都呈現兩種異常狀態。

「從地獄來的傢伙」的頭髮中，要不是有著**非常高的銅、非常低的鋅、鈉與鉀**濃度；就是有著**非常低的鋅、銅，和非常高的鈉與鉀**。此外，受刑人的**鉛、鎘**濃度是他們正常兄弟的三倍高。

Walsh 接下來在 192 個成人的群體中，發現了同樣的礦物質異常，192 個人當中 50% 是入監的，50% 是守法的。他也發現受刑人的頭髮中，兩種不同、異常的礦物質，與毒素濃度和特殊行為特質有關。

受刑人的頭髮，若有**非常高濃度銅與非常低的鋅、鈉、鉀**，會有反覆的**情緒失控**，但暴怒之後，這些受刑人會為他們行感到**後悔**。受刑人的頭髮中若有**非常低濃度的銅、鋅與非常高濃度的鈉與鉀**，他們總是抱怨、下流、殘酷、叛逆，且**絕不會後悔**，他們正是典型的**反社會人格**。

最後 Walsh 在 28 名大屠殺兇手與連續殺人犯身上，進行礦物質分析，每個都是這兩種異常礦物質型態之一。雖然不完全清楚為何一些人在頭髮中，會有這種異常礦物質濃度與相關的反社會行為，Walsh 相信這呈現出**金屬硫蛋白化的功能低下**（metallothionein，金屬硫蛋白化的過程，是以**半胱氨酸**（cysteine-based protein）為主的蛋白質，用以**螯合身體中的銅、鋅與鎘**等重金屬，將之排出體外，進入頭髮之中），缺乏半胱氨酸會使這項金屬硫蛋白化的過程缺乏效率，這在嬰兒時期會增加**汞、鉛與鎘**中毒的可能性。

不管這有趣的假設是否正確，很清楚地，**身體中的礦物質與維生素濃度，對人類行為有著極大的影響，但這點還是被醫學界大大地忽略**。

# 精神疾病

精神分裂症的自然復原比率為 50%。使用細胞分子矯
正醫學的話,為 90%。使用藥物的話則只有 10%。
可以這麼說,假如你僅服用藥物,你真的沒救了。
——亞伯罕·賀弗醫學博士

長達 3 年的時間，美國專利局拒絕核准萊特兄弟在飛機製造上的專利，因為它違背了當時科學對飛行的認知。[1]

醫學界也有類似的情況，維生素 $B_3$ 也就是菸鹼酸，雖然在科學實證上對精神病症狀有效，但醫學界卻一直不願正視，然而菸鹼酸被忽略不只 3 年，而是整整超過 60 年。

1952 年，本書的共同作者亞伯罕·賀弗醫學博士，剛完成精神科住院醫師訓練。他在當時已經完成第一個雙盲安慰劑控制實驗，證實**菸鹼酸**可以**控制**甚至**治癒精神分裂症**。

或許你會這麼猜想，這樣的成果，會吸引世界各地的精神科醫師會蜂湧到沙卡丘萬（Saskatchewan，加拿大），並嘗試複製賀弗醫師，和他的研究夥伴漢佛瑞·歐斯蒙（Hamphrey Osmond M.D.）醫師的研究成果。

但事實上，現代精神醫學，菸鹼酸跟療癒精神分裂症都是被視而不見的。大多數待在精神醫療機構的病人，服用抗精神病藥劑後，表面上看來變得冷靜，或是在服用百憂解（Prozac）後變得愉悅，但實際上這些病人只是被下藥，變成猶如行屍走肉，只能在家中空洞地坐著，或是在街頭遊蕩。

不管如何，就每日維生素攝取而言，這些住院病人不太可能達到應有的最佳攝取量，這正反應了大多數人的觀點，也就是維生素無法拿來治療真正的疾病。

超過半個世紀，賀弗醫師被忽視、輕視。

他的主張的核心是：包含精神疾病在內的各種疾病，並不是一種藥物缺乏症，而可能源於**維生素缺乏**。這個想法千真萬確，臨床上也一再通過各式各樣的檢驗。[編審註]

【編審註】亞伯罕·賀弗醫師於 2007 年獲頒自然醫學終生成就獎，接受記者採訪時曾回憶道；早在 1954 年時，賀弗醫師與其共同參與 $B_3$ 於精神病患臨床研究的同事們對（下頁續）

## 營養、B₃，和健全的大腦

我（索爾）個人第一次經驗到食物跟大腦間的緊密連結，是在澳洲國立大學（Australian National University）求學時，當時我好一陣子沉浸在徹夜的麻將跟垃圾食物中。雖然不致於有幻覺或妄想，但我的腦袋在凌晨 3 點時，在糖、垃圾食物跟腎上腺素的夾擊下，幾乎無法運作。

我的情緒起伏、心智不清，甚至無法入睡、坐立難安，只能說欲哭無淚。當然，那時壓根沒想到這跟**營養**有什麼關係，畢竟我們醫學院學生被清楚地教導：「食物與食物中的維生素不能治病，藥物才是治病的。」

但事實是藏不住的，3 年後，我第一次目睹菸鹼酸的效果。那是一個仔細評估過的精神分裂症病患，反覆住院、治療效果不佳。當然，當時醫院裡看不到菸鹼酸，住院時，你的維生素來源是醫院裡頭糟糕的餐點：過度添加糖份、過度烹調、過度加工的醫院供餐。

但這位病人的父母企求任何可能奏效的治療，因此並不排斥營養素。因為這位精神分裂症患者，無可控制的激動跟隨之而來的暴力，已經使療養院不願再收留他，病人最終被送回他父母家。

某一天，父母開始給他**3,000 毫克的菸鹼酸，跟 10,000 毫克維生素 C**。

原本激動而幾乎無法靜止跟入睡的病人，竟能**沈沈地睡了 18 個小時**，這是許久未見的情況。幾天內，他變得正常許多。整個過程我和他父母保有聯繫，我看到前後的差異，這是一個驚人的轉變。

此後，我也嘗試使用菸鹼酸來處理自己的**睡眠困擾**，效果很棒，並且僅需要小量，最多 100 毫克就有很好的效果，再多一些，我就會開始

---

其多年來所蒐集的完整臨床成果信心十足，正當計畫發表之際，1956 年鎮靜劑（tranguillizer）上市了，賀弗醫師的「重大發現」馬上被埋入歷史的洪流之中，藥廠的魔手從此伸入了精神疾患治療的領域，此後隨著精神科統計及診斷手冊（DSM）的編錄，精神科的治療模式再也無法擺脫藥廠的控制。

產生明顯潮紅。之後我發現，只要我吃大量垃圾食物或糖，就算吃到 500 毫克也不會潮紅。當我加碼服用菸鹼酸時，潮紅明顯產生，不但不會不適，更能讓我變得**清醒冷靜**。

賀弗博士[2]這麼解釋：

1. 一般來說，當你病的越重，剛開始即使服用很多的菸鹼酸你也不會潮紅。換句話說，當你需要它，你的身體會拼命的吸收它。而身體拿它來做什麼呢？很大部分被拿來做**菸醯胺腺嘌呤二核甘酸**（NAD）。NAD 可以說是你身體內最重要的輔酵素，而就像他的名字所暗示的，它是由菸鹼酸合成而來。

2. 菸鹼酸在大腦內也有**抗組織胺**的效果。**很多人出現精神病症狀是源自大腦過敏**，他們需要更多的菸鹼酸，來處理通過血腦屏障（BBB）的食物過敏原（腦漏）。當然他們必須停止吃引發過敏的食物，跟損耗身體營養素的食物，其中最主要的兩項就是：**垃圾食物跟糖**。

3. 精神分裂症患者身上帶有大量的一種化學物質，一種被稱為**腎上腺色素**（adrenochrome）的吲哚類物質。腎上腺色素為腎上腺素**氧化**而來，具有跟 **LSD** 一樣令人產生幻覺的效果。這可以解釋精神分裂症患者的典型症狀與行為。然而**菸鹼酸可以減少體內腎上腺色素的生成**。

我教高中生、大學生及整脊師營養生化學（nutrianal biochemistry）。對大多數人來說，這不是一個太吸引人的領域。當我了解到菸鹼酸的基本運作原理，可以深遠地改變並改善一個精神分裂症患者，營養生化學這門學問，很快地引發我更多的好奇與興趣。

賀弗博士在過去半世紀，治療過數千名精神分裂的患者。然而隨著醫學風向球不停轉動，我們卻直到今天，才得以見到他過去一直以來都看在眼裡的東西：即使嚴重精神疾病患者，也可以受益於菸鹼酸。

## 菸鹼酸的生理角色

大衛哈洛賓跟我一樣觀察到精神分裂症患者，**不大會對菸鹼酸有潮紅反應**，並依此發展出一個皮膚測試，晚近的研究也一再確認此發現，因而引起研究人員對皮膚及身體上的菸鹼酸受器的好奇。

之後 G 蛋白耦合菸鹼酸受器（G protein-coupled niacin-responsive receptors）HM74A 及 HM74 被發現，且 HM74A 跟菸鹼酸有很高的親和性。

米勒跟迪雷（ Miller and Delay）[3] 發現 HM74A 在**精神分裂症**病人大腦中，比起**雙極性疾患**（躁鬱症）跟一般人相對減少。他們認為這個受器的減少，或許是精神分裂症的核心生理變化，基於這個基礎，使研究人員開始思考發展更有效的受器作用物（receptor agonist），以及提升病人體內此蛋白的表現的治療方法。

這是 1952 年發現菸鹼酸效果以來，對其作用學理基礎的突破，並解釋了患者何以需要這麼多的菸鹼酸。

米勒跟迪雷寫道：「總結手上現有的資料，我們可以這麼說，最早賀弗博士的臨床試驗中，他僅使用菸鹼酸而非化學藥物，來治療病人的成功案例，後來的研究者卻無法複製他的試驗，這件事必須重新以菸鹼酸受器缺乏的角度來思考……，高菸鹼酸親和性受器缺乏，可能是精神分裂症的核心表現，更高親和力的作用物，或許可以讓此受器能更正常地運作。」

1973 年，我在由霍金斯及鮑林（Hawkins and Pauling）主編的《細胞分子矯正精神醫學》期刊發表：「相當可能，或許我們已接近真相，那就是精神分裂症患者的基因瑕疵，使得在**色胺酸**跟 **NAD** 間轉換的酵素出現障礙。」[4]

之後，賀弗及佛斯特回應：「菸鹼酸嚴格上來說不是維生素，因為它可以在體內由色胺酸轉換而成。然而，這個合成的過程是相當沒有效率，且要消耗 60 毫克的色胺酸，才能合成 1 毫克的菸鹼酸。這個過程也同時耗損維生素 B$_1$、B$_2$ 跟 B$_6$，缺乏任何一個，菸鹼酸的生成會益加困難。」更別忘了，色胺酸本身在食物中就已經不是很充足了，特別是把玉米當作主食的人。

顯然，**人類雖然有能力合成菸鹼酸，但是其效率很差，且此能力會隨演化而逐漸下降。**當然，食物裡有菸鹼酸，從食物攝取足夠的菸鹼酸時，身體也就不用辛苦地去將色胺酸轉換為菸鹼酸。

如此一來，節省下來的能量跟資源，可以應用在**血清素**的製造，而血清素是大腦內很重要的神經傳導物質；它主導著抗壓性、注意力、情緒度與睡眠品質（血清素為退黑激素的前趨物質）。

人類越來越依賴食物中的菸鹼酸，然而，工業化加工食品中可以取得的菸鹼酸卻越來越少。因此，**亞臨床的糙皮症**及其他**菸鹼酸缺乏症**便越來越盛行。

米勒曾私下寫信給賀弗：

「我的實驗室裡已經著手病理解剖，以便定量大腦的高菸鹼酸親和受器（HM74A）。精神分裂症患者未能出現潮紅反應，或許與周邊組織較有關連，但以精神分裂症，大腦才是症狀的核心來源。而精神分裂症患者的大腦，與一般人比起來此受器大幅減少。

這意味著**基因的缺陷**造成受器的製造減少，進而使菸鹼酸受器的 mRNA 轉錄代償性增加。一些大型的研究證實，菸鹼酸受器的基因 HM74 的多型性，與精神分裂症及雙極性疾患（躁鬱症）有關。」

這個想法已經有大量證據支持。大約 50% 已開發國家的人口的精神症狀或慢性疾病，可以從補充菸鹼酸跟菸鹼醯酸受益。然而這個數字還可能遠高於 50%（第三章有相關說明）。

確實，本書作者麼都同意就算在每個人的日常飲食中，僅僅加上 100 毫克的菸鹼醯酸，也可以大幅度減少人類的許多疾病跟其帶來的苦痛，並減少不斷攀升的醫療費用支出。

這個增加的量，其實不過就是讓我們回到幾世紀前，食品加工跟人工化肥還沒出現時，如同祖先的攝取水準。

實際上，第二次世界大戰期間，美國政府曾要求在麵粉裡添加菸鹼醯酸，來處理當時的糙皮症大流行。然而，我們現代飲食裡的菸鹼酸含量還是不足，增加菸鹼醯酸的攝取，就目前所知沒有重大風險，不像鴉片類藥物或其他止痛劑有成癮性。

簡而言之，對於**增加菸鹼醯酸低風險的投資**，卻能在經濟跟整體社會上達到高報酬的回收。但還是必須再次強調，有些人對維生素 B$_3$ 的需求量比較高，一部分是因為**疾病會加速損耗**，一部分是**遺傳的基因體質**。

只是，如果菸鹼酸是這麼重要，為何演化上會導致菸鹼酸製造下降的基因變異，這麼廣泛地存在，而沒有被物競天擇的壓力逐出人類的基因庫？這個疑問，可藉由研究鐮刀型貧血這個基因病變，讓我們得知一二。

大約 400 個非裔美國人，就有一位鐮刀型貧血患者，有此慢性遺傳疾病的人，**紅血球會變形成半月狀或鐮刀狀，而無法穿過微血管。病人可能在青少年時期就死於腦血管梗塞、心臟疾病及感染症。**存活的人，會對患者造成極度疼痛的健康問題，在小孩階段體重過輕，發育速度較為緩慢。

為何一個這麼有傷害性的遺傳疾病，會如此廣泛存在於美國黑人的基因庫內？達爾文會怎麼想呢？或者說到底此基因有什麼優點，讓這個明顯的基因缺陷變成有利，並且得以留存下來？

畢竟，如同就像麥克艾羅依跟湯生（McElroy and Townsend）指出的，只有在表現上具有演化優勢的基因，才能在天擇的過程脫穎而出<sup>譯註</sup>。[6]

我們知道的是，維生素 B₃ 幾乎參與身體所有的氧化還原反應，色胺酸在體內被拿來合成許多重要的物質（包括血清素）。但色胺酸合成菸鹼醯酸腺嘌呤二核苷酸 NAD 跟 NADH（NAD 加上一個氫）的效率很差，大約只有百分之二能被轉換成這麼重要的 B₃。其中主要的代謝為犬尿氨酸途徑（kynurenine pathway），在精神分裂症患者身上，此代謝途徑的酵素較為活躍，因此色胺酸多被轉換為 NAD，只有少量的維生素 B₃。[7]

只要飲食（外源性）中的維生素 B₃ 充足，色胺酸不容易轉換成 NAD 這件事，從演化的觀點來說不見得是壞事（能攝取，何必浪費力氣自己製造）。

現在已知有多個可能的基因途徑，之中有些用以維持體內 NAD 充足，有些允許製作較多的腎上腺色素，有些則造成抗氧化劑耗損（編審註：主要為維生素 C）。佛斯特跟賀弗都在研究報告中提及，關於可能參與的基因，NAD 跟 NADH 間互相轉換的缺陷，或許是精神疾患致病的主要原因。有很多誘發因子可能造成 NAD 不足，但都可以透過補充維生素 B₃ 來克服。

身體需要吲哚胺 2,3- 雙氧化酶（Indoleamine 2,3-dioxygenase，IDO）這種酵素，它可將色胺酸分解轉化為維生素 B₃。我們不知道，精神分裂症患者身上，IDO 的活性是否較高，但菸鹼酸 -G 蛋白耦合受器，可能有高於一般人的表現。[8,9,10]

大腦中菸鹼酸受器的發現，有助我們了解為何精神分裂症病人，容易患有**尼古丁成癮**跟**難以戒癮**症狀。我觀察此現象已有十多年，始終感到困惑。[11] 尼古丁，這個有毒物質，也許涉及跟菸鹼酸一樣的生化途徑[12]。

**抽煙**（尼古丁）跟精神分裂症之間或許有多重關係，我曾建議我的

---

【譯註】鐮刀型貧血可以使瘧疾原蟲無法感染病人。

患者在細胞分子矯正治療有明顯進展後，才停止抽煙。假如尼古丁確實會結合菸鹼酸受器，那麼它或許具有類似菸鹼酸的治療效果。

要不是尼古丁對身體會有許多其他危害，否則可能會是非常有用的治療。但它的毒性所帶來的壞處，遠遠壓過好處，病人越早停止使用越好。反過來說，如果我們未能成功治療病人，**難怪他們就會持續透過尼古丁（抽煙）來自我治療**。所幸，精神分裂症病人較少得到癌症（如第三章所述，因腎上腺色素的形成，抑制了細胞異常分裂）。[13]

**尼古丁**可以視為菸鹼酸的療效相似物，並不令人意外，因此**使用菸鹼酸，可以讓病人更容易戒煙**。[14]

## 精神疾病特別需要菸鹼酸

精神分裂症跟情感性精神分裂症的治療重點，就是維生素 $B_3$。

我（賀弗）已依此成功治療超過 5,000 個病患。

精神分裂症不是一個多重維生素缺乏症，它是**一種慢性糙皮症，一種維生素 $B_3$ 依賴症**，不管你給予病患多少藥物或維生素，只要維生素 $B_3$ 不足，就無法治癒此症。

我們可以給予糙皮症患者所有已知的營養素，但若沒有給予維生素 $B_3$，糙皮症依然不會消失。

我一直認為精神分裂症並非多重維生素缺乏，而是屬於維生素 $B_3$ 缺乏症，需要**大量**，甚至是**非常大量**的菸鹼酸來治療。

有一些病人，未在我監督下，自行將劑量增加到每天 60 克，依然沒有出現任何副作用。某個角度來說，生病與否，我們都需要（仰賴）這個重要的維生素，它只有輕微且容易處理的副作用，使用上相當安全。

過去幾個月中，3 個病人來向我求診。他們經過細胞分子矯正精神醫師的治療，長達 10 個月還沒有起色，當我看到他們使用的處方，我很驚訝居然沒有維生素 $B_3$。他們開立大量的其他維生素，卻沒有治療精神分裂症的維生素 $B_3$，所以沒有效用。

其中一個男生，已有明顯進展的情況下，維生素 $B_3$ 被終止，改以其他營養品取而代之，很快地復發了。在恢復維生素 $B_3$ 的使用後，他再度恢復健康，這幾年仍一直維持著維生素 $B_3$ 的使用。

我無法相信有醫師會僅使用其他維生素（儘管對健康的恢復有幫忙），卻單單忽略維生素 $B_3$。糙皮症患者如同一般人，當然可以使用其他的維生素，不過對他們的病況沒有幫助，除非給予足量維生素 $B_3$。

精神分裂症和糙皮症的差別，在於糙皮症（大多數情況下）需要少量的維生素 $B_3$，而精神分裂症則需要大量維生素 $B_3$。如同第三章中所討論的，**糙皮症是一種 $B_3$ 缺乏症，而精神分裂症是一種 $B_3$ 依賴症。**

當我們在 1954 年第一次出版的著作，歐斯蒙和我都強調大劑量菸鹼酸，對精神分裂症治療的重要性。不幸地，伴隨菸鹼酸初期服用，所引發潮紅（血管擴張）的生理現象，讓推廣菸鹼酸有了顛簸的起步。

即便今日，醫師們仍然對這個無害的副作用有著莫名恐懼，但很諷刺的是，他們卻對有明顯嚴重副作用的精神科藥物，處方開得毫不手軟。

在了解菸鹼酸特性的醫師手上，潮紅是一個很容易處理且無害的問題。我希望藉由過去所累積的數千個病人治療經驗，以及所有使用跟肯定這種治療方法的醫師，可以讓那些對菸鹼酸依然保持觀望的醫師們感到放心。

但不幸的，直到今日，大多數醫師還是未能放下成見。

假如大部分的病人使用足量的綜合維生素，但不足量的維生素 $B_3$，那麼我可以想見，病人不會改善，而觀望的醫師不會信服。他們會保留既有的想法，也就是維生素 B₃ 無法治療精神分裂症，而這個美好的治療方法，就會被繼續鎖在冷宮，如同過去 50 年一樣。

**想到精神分裂症患者，有可能失去了接受菸鹼酸治療跟痊癒的機會，我就感到無比心痛。**

因為，不只是捨棄菸鹼酸，相反地，他們被迫接受現代版的汞、礬石跟硝酸鉀（當然還有更多陸續研發的抗精神病劑），去治療所謂的腦內荷爾蒙失衡（神經傳導物質）。[譯註]

## 主要的精神疾患

美國每年花費近 **1,500 億美元**在精神疾病患者的照護上，其中很大一部分都花費在治療精神病的藥物上。菸鹼酸可以對許多的精神病患有所幫助，當和傳統化學藥物合併使用，也可以減少化學藥物的使用，進而降低藥物副作用。菸鹼酸能夠大幅地削減社會負擔，並增加治療的效果。

精神疾病依據症狀，可分為幾個大類：

## 精神分裂症

精神分裂症的主要特色是知覺改變（幻覺）跟思考障礙（妄想），本質上它是一個症候群。這裡頭包含了**糙皮症、杭丁頓舞蹈症、一部分帕金森氏症患者、情感性精神分裂症患者、跟 LSD 誘發精神病等等。我把這些疾病都視為糙皮症的變形。**

情感性精神分裂症有情緒擺盪的問題，在躁期時或伴有精神病症狀。這些病症在適量的菸鹼酸治療下，症狀都會有所改善。不足量的菸鹼酸

---

【譯註】現今對精神分裂症患者的藥物治療，都是多巴胺阻斷劑。

或者其他營養素，都沒有辦法起治療效果。

這些是所謂的維生素 B₃ 依賴，不能用缺乏症的觀點視之。太多人用缺乏症的觀點，以至於給了很多種的維生素，卻獨獨沒有給予足量的維生素 B₃，也難怪無法看見菸鹼酸的治療效果。

**有帕金森氏症的病人，很容易發展出精神病症狀，特別是當他們服用左旋多巴胺（L-dopa）時，**大腦裡的 L-Dopa 會被轉換為多巴胺色素（dopachrome）。**菸鹼酸可以保護帕金森氏症患者，免於罹患精神病，而輔酶 Q10（CoQ10）可以避免震顫（例如手抖）。**

菸鹼酸跟菸鹼醯酸都是 LSD 的解毒劑。[15] 對 LSD 中毒的病人給予**100 毫克菸鹼酸靜脈注射**時，LSD 引發的症狀可以在**數分鐘內消失**。許多年前，我們也常規地用靜脈注射的方式，給予菸鹼酸或口服菸鹼酸，一天三次每次 500 毫克來治療**酒精性譫妄**（即酒後幻覺妄想）。

## 情感性精神分裂症（Schizoaffective Disorder）

情感性精神分裂症患者，應該接受跟精神分裂症一樣的治療。路易士跟皮勞斯基（Lewis and Pietrowski）[16] 發現約有一半反覆進出醫院接受看護的躁鬱症患者，後續追蹤下，都被重新診斷為「精神分裂症」。

這個重要的發現，被現代的精神醫學界忽略，而將有明顯情緒擺盪的病人歸類於雙極性疾患，不管他們在躁期是否有明顯的精神病症狀。在個案反覆的住院過程中，可以清楚看見病程的演變。

## 一個病人的來信

我寫這封信是為了表達我的謝意，感謝你改變了我的人生。你也許還記得我深陷絕望的樣子，面對如此難熬的日子，當時我以為會失去工作。但菸鹼酸改變了一切，它讓我清楚地思考跟溝通，得以再次享受教書，跟學生、人們愉快的互動，做回一個正常人。

如同你說的，雖然不盡完美，但我確實感受到很大的進步。我也服用其他維生素，並遵守你給我的許多建議，但菸鹼酸是其中最棒的一個。

希望我更早之前就遇到你，菸鹼酸在我人生最糟糕的時刻，真正幫助了我。再次地感謝你！

## 雙極性疾患（躁鬱症）

雙極性疾患的特色是一連串的情緒擺盪，從躁到鬱，從鬱到躁，之中可能有緩解期，大多數時候不會有知覺改變或思考障礙。**情緒循環從一個月一次，到好幾年一次都有可能。現代藥物可以改變循環，有時甚至會導致鬱期轉躁期。**

在緩解期或鬱期，雙極性疾患患者通常不會有典型的精神病症狀，但在躁期時，他們往往會有幻聽或幻視，當躁期結束，這些症狀也就往往消失了。我們至少有兩種不同的雙極性極患：在躁期有精神病症狀的跟沒有的。精神醫學把**有精神病症狀的，稱之為情感性精神分裂症。**

這兩個不同表現的雙極性疾患，對細胞分子矯正治療的反應也有所不同。沒有精神病症狀的雙極性疾患，需要情緒穩定劑的治療，而情感性精神分裂症患者，則額外還需要精神分裂症的治療。

我發現情感性精神分裂症病人，比雙極性疾患跟精神分裂症來得容易治療。

診斷有時是困難的，因為診斷者的想法有時影響更大。精神分裂症由於被污名化，以及它給人癒後不佳的印象，有時醫師會對下此診斷趨於保守，如果病人伴有情緒起伏的症狀，不管輕重，雙極性疾患的診斷會被優先考慮。

病人在轉介給我之前，有相當比例在病程早期都被診斷為雙極性疾患，他們的知覺改變症狀要不就未被質疑，要不就被忽略。最近的一個大規模研究中，懷思（Weiser et al）[17]等人發現近30%的精神分裂症病人，在過去曾被診斷為情感性疾患，相較於一般族群為7%，這與我的個人經驗跟觀察相當一致。

對具有精神病症狀的病人而言，菸鹼酸治療都有很好的症狀效果。以前我一度認為菸鹼酸對雙極性疾患病人不會有治療效果。因當時我仍在「啟蒙期」，多專注在精神分裂症的菸鹼酸治療上，漸漸地我了解到菸鹼酸對雙極性疾患的重要性。

幾年前，一個中年女士來求診，她被診斷為情感性精神分裂症，過去被強制住院過兩次。住院期間她都被強制藥物治療，一出院後她就馬上停止用藥。上一次出院後，她開始服用菸鹼酸，她服用的劑量達到相當驚人的30公克／一天早晚各一次。

我六個月後再見到她時，她的狀況十分良好。她表示她寧可補充120顆菸鹼酸，也不想再吃任何藥物。非常少的病人能像她一樣耐受得了這樣的劑量，而沒有噁心或想吐的症狀。

## 瞻妄，震顫性譫妄

賀弗瑞歐絲蒙和我設計一套針對「酒癮戒斷震顫性譫妄」治療跟預防的方針。病患住院立即開始後給予菸鹼酸（靜脈注射500毫克，口服3,000毫克）跟抗壞血酸（即維他命C，2,000毫克）。

之後開始三餐飯後給予菸鹼酸3,000毫克，以及等量的維生素C，必要時再加上鎮定劑，此治療一直持續到瞻妄消失。治療效果很好，不管是酒精戒斷瞻妄，或者急性酒精中毒，通常在 **24 小時**內就會有改善。

就治療效果，菸鹼酸跟常用來處理酒精戒斷瞻妄的鎮定劑，一樣有效，但不會有過度鎮定的問題。病人可以有**更清楚的意識**，並在治療開始後的數小時，就能有較穩定的精神狀態，此療法沒有副作用或併發症。

我們在沙卡丘萬的研究，跟在英格蘭的顧爾德博士（Dr. Gould）的觀察，如出一轍，就處理瞻妄，我們需要比平常高上許多的劑量。

我常規地給予我的病人菸鹼酸來治療瞻妄，並避免他們瞻妄時造成永久性的知覺障礙。除了酒癮之外，其他藥物引發的中毒狀態，亦可能出現瞻妄。菸鹼酸對於心血管手術後使用史塔汀（Statin）[編審註]，所引發的瞻妄有很好的效果。

瑞得梅爾（Redelmeier et al）[18] 發現**服用史塔汀類用藥的患者，有較高的機率會在手術後出現瞻妄**。梅坎東尼奧（Mercantonio）[19] 認為史塔汀用藥增加約 30% 的風險，而這是一個低估的情況。然而，由於保守的想法，他們並未建議停止使用史塔汀。

實際上菸鹼酸比任何一種史塔汀，在降膽固醇上來的更優越。它是目前唯一已知可以增加高密度膽固醇（HDL）的分子，而過低的 HDL 是心血管疾病與腦部機能損傷的重要風險因子。假如病人服用菸鹼酸來取代史塔汀，他們術後出現瞻妄的風險會大幅下降。

## 電痙攣後混亂

1952 年，一個抑鬱的男子跟他精神狀態呈現混亂的太太來找我求診。她言語混亂無法給我清楚的資訊，根據她先生的說法，病人先前因憂鬱住院，曾接受一連串的電痙攣治療。

---

【編審註】皆屬史塔汀藥物（Statin）即台灣健保用藥前 10 名中的利普妥（Lipitor）與冠脂妥（Crestor）類的降膽固醇用藥。

出院後的一個多月，她呈現完全混亂的狀態。這個典型的器質性大腦病變（指有實際的器官組織損傷），讓她彷彿得了阿茲海默症一樣。在這之前我沒看過對電痙攣有那麼厲害反應的病例，也不曉得該怎麼治療，當時我記得讀過 1940 年代，菸鹼酸在精神混亂個案的使用案例，並相信它本身至少不會對病人有進一步傷害。我讓她在三餐飯後服用 1 公克的菸鹼酸，我從辦公室寄給她足量的菸鹼酸，因為當時市面上買不到500 毫克的劑型。

一個月後，當我看到這對夫妻，他們跟之前判若兩人。他顯得非常開心，而她恢復了清楚的意識，沒有任何跡象顯示她還有混亂的症狀。

在沙卡丘萬第六次精神分裂症研究會議（1953 年 6 月），我在大會有過一段報告：「**電痙攣治療可以消除一些病人的精神病症狀，但隨之而來的可能是記憶力喪失、困惑跟侵略性。**

腦波圖可以記錄到一些神經生理的病理變化。黎曼（Lehmann）首次發現菸鹼酸對這些症狀有療效，雖然我們尚沒有足量的臨床證據，但打算開始著手進行研究。此外，我們也認為**菸鹼酸對一般癲癇後的意識混亂有幫助。**」

從那之後，我在使用電痙攣來治療病人時，都會合併給予菸鹼酸，而病人的反應讓我越來越堅信這是正確的。在我眼中，當醫師使用電痙攣療法時，沒有合併給予菸鹼酸的作法，就跟醫療疏失沒什麼兩樣。

我已有許久未在病人身上使用電痙攣療法，但有幾次我建議幾位病人跟他們的主治醫師討論跟考慮電痙攣療法。我想，使用電痙攣治療的藝術，在於如何發揮它的效果，但同時減少記憶喪失跟不適感，比起一般精神科慣用藥物，它的殺傷力來得更少。<sup>編審註</sup>

---

【編審註】安德魯・索爾在《拒絕庸醫》（Fire Your Doctor）亦描述藉由菸鹼酸療法治療精神病患的成功案例，參見《拒絕庸醫：不吃藥的慢性病療癒法則》頁 12 ～ 16（博思智庫出版，2014 年二版一刷）。

## Chapter10

# 心血管疾病

---

菸鹼酸，沒有任何其他物質比它更有效了。

——史蒂芬 E. 尼森

（醫學博士，美國心臟醫學會會長）

研究證實：菸鹼酸降低過高的膽固醇，菸鹼酸同時也是提升高密度脂蛋白（HDL，好膽固醇）最有效的物質，此外對心血管系統有很多額外的益處。

但你不會在新聞頭條上，看到報導菸鹼酸的任何好處，甚至近年來的研究搶占版面，暗指菸鹼酸沒有療效，這完全是商業利益衝突下對事實的掩蓋。

就科學上來說，這是全然胡扯。

研究者宣稱史塔汀類藥物（statin）Zocor 單獨使用，比跟 Niaspan 合併使用要有效，而 Niaspan 是一種緩釋型的菸鹼酸，兩者合併使用會增加 1% 心血管疾病的風險。

然而史塔汀類藥物 Zocor 卻逃過大眾的檢視，因為藥廠很「方便」地將責任全部推給菸鹼酸，讓大眾的目光都集中到了菸鹼酸上。

然而這個研究本身有很大問題，未能單獨檢視 Niaspan 本身，也未把一般慣性常用的即釋型的菸鹼酸放入考量之中，而讓大家蒙蔽不知菸鹼酸真正的效果是如此安全有效[1]。編審註

## 從牙齦出血到冠狀動脈疾病

1954 年，我（賀弗）無法想像牙齦出血問題，會在 31 年後的一天，跟膽固醇脂肪代謝異常，而引起的冠狀動脈疾病的治療扯得上邊。當時，我的牙齒咬合不正帶來的牙齒磨損，超出牙齦組織修補的速度。

我的牙冠被磨平，牙齦開始出血，即使補充維生素 C、看牙醫也沒

---

【編審註】有趣的是，這個由藥廠精心規劃的 Zocor 與 Niaspan 合併使用風險評估實驗的扭曲結果，於今年（民國 103 年）7 月 18 日又被台灣電視及新聞媒體以「維他命 $B_3$ 過量，死亡率增 7%」的標題加以渲染，而誤導台灣廣大的三高族群，遠離真正的療癒之路。

有多大幫助。一度深信終究會失去所有牙齒。

當時我已經開始使用菸鹼酸來治療精神分裂症病患、老化及其他疾病，我自己也開始服用菸鹼酸，**每餐飯後 1 公克，每天共 3 公克**。之所以這麼做，是因為我想要親身體驗初次服用菸鹼酸的潮紅，以及觀察身體逐漸習慣潮紅的過程，如此才能和我的個案討論副作用。

同時也是為了法律的考量，大部分醫師在辯護醫療疏失時，都會援引其他醫師的使用經驗，支持使用的正當性。假如我必須面對病人對此副作用的疑慮及訴訟（還好沒有過），我無法用這個方法，因為當時沒有幾位醫師使用菸鹼酸，而我處方的劑量還特別高。

假如我被指控醫療疏失，可以說自己親身使用至少三個月，而沒有發生任何重大的副作用，我必須承認並沒有跟律師討論這個做法有沒有法律效力。我的理由有實際目的，也有天馬行空的部份，但無論如何，都沒有想過用菸鹼酸來治療我的牙齦。

**我開始服用菸鹼酸後兩週後，牙齦恢復正常**。我一如往常刷牙，訝異地發現牙齦不再出血。幾天後，牙醫確認我的牙齦不再腫脹，而目前牙齒也都還在。最後，不得不想是菸鹼酸使我牙齦組織修復的速度變快。

幾個月後，沙卡丘萬大學醫學院解剖所的魯道夫・阿次烏爾（Rudolf Altschul）所長來找我。我過去是他神經組織學的學生。阿次烏爾教授發現如何在兔子身上引發動脈粥狀硬化。他餵兔子吃他太太烘烤的蛋糕，材料有大量的蛋黃，這些兔子很快地發展出高膽固醇血症，之後冠狀動脈出現粥狀硬化[2]。

阿次烏爾想知道如果用紫外線照射這些兔子，是否可以降低兔子血中膽固醇含量。他也想要在人體上實驗紫外線照射的效果，但在沙卡丘萬醫學院裡沒有任何一個內科醫師，願意讓他接近他們的病人。（沐浴在南方充足陽光下的人們，可能會納悶這個治療有這麼「危險」嗎？）

阿次烏爾教授詢問我的想法（當時的我身為沙卡丘萬健康部精神醫學研究主任），我告訴阿次烏爾，假如賀弗瑞‧歐斯蒙博士，也就是當時韋本（Weyburn）的沙卡丘萬醫院院長同意的話，我願意配合這項研究。

治療的方法無害，也不花什麼錢，但可以讓我們同仁有機會培養研究精神。著手開始前，我要求阿次烏爾教授到我們單位跟我的同事說明他的想法。

幾週後他搭車來雷吉納（Regina），我開車載他去見歐斯蒙醫師。回程我們聊起各自的研究工作。他給我他對動脈粥狀硬化的有趣見解，他認為那是一個動脈內膜（血管內襯）的疾病，內膜失去快速自我修復的能力。

我一聽到這，腦中馬上跳出我的牙齦及我對牙齦修復的想法，我告訴他我自己的親身經歷。我問他是否願意測試菸鹼酸的抗動脈粥狀硬化效果，或許菸鹼酸對動脈內膜，也會有類似對牙齦的作用。阿次烏爾教授非常感興趣，並同意假如他能拿到一些菸鹼酸的話，他願意考慮這個建議。感謝默沙東藥廠（Merck）免費提供，我很快寄給他一磅純白的菸鹼酸結晶粉作為試驗。

大約一個月後的一個夜晚，我接到阿次烏爾教授的來電，他在電話的另一頭大叫：「**真的有用，菸鹼酸真的有用！**」他說他給他的高血脂兔子吃菸鹼酸，幾天內，膽固醇就下降恢復正常。他發現了第一個降膽固醇的有效物質，一個藥廠耗費百萬卻苦尋不著的物質。

但是在人身上有效嗎？隔天我去找雷吉納綜合醫院的病理學家史蒂芬博士（Dr. J. Stephen），當時他有一些生化問題也都是找我諮詢。我大概跟他解釋了我們所做的跟目前的發現，並希望他能協助進行人體試驗。

我向他保證菸鹼酸十分安全，而我們大概只會給病人數公克的量。他很爽快地答應。他說他會請他的醫檢師對病人抽血做膽固醇檢測，然後給予菸鹼酸，並在之後再追蹤一次膽固醇。

我建議我們應該和每個病人的主治醫師討論，但史蒂芬博士大笑，認為如果這麼做，這個實驗會做不成。

幾週後資料漸漸出來，菸鹼酸確實可以在人身上降低膽固醇，治療前血中膽固醇濃度越高的病患，下降的幅度越大。

我們發表研究結果，進而開始一連串研究證實：菸鹼酸有延長壽命的效果[3]。這不是一個雙盲的試驗，但病患不知道他們服用的是什麼，也不知為何要服用菸鹼酸。這麼樣「即興」的研究在現在幾乎是不可能發生的，現在的研究開始前必須通過倫理委員會、病患的知情同意……。30 年前，醫師較少會考慮實驗對病患的潛在傷害。

檢視菸鹼酸對膽固醇的效果同時，俄羅斯的科學家也在研究維生素對血脂肪的影響，但他們使用非常低的菸鹼酸劑量，因而沒有發現明顯的效果[4]。梅約診所之後進行一系列的研究，也肯定了菸鹼酸對降低高血脂的助益，使菸鹼酸正式被接受為一個降膽固醇物質。

此後我們也清楚看到菸鹼酸如何提昇高密度脂蛋白（HDL，即好的膽固醇），降低低密度及超低密度脂蛋白（LDL、VLDL 二者皆是不好的膽固醇），降低三酸甘油脂。

葛蘭地（Grundy）跟他的同事發現菸鹼酸降低膽固醇約 22％，三酸甘油脂 52％，他這麼說：「就我所知，沒有任何一個物質在降低膽固醇跟三酸甘油脂上，比得過菸鹼酸。」[5]

## 冠狀動脈研究

對於血中膽固醇上升的最大問題所在，是因為這被視為冠狀動脈疾病的一大風險因子。然而高膽固醇飲食與冠狀動脈疾病間的關聯性卻不強，即使整體而言，飲食確實是一大因素。大多數人如果遵從細胞分子矯正醫學醫師建議的飲食原則，膽固醇多會下降。

這個原則就是高纖維、無糖而粗食（全食物）為主的飲食，也就是蔬果與全穀類。

當不需要飲食改變也想要降低膽固醇時，那麼我們就可以測試降低膽固醇，是否可以減少發生冠狀動脈疾病的風險。當時在華盛頓 D.C. 國家衛生的研究院的波伊爾博士（Dr. E. Boyle）很快地對菸鹼酸產生興趣。

他追蹤一群每天服用菸減酸 3 公克的病人。他的研究結果在 1968 年[6] 比爾 W. 為戒酒無名會（Alcoholics Anonymous）醫師準備的教育文件中被記錄下來。

這份研究中，波伊爾追蹤 160 個冠狀動脈疾病患者 10 年，其中只有 6 個人過世，相較之下，沒有服用的話應該會有 62 個人死亡。他這麼說：「從醫學的觀點來說，我相信所有服用菸鹼酸的病人會活得更久、活得更好。」[7]

他的想法在接下來康納（Canner）所領導的全國冠狀動脈疾病用藥研究（National Coronary Drug Study）中被證實。但波伊爾的數據擲地有聲，**持續的使用菸鹼酸，可以降低死亡風險跟延長壽命。**

波伊爾的傲人成果是全國冠狀動脈心臟疾病研究，於 1966 年得以進行的原因之一。波伊爾博士是這個研究的主要顧問，當時這個研究企圖檢視 5 種物質，在 8,341 個病患身上的長期效用跟安全性，這些參與研究的病人年齡分布為 30 到 64 歲，在納入研究前 3 個月內，至少有過一次心肌梗塞發作的病史。

國家心臟肺臟醫學會（The National Heart and Lung Institute）支持這項研究，在全美 26 個州的 53 個醫學中心進行，其目的是要找出有效的降膽固醇物質，並了解該物質是否對發生過心肌梗塞的病人有所助益。

研究中測試的項目包括：菸鹼酸、雌性激素（分別使用兩種劑量）、clofibrate<sup>譯註</sup>、甲狀腺素、右旋甲狀腺素（dextrothyroxine）跟安慰劑。

18個月後，高劑量雌激素組相較於安慰劑組的病人，因為出現過多非致死性的心肌梗塞而遭終止，甲狀腺素則是出現過多的異位性心跳（ectopic ventricular beats）也遭到終止。36個月後右旋甲狀腺素，也因為新發生心肌梗塞比例相較其他組過高而被停止；由於肺栓塞、栓塞性靜脈炎發生率上升，以及癌症死亡率的增加，同時對心臟沒有明顯保護的優點，低劑量雌激素也在第36個月被終止。最後僅有菸鹼酸、clofibrate跟安慰劑組，持續進行直到實驗結束。

## 康納的追蹤報告

保羅 L. 康納是巴爾的摩馬里蘭醫學研究院的首席統計學家，檢視冠狀動脈藥物研究計畫的數據，1975年實驗結束時，約還有8,000個受試者活著。

康納的實驗起於1966年，用意在於決定兩種雌激素，跟右旋甲狀腺素的長期效應。

如上所述，高劑量雌激素組造成非致命性心肌梗塞增加，低劑量雌激素組則增加癌症死亡風險，而右旋甲狀腺素跟安慰劑、clofibrate、菸鹼酸相比整體死亡率皆上升，這三組都提前終止。1975年後所有受試者都停止服用藥物。

1985年的追蹤研究顯示，所有的藥物組跟安慰劑組，在整體死亡率上沒有明顯差異。然而，讓研究者訝異的是菸鹼酸組的表現，綜合原因累積死亡率在低劑量雌激素、高劑量雌激素、clofibrate、右旋甲狀腺素跟

【譯註】clofibrate亦為降膽固醇藥物，雖可以減少心臟病發作，但對死亡率卻沒有幫助，臨床上多處方給沒辦法耐受史塔汀類藥物的病人。

安慰劑組，分別是 58.4％、56.8％、55.9％、56.9％、50.6％。

菸鹼酸組的死亡率則比安慰劑組低 11％。不只如此，服用菸鹼酸的病人在所有的疾病類別，包括：冠狀動脈疾病、其他心血管疾病、癌症等都出現死亡率下降的數據。

從生存曲線分析看來，菸鹼酸延長了受試者的平均壽命約兩年。在平均 14 年的追蹤時間內，菸鹼酸組比起安慰劑組少了 70 個死亡人數，特別是膽固醇濃度高於 240 mg/dL 的病人受益最多。

令人驚訝的是，即使經過這麼長的一段時間，菸鹼酸的好處一直持續著，即便在停止服用後都還是持續它的效益。實際上，追蹤越久，菸鹼酸組跟其他組的差距越大。如果當持菸鹼酸組，沒有在 1975 年停止服用菸鹼酸的話，差距會更大。

因此波伊爾那些服用菸鹼酸達 10 年的病人，死亡率有 90％ 的下降。在大型冠狀動脈疾病的研究裡，沒辦法去仔細關心到每一個病人，很多病人因為服用菸鹼酸引發的潮紅，而不願意繼續接受試驗，若非如此，研究的結果可能會更好。

假如當初有足夠的人力跟說明，這些因為潮紅而退出實驗的病人，或許都會繼續留在實驗中。在大型實驗中這確實很難，波伊爾博士把這視為此研究的一大缺陷。我認為在適當的菸鹼酸使用下，10 年間的死亡率會下降達 11 ～ 90％，尤其是在高脂血症病人身上最是顯著。

根據 1984 年的一個共識會議，國衛院在 1985 年發表一份聲明「降低膽固醇與心臟疾病預防[8]」。聲明中提到在美國每年有 55 萬人死於心臟疾病，全國有 540 萬心臟病人口。

當時，當時心臟病帶來的整體經濟損失約每年 600 億美金。心臟病的主要危險因子為抽煙、高血壓跟高脂血症。國衛院建議的第一步是改變飲食，當飲食不足以被矯正，才使用藥物，並建議考慮膽鹼酸螯合劑

（bile acid sequestrants）跟菸鹼酸優先於商業製藥。

Clofibrate 未被推薦，因為此藥對膽固醇上升，但三酸甘油脂正常的病人身上毫無效益，世界衛生組織（WTO）的試驗也認為此藥物會增加整體死亡率。

因為菸鹼酸只有在大劑量時才有效果，即每天 3,000 毫克，國衛院最後終於願意推廣高劑量維生素療法，要求張貼、複製跟分發上述的聲明，給有興趣的工作人員。

既然每一個醫師幾乎都會有高脂血症的病人，應該所有的醫師都會有興趣才是。

但事實卻並非如此，其中一個原因是國衛院內有人潑了一桶冷水，並表現得一副他們從來沒有支持過大劑量維生素療法的樣子。

假如你到國衛院網站去看一些關於菸鹼酸的有利報告，可以發現有一段紅色的警語：

此聲明已有 5 年之久，在此主要是基於呈現過去研究的歷史。自此聲明後醫學研究依然不斷地發展，知識亦不斷地累積，因此裡頭的內容可能會隨時間會被賦與不同的看法，甚至被證實是錯的。在此主題跟領域的可信跟最新訊息，我們建議搜尋國衛院的期刊資料庫 MedlinePlus[9]。

我們質疑這個警語的中立性，國衛院的 MedlinePlus 及 Medline/PubMed 線上檢索，基本上是一種篩選偏差，稱不上全面跟中立[10]。

## 菸鹼酸和其他降血脂藥合併的效果

家族性高脂血症是一種遺傳性疾病，患者血中膽固醇濃度非常的高。

伊林沃茲（Illingworth）跟他的同事在一個研究，報導 13 名此症患者使用降血脂藥物 Colestipol，一開始一天兩次，每次 10 毫克，後來增加到 15 毫克。他們的膽固醇範圍約在 524 到 345，而三酸甘油脂在 70 到 232 之間。

當此藥物合併飲食調整無法將膽固醇降到 270 以下時，病人開始合併服用菸鹼酸，劑量從 250 毫克一天三次開始，並每兩到四週調整劑量，逐步增加到每天 3 到 8 公克。

為了減少潮紅，病人跟菸鹼酸一併服用阿斯匹靈 120 到 180 毫克，約 4 到 8 週，直至達到菸鹼酸的目標劑量。研究者沒觀察到任何肝功能異常，而這個組合確實讓血脂肪濃度回到正常。

作者做出一個結論，就是大多數有異質性家族遺傳高脂血症的病人，在合併膽酸結合樹脂跟菸鹼酸，都可以將膽固醇控制到正常或接近正常的範圍。長期使用此處方，甚至可以逆轉粥狀動脈硬化 [11]。

大約同一個時間，肯恩（Kane）跟他的同事進行一個規模更大，病人數 50 的研究，結果也相仿。他們也研究合併 Colestipol 及 Clofibrate[編審註] 的效果。

肝指數異常的現象，只有在菸鹼酸劑量增加過快的時候才會出現。病人在第一個月每天服用 2.5 公克，第二個月 5 公克，之後維持 7.5 公克。少部分病人血糖微微上升（115 毫克到 120 毫克），有 6 個病人尿酸超過 8 毫克，沒有膽囊炎發生，其他檢測也都正常。

他們下了一個結論：「合併 Colestipol 跟菸鹼酸，對降低低密度脂蛋白（LDL 即壞的膽固醇）的效果無以倫比，可能是目前已知的處方裡，最有可能可以改變動脈粥狀硬化的一個有效處方 [12]。」而合併 Colestipol 跟 Clofibrate 則沒有那麼有效。

---

【編審註】Colestipol 是一種結合膽鹼與樹脂的降膽固醇藥物。

這是破天荒的第一次，我們看到延長家族性高脂血症病人壽命的可能性。

幸運的是，菸鹼酸不會過度地降低膽固醇，以至於產生危險。Cheraskin 及 Rinsdorf[13] 檢視現有的研究證據，發現膽固醇過低跟癌症發生率，以及整體死亡率增加都有相關。

Ueshima、Lida 及 Komachi[14] 發現膽固醇高低跟大腦血管疾病的負相關性[編審註]，而當血中膽固醇濃度下降至 160 毫克以下，死亡率反而上升。進一步的研究發現，菸鹼酸的降膽固醇效果，可能與其在自律神經系統的作用有關。菸鹼酸在精神分裂症患者身上，亦有降膽固醇的效果，但跟一般人有不同程度的反應。[15,16,17]

## 菸鹼酸如何降低膽固醇

很重要的一點是，雖然所有形式的菸鹼酸都有抗糙皮症效果，在治療精神分裂症、關節炎跟許多其他疾病都有相同的效果，但只有單純型的菸鹼酸有降膽固醇的效果。[18]

此外非潮紅劑型菸鹼酸酯化物，六菸鹼酸肌醇（Inositol Hexanicotinate）亦有降低膽固醇跟三酸甘油脂的效果。菸鹼酸與菸鹼醯酸不同於前者會造成潮紅，而後者 99％服用的人都不會有潮紅，原因尚不明，但是約有 1％的人體內，將易於快速的菸鹼醯酸轉換為菸鹼酸，而導致潮紅。

1983 年，我（賀弗）認為菸鹼酸可降低膽固醇的原因，是它會促使身體釋放組織胺及糖胺多糖（Glycosaminoglycan），菸鹼醯酸則無此效果。

Mahadoo、Jaques 及 Wright 於 1981 年[19] 的研究就有初步發現，組織胺 -

---

【編審註】由於人體的大腦 70％是由膽固醇構成，當膽固醇太低時，尤其是 HDL 過低，可能會引起憂鬱恐慌、注意力不集中、記憶力衰退、失智等問題，血管壁彈性不足而引起的高血壓等心血管症候，而以上皆為史塔汀藥物的副作用之一二。

糖胺多糖-組織胺酶系統，對脂肪的吸收及再分布有所影響。

波伊爾發現菸鹼酸增加嗜鹼性白血球（basophil leukocyte）數量，而這些細胞儲存肝素跟組織胺。他認為單就菸鹼酸降低膽固醇的效果，不足以道盡它所帶來數不清的其他好處，這些都跟菸鹼酸造成組織胺釋放，以及減少血液內血球沉降性（sludging）有關。編審註

菸鹼酸的助益，是否不只在表面的膽固醇濃度下降，而是有一套更基礎的生化反應機制，而膽固醇上升與動脈粥狀硬化，是這個生化機制出問題後的最終表現？

因為假如菸鹼酸的好處，全然來自膽固醇的下降，那麼為何 clofibrate 沒有相同的效益。如能一一澄清菸鹼酸的生理及生化效應，將來我們或許能更清楚看出致病的代謝基礎。

菸鹼酸有很快速的抗血球沉降效果，沉降的血球來自紅血球的彼此叢聚。這沾黏成團的紅血球，無法像正常細胞一樣穿過微血管，這意味著無法有足夠的紅血球將氧氣帶到末梢組織。

**菸鹼酸改變紅血球的細胞膜電位，讓血球跟血球不會黏在一起。**

如此一來，末梢組織即可以得到充足的血液灌流，而避免缺氧及癌化。菸鹼酸作用快速，並加速組織修復，我的牙齦就是如此。菸鹼酸顯然可以直接減少發炎，也許它對受損的動脈內膜（即動脈粥狀硬化）也有相似的效果。編審註過去幾年，腎上腺素的衍生物腎上腺色素（adrenochrome，即氧化過後的腎上腺素）被認為是冠狀動脈疾病的成因之一。假如這被確認，這就可以解釋菸鹼酸為何對心臟有所助益。

Beamish 的一系列報告中發現心肌組織會吸收腎上腺素，而當腎上腺素被氧化為腎上腺色素，就會造成心房顫動（fibrillation）與心肌受損。

【編審註】血球沉降與身體的發炎有直接的關聯性，紅血球沉降率（E.S.R.）與C-反應蛋白指數（CRP）一樣，都是人體發炎程度的重要參考指標。

　　例如休克的嚴重生理壓力下，或腎上腺靜脈注射後，血管裡都有大量的腎上腺素，並被心臟組織吸收時，造成心血管嚴重的負荷，對不管有無粥狀動脈硬化的患者，都是一個危險因子，只是當患者同時也罹患粥狀動脈硬化時，他的心臟較無法應付壓力。

　　心室陣顫會導致心臟對氧氣的需求上升，對已經有冠狀動脈問題的心臟病患者，無疑是雪上加霜。

　　活體實驗中，菸鹼酸保護心肌免於腎上腺色素的傷害。菸鹼酸可以逆轉癲癇患者[20]因腎上腺注射而產生的腦波圖變異[21]，同時也可以防止之後的一些精神變化。在神經突觸（synapscs，神經細胞間的連結處），NAD 是維持正腎上腺素跟腎上腺素不被氧化（維持還原狀態）的必要物質。這些兒茶酚胺（catecholamines）會失去一個電子成為氧化態，NAD 可以將之還原。

　　假如 NAD 缺乏，氧化態的腎上腺素或正腎上腺素會進一步再失去一個電子，而變成腎上腺氧化色素（或正腎上腺氧化色素），而此變化是不可逆的。腎上腺色素跟 LSD 一樣會在突觸裡，產生神經訊號阻斷的效應，因此透過服用菸鹼酸來維持 NAD 的體內含量，可以減少腎上腺色素的形成。

　　很可能相似的情況也在心臟發生，也就菸鹼酸可以保護心臟，避免因為腎上腺色素的傷害，而造成心房陣顫跟心臟組織壞死。沒有其他降膽固醇物質有相似的保護效果，菸鹼酸因此在降低膽固醇、減少心房陣顫，以及心臟組織傷害上有很大的好處。

---

【編審註】有鑑於對維生素 C 有著多年深入研究的諾貝爾化學獎得主──萊納斯‧鮑林博士曾言：「牙周病（牙齦炎）是口腔型壞血病的表現，而動脈粥狀硬化則是血管型壞血病的表現。」若加以賀弗醫師的體驗與觀察，維生素 $B_3$ 與維生素 C 兩者之間，可能有著深切的協同強化（synergic）效應存在。

## 菸鹼酸作為急性冠狀動脈疾病的治療

一些醫師會在冠狀動脈心臟病急性發作後，開始給予菸鹼酸，C. E. Goldsborough 就曾在 1946 到 1960 年 [22] 間使用菸鹼酸跟菸鹼醯酸。冠狀動脈拴塞（thrombosis）的病人接受 50 毫克菸鹼酸皮下注射、100 毫克舌下口溶錠，當潮紅開始出現，心絞痛跟冠狀動脈痙攣就開始緩解。

當潮紅開始退去，疼痛又開始出現，就再給予一次針劑，如果沒有很厲害的疼痛，給予口服即可。然後每天三次，一次 100 毫克的維持劑量，假如潮紅很厲害，可以用菸鹼醯酸取代。

Goldsborough 治療過約 60 個病人，24 個為急性心肌梗塞（acute infavction），其餘為心絞痛。在 24 個梗塞的病人中 6 個過世，4 個心絞痛的個案有間歇性跛行（intermittent claudication），在治療後都獲得改善；此外兩位有肺拴塞（pulmonary embolism）症狀的病人，也有不錯的反應。

菸鹼酸在冠狀動脈繞道手術前後都應該使用。Inkeless 及 Eisenberg 在 1981 年 [23]，開始收集關於冠狀動脈繞道手術跟血脂肪的相關資料。對於此手術是否能增加患者壽命還沒有定論，但大多數個案都感到生活品質提昇，約 75% 的病人覺得心絞痛部分或完全緩解，但是繞道手術無法停止粥狀動脈硬化。

Inkeless 跟 Eisenberg 研究認為自體靜脈移植到動脈迴路裡，會更容易發生粥狀硬化。在一個 55 個病患所做的 99 次隱靜脈（Saphenous vein）移植手術，存活 13 到 26 週的個案中，約有 78% 高血脂的病人出現動脈粥狀硬化，主動脈冠狀動脈繞道手術，則會加速原有動脈的閉塞（occlusion）。

假如在還沒有發展出冠狀動脈疾病前，病人常規的進行飲食控制，必要時合併使用菸鹼酸，那麼大多數的繞道手術其實是可以避免的。又或者雖已經有冠狀動脈疾病，飲食控制加上菸鹼酸，依然可以減緩動脈粥狀硬化的速度。以上種種因素皆列入考量後，接下來的外科手術（繞道）才可以真正延長病患的壽命。

菸鹼酸增加人類壽命，並大大減少有心肌梗塞病例病患的致死率。

醫學論壇報（The Medical Tribune）在 1985 年 4 月 24 日的頭條，忠實反應了早期研究者的結論：「一個出乎意料的長生不老藥：菸鹼酸。」最近菸鹼酸更被證實可以減少中風後的腦傷。

過高的膽固醇，與冠狀動脈疾病風險上升有關。除了菸鹼酸之外，高纖、低糖，以天然蔬果跟全穀類為主的飲食也很重要。然而，在足量的菸鹼酸使用下，即使不改變飲食也可以降低膽固醇。持續的使用菸鹼酸，可以減少死亡率嚴長壽命。[24]

菸鹼酸並不會造成膽固醇濃度過低，過低的膽固醇濃度，尤其是高密度膽固醇 HDL 對人體大腦、心血管及性荷爾蒙（陽痿）的運作有極大的傷害。

2007 年，紐約時報（The New York Times）對低廉的維生素 $B_3$ 也就是菸鹼酸這樣報導，「高劑量服用可以升高高密度脂蛋白達（HDL，好膽固醇）35％，通常是每天 2,000 毫克。此外它還可以降低低密度脂蛋白（LDL，壞膽固醇）、三酸甘油脂達 50％。[25]」紐約時報引用史蒂芬博士（Steven E. Nissen），美國心臟醫學會的主席的話：「就是菸鹼酸，沒有其他物質像它這麼有效。」

菸鹼酸首次在 1955 年被發現可以降低膽固醇。自此，許多的雙盲對照實驗，也一再證實菸鹼酸在預防心肌梗塞復發及中風的療效。一個歷經 15 年追蹤的實驗顯示，服用菸鹼酸的個案，比起沒有服用者的死亡率下降 11％。

雖然微微的熱潮紅是菸鹼酸的常見生理反應，但比起大多數的藥物，它依然安全太多了。

最近，一個非史塔汀類藥物 Zetia（ezetimibe）在雙盲對照試驗中的表現，簡直完全不敵菸鹼酸。菸鹼酸的優越成效讓 Zetia（耗資數十億美元所開發的藥物）完全掛不住面子，為了病患的權益，此藥物的臨床試驗也被迫提前終止。[26]

所以，數十年來，菸鹼酸是我們所知處理心血管疾病患者血脂肪異常的最佳也是唯一的選擇。因為它減少了低密度膽固醇（LDL）、降低血中總膽固醇含量、三酸甘油脂、脂蛋白、C 反應蛋白（C reactive protein，CRP 是氧化壓力與發炎指數的指標），同時提昇高密度脂蛋白（HDL）。

比起目前廣泛使用的物質，例如利普妥（Lipitor，輝瑞藥廠所生產的史塔汀降膽固醇藥物），沒有任何一種藥物可以像菸鹼酸這麼全面性地改善所有的指標。耗資數十億美元，嘗試發展跟菸鹼酸一樣有用的專利藥物的人都失敗了，甚至在長達十幾年的藥物販售期間，造成了多人死亡。

先前提過在冠狀動脈藥物研究中，發現菸鹼酸比起安慰劑減少 11％的死亡率，菸鹼酸讓心臟病患（至少發作一次）的壽命平均延長 2 年。這個大規模的研究，直接驗證我早先的觀察，也就是菸鹼酸可以降低總膽固醇，梅約診所的後續研究也一再證實這個發現。

藥物專利系統裡，利益比什麼都重要，而非病人的健康，因此造成這些重要的研究結果都被埋沒、忽視，政府卻讓藥廠可以從中獲利。

對於臨床上一再看到明明該使用菸鹼酸，卻服用效果較差的史塔汀類藥物，同時還要承受副作用的病人，已是屢見不鮮了。

醫師開立菸鹼酸確實需要醫學知識，帕森（Parsons）這麼說：「**醫師在開立菸鹼酸前，你得先搞懂它。**」太少醫師掌握對菸鹼酸的知識。

細胞分子矯正在醫師的訓練過程並不被鼓勵，執業時又被藥廠的藥物廣告淹沒，而忽略藥物之外的選擇。

令人難以理解的是，大藥廠的科學家何以忽視羅傑‧威廉斯（Roger Williams）的論點；細胞內複雜的生化反應，就像是一個交響樂團。每一個營養素就像是交響樂團裡的一個成員。能奏出和諧優美的音樂，需要有好的音樂家、指揮家，並且每一個團員都讀同一份樂譜。同理而言，我們的身體也是。

當演出時小提琴手昏倒了，你不能叫大提琴手取代他，然後鼓手取代大提琴手，因為表演不能終止（身體不能停止運行），但此時演出的就再也不是交響樂而是雜音。

最近在現實生活裡，一個指揮家 Kuerti 在晚上演出前才被通知鋼琴家沒辦法出席，幸運的是 Kuerti 的父親也是鋼琴家，因此替代了缺席的鋼琴家。但是在我們的身體，很多營養素在演化的過程都被賦予一個獨一無二的角色，就像鋼琴家無法被別的樂手取代。

假如硫胺酸被從身體細胞移走，也只有硫胺酸可以取代它，沒有別的物質可以，細胞不會正常運作除非補充硫胺酸，假如持續缺乏細胞便會面臨死亡。給病患一個外來的、設計的分子來取代原有的分子，就像叫鼓手去取代小提琴手跟大提琴手，或叫我去取代 Kuerti 一樣。

細胞分子矯正的基本精神，就是外來分子（藥物）無法取代身體原本正常運用的分子。製藥界根本是浪費時間尋找一個不存在（其實上帝早已創造）的物質。

## 史塔汀藥物 VS. 菸鹼酸

一位讀者這麼寫道：

「幾乎每天我都會讀到媒體廣告中，讚美史塔汀藥物對身體有多少益處，以及人們應該多使用它。我感到納悶，醫師建議我吃 Zocor 降低膽固醇後，沒多久就開始感到肩膀疼痛，於是醫師建議洗熱水浴處理。

但我想停止服用 Zocor。所以醫師把藥物換成 Pravachol，沒多久，我的關節（幾乎是身上的每一個關節）開始不舒服。醫師告訴我那是因為老化的關係，並打算開一些止痛藥給我，但我拒絕了。

我決定不再服用 Pravachol，走著瞧吧！我心裡這麼想，幾個月後我的關節漸漸不再疼痛。我覺得又回到過去的自己，雖然肌肉力量減少許多。經歷這一切，我知道我的醫師一定認為這個病人怎麼這麼不乖，懷疑東懷疑西的，但沒有人比我更清楚自己的感覺。

賀弗博士你能告訴我，史塔汀到底是一個什麼樣的藥物嗎？」<sup>編審註</sup>

且看賀弗博士怎麼回應的：

「我很樂於見到有人願意設計安慰劑控制的雙盲試驗，來把菸鹼酸跟任何現在所有的史塔汀藥物比拼一下，菸鹼酸一定會勝之不武。

假如需要的話，菸鹼酸也可以合併史塔汀類藥物。畢竟針對病人飲食控制的追蹤相對比較困難，而根據帕森（Parsons），要改變病人的飲食確實相當困難，我也同意。

在他的書《控制膽固醇不必節食：菸鹼酸療法》（Cholesterol Control Without Diet：The Niacin Solution），帕森博士檢視了史塔汀類藥物及藥廠，是如何讓藥物通過許可及進入市場。這件事十分重要，而實情實在不怎麼美麗。

假如你被醫師告知有膽固醇的問題，或你懷疑自己有此問題，別忘了跟醫師討論菸鹼酸，而非直接服用史塔汀，甚至可以請他看這本書。這可以解答所有問題，並讓醫師對菸鹼酸有所了解及安心，這麼做對雙方而言都是好事一樁。」

【編審註】近年來諸多有關史塔汀藥物副作用之研究，在賀弗博士於 2009 年逝世之後已陸續發表於醫療期刊與披露於媒體之中，就如同賀弗博士的遠見，時間證實史塔汀藥物對人體是有害而不可行的（詳見本書附錄）。

# 史塔汀藥物與維生素 B₃ 比較

■ 編審製表

| 降脂方案 | 台灣健保慣用之 Statin 藥物 | 細胞分子矯正營養素 |
|---|---|---|
| | 利普妥 Lipitor（輝瑞藥廠）<br>冠脂妥 Crestor（阿斯利康製藥） | 維生素 B₃( 菸鹼酸、菸鹼醯酸 ) |
| 史上之最 | 史上銷售最多的處方藥。 | 史上最強效的降膽固醇物質。 |
| 行銷方式 | 藥廠花費鉅資（美國）於電視及媒體對消費者進行廣告行銷以促使醫師開立該處方。 | 藥廠操控實驗數據，於媒體發佈維生素 B₃ 誇大不實之副作用，企圖掩蓋事實以利行銷藥物。 |
| 作用機轉 | 無任何「支援」生理的機制，只有「阻斷」肝臟將脂肪轉化為膽固醇所需酵素的運作，以達到快速降低膽固醇的目的，卻造成 HDL（好膽固醇）同時降低，導致患者日後嚴重副作用。 | 協助細胞粒腺體燃燒（代謝）脂肪以轉化為能量（ATP）以支援並強化大腦及心臟運作，並能同時提升 HDL（好膽固醇）降低 LDL（壞膽固醇）及三酸肝油脂。 |
| 副作用 | 1. 心臟衰竭（因 CoQ10 輔酶無法合成）。<br>2. 消化機能障礙（因膽汁無法合成）。<br>3. 陽痿、更年期症候（因性荷爾蒙無法合成）。<br>4. 記憶力衰退、失智（大腦約有 70% 是膽固醇構成）。<br>5. 糖尿病（因干擾肝醣釋放機制，誘發率高達 37%）。<br>6. 肌肉痠痛及病變。<br>7. 目前在美國有堆積如山的藥害相關法律訴訟案件等候審理。 | 1. 提升脂質代謝，維持血脂正常。<br>2. 將囤積的脂肪轉化為能量。<br>3. 美好身材與膚質。<br>4. 記憶力增強、注意力集中。<br>5. 睡眠品質提升。<br>6. 改善憂鬱、焦慮、恐慌。<br>7. 減少心血管病變。<br>8. 減少體內輻射毒素堆積。<br>9. 抗發炎（降低 CRP、ESR 指數）。<br>10. 抗過敏（天然的抗組織胺）。<br>11. 有效治療關節炎。<br>12. 維護腎功能。 |
| 缺乏造成 | 缺乏不會導致疾病。 | 缺乏導致：糙皮病、幼兒精神疾患、過動症、高血脂、憂鬱、焦慮、睡眠品質不良、關節炎、白內障、過敏及皮膚問題。 |
| 價格 | 昂貴（Liptor 和 Crestor 為健保慢性病十大處方用藥之二），每年花費超過 60 億台幣，每位高血脂患者每月平均花費約 3000 元（每日 80mg 之劑量）。 | 便宜，每位高血脂患者每月平均花費約 500 元（每日 3g 之劑量）。 |

# Chapter11

# 菸鹼酸於其他
# 臨床病症的療效

你可以認為它不會實現，
但不要阻止別人去實現它。——中國古諺

否定跟阻止病人嘗試營養治療，根本站不住腳。一個有著開放心胸與人道關懷的醫師，是不會這麼做的。

然而今日，我們活在一個沒有金援與心力從事營養治療研究的年代。

那些有心嘗試的醫師們，他們的個人經驗、零散或完整的個案報告，也不足以被採信的荒謬時代。一個決心運用營養治療的醫師，他對疾病的觀察和付出（往往需要勇氣）需要我們更多的支持。

現今醫學以藥物為主的教條已經過時，許多病患沒能達到最佳的營養狀態，是一個未被好好探討的醫療問題，補充營養素應該比投以藥物更優先被考量。如此一來，才能做到真正的預防醫學，而不只是「頭痛醫頭、腳痛醫腳」喊喊口號而已。

對已經生病的患者，醫師們應該要嘗試給予特定的營養素，例如使用菸鹼酸治療。每個人有權要求醫師這麼做，當然，這並不容易，為了讓你對此更具信心，這個章節主要討論菸鹼酸的許多臨床運用。

## 抗衰老（Aging）

2008 年 4 月，日本人瑞山中賀久女士過世，享壽 113 歲。當時世界上最年老的人是加拿大的艾迪斯帕克（Edith Parker）女士，高齡 114 歲。

在此以前，加拿大的瑪麗麥克依薩克（Mary MacIssac）女士在 2006年 3 月 10 日過世，享年 112 歲，她是沙卡丘萬（Saskatchewan）最長壽的居民，排名加拿大第 2，全世界第 19。

她的兒子原本相信她會成為全世界有史以來最長壽的人，但是真正讓 MacIssac 女士與眾不同的是，**在她過世前 40 年，一直持續服用大劑量菸鹼酸**。她在 110 歲前都還在加拿大各地從事**野地滑雪**（cross-country ski），甚至和曾孫子玩四手聯彈。即便身體體力下降，但她的頭腦在她因病過世前始終清明。她認為這些都要歸功於**菸鹼酸**,讓她有如此過人之處,且對此深信不疑。

她是對的,因為菸鹼酸有絕佳的**抗老化**跟**延長壽命**的效果。

一個大規模的雙盲控制實驗中,比較菸鹼酸與其他藥物的效果,包含廣泛被開立的降血脂藥物 Atromid、雌激素、甲狀腺素跟安慰劑。這些藥物中,只有菸鹼酸減少死亡率,降低約 11%,平均延長患者壽命兩年。這個實驗的對象是至少有過一次冠狀動脈心臟病發作的男性,且追蹤時間長達 15 年。[1]

不過這並不保證,服用菸鹼酸一定可以像那些例子活得好、活得久。但是實驗證據很有說服力。我(賀弗)常常很認真的跟我的個案這麼說,假若他們服用菸鹼酸,其中一個副作用會是活的更久、更好。

我剛剛提到我那位活到 112 歲的個案。在 2004 年 12 月,她的兒子寫了一封信給我:

> 「**在加拿大,或許還有一個人比我的母親要更年長,但只有我母親還保有清楚的思路跟行走能力**。沙卡丘萬的報紙有一篇 3 大頁的報導,裡頭有她滑雪、划舟、騎馬的照片。我跟我妹妹開玩笑說,一家食品公司要我母親代言,還問母親要多少代言費。說實在的,母親常說她吃的是**賀弗牌**<sup>編審註</sup>。」

關於老化這個篇章,我會檢視更多現有證據。越來越多的資料顯示,藉由適當營養跟維生素的實際應用,人們可以活得更久、更健康。

艾姆氏(Ames,柏克萊生化教授、自由基研究專家)[2,3] 提出兩個令人興奮的報告,人們可以藉由**優化代謝**來延長壽命。他的意思是指在

---

【編審註】Mary MacIssac 是賀弗醫師早年的病人,也因此長期使用大劑量菸鹼酸。而賀弗醫師經常開玩笑說他本人是 50 幾年的菸鹼酸毒蟲(niacin junky),賀弗醫師亦享齡 92 歲。晚年的他仍保有令人訝異的清楚思路與口才能力。

**飲食裡添加營養素**，包含菸鹼酸，且劑量必須大於官方每日建議劑量（RDA），許多疾病會更容易治療，並能**減緩老化**與**降低癌症的發生率**。

古提列茲（Gutierrez）[4] 的一篇文章中提到，布魯斯‧艾姆氏（Bruce Ames），也就是偵測致癌化學物質的艾姆氏測試的發明人，認為現代高熱量、營養缺乏的飲食，迫使人們的身體進入危機模式。應急有好處，但以長期而言卻會有害的，更容易生病，包括癌症。

根據最近的健康調查，93％的人日常飲食所能攝取的營養，無法達到 RDA 的標準。分子生物學家及諾貝爾獎得主萊納斯‧鮑林，認為這個過低的標準導致了現在一般大眾普遍健康不佳的情況。[5]

這並不令人意外，因為菸鹼酸有**抑制動脈內膜硬化**的效果而保護**心臟、血管及大腦**。菸鹼酸同時也是改善血脂肪的標竿物質，它降低膽固醇、升高高密度脂蛋白（HDL）、降低三酸甘油脂及低密度脂蛋白（LDL），並且有抗發炎的效果。儘管這些發現存在許久，但是卻未被重視也未被醫療人員廣泛應用。女性健康研究（The Women`s Health Study）顯示較高的高密度脂蛋白（HDL）與較好的**大腦認知功能表現**有關。[6] 減少**失智症**是菸鹼酸應用的意外收穫[編審註]。在所有的降膽固醇物質中，只有菸鹼酸能有效提升高密度脂蛋白（HDL）。

現代研究已經了解到，菸鹼酸在細胞內的直接作用，將帶來抗老化效應。簡單說明如下：克里斯多夫‧衛多佛（Christoph Westphal）跟他的研究同仁，從文獻的整理中得到一個結論：「Sirtuins 為一群抗老化蛋白質，並對老化、代謝疾病、神經退化性疾病、癌症及心血管疾病有治療效果。」[7] Sirtuins 是 NAD 依賴的蛋白質去梭酸基酵素（protein decarboxylase），此酵素與壽命延長有關。

---

【編審註】有趣的是，根據十幾年來的統計與臨床觀察顯示，使用史坦汀類降膽固醇藥物的明顯副作用之一，就是失智症。美國華爾街與 ABC 國家電台曾針對輝瑞藥廠出品的立普妥，使用導致失智症的專題報導，其原因就如同上述內文所示，HDL 的提升，可大大減少失智的風險，然而史塔汀類藥物（如立普妥），卻會降低 HDL 因而導致失智。

既然 NAD 是由菸鹼酸及菸鹼醯酸合成而來的活性輔酶，菸鹼酸自然十分重要。坎尼可（Kaneko）在 2006 年證實，菸鹼醯酸可以保護神經細胞免於瓦氏退化（Wallerian degeneration）。[8]瓦氏退化為神經細胞軸突局部受到傷害後的一個生理變化，也是多發性硬化病理變化很重要的一環，此章節後面會討論到此疾病。

沙薩奇（Sasaki）的研究數據顯示：活化 NAD 可以延緩神經軸突退化。[9]楊格（Yang）在書中這麼說：「一個細胞因基因毒性壓力（genotoxic stress）死亡的主要原因，就是細胞核跟細胞質的 **NAD 損耗與不足**。」[10]既然我們現在的死因，很大一部分來自血管跟神經病變，如果有一個物質可以抑制這些毒性反應，那麼它會有抗老化的特性也就不足為奇了。

經證據顯示，菸鹼酸確實可以協助腦傷復原，是一種修補腦神經損傷的原料之。例如，動物實驗誘發動物中風後，楊格發現**菸鹼醯酸**可以挽救那些在缺血區域裡，奄奄一息的腦神經細胞，早期注射菸鹼醯酸，可以**減少神經元壞死及凋亡**（apoptotic）；事後（已壞死）注射的效果則沒那麼有效。

楊格及亞當發表的報告提到：「早期的注射，藉由拯救那些受傷的活細胞阻止梗塞發生，因而得到防止中風（神經元死亡）的形成的治療效果。」他們同時認為此維生素有減少**神經退化性疾病**[編審註]的效果，還可**減少大腦氧化壓力**所造成的學習跟記憶障礙。

根據這些研究，菸鹼醯酸作用的速度比起菸鹼酸要來得快，由於兩者是可以互相轉換的，在我看來，菸鹼酸有額外的好處，因為它有**血管**

---

【編審註】十幾年前麻省理工學院教授 Leonard Guarente 發現 SirZ 基因的活化，可使細胞壽命明顯增長，而關鍵在於 Sirtuin 的酵素活化功能有關。2007 年 Christoph Westphal 於麻州成立了 Sirtris 藥廠，研究 Sirtuin 活化酵素的功效，因此研發出白藜蘆醇（Resveratrol）而聲名大噪；2008 年英國大藥廠葛蘭素以 7 億 2000 萬美金買下 Sirtris，持續白藜蘆醇於第二型糖尿病及癌症治療藥物的研發。Sirtris 公司於 2010 年 11 月底，因為導致部分癌症臨床試驗病人產生腎衰竭後，宣布放棄白藜蘆醇後續的臨床研發。

**擴張**的效果。

菸鹼酸對腦傷病人有很好的療效。大約 1/4 的癌症病人在接受化療時，都經驗過「**化療腦（Chemo brain）**」：**記憶力下降、困惑、無法集中注意力**，根據丹尼爾博士（Dr. Daniel H. S. Silverman）研究指出，使用菸鹼酸可以對「化療腦」有預防效果，就如同菸鹼酸對**放射線治療**，以及化療誘發的**癌症轉移**或擴散有預防效果一樣。這些腦損的副作用，雖然不是全面性，但如假包換。[11,12]

丹尼爾博士是加州大學洛杉磯醫學中心的神經核醫影像部主任，他研究 5～10 年前接受過化療的女性病人，比較這些女性跟正常人的腦部活動。化療病人在**額葉**的部份皮質，出現代謝率下降的情況，而此區域與**記憶**回想有關，化療確實傷害了大腦。

我（賀弗）較少診治腦傷的病人，但接下來兩個案例可能顯示菸鹼酸對腦傷的助益。一位是 60 歲女性，她過去一直以她的記憶力跟從事英語文學研究為豪。

她在中風後一年來找我，她顯得相當焦慮、挫折、憂鬱，因為她的記憶已大不如前。經由診斷，我開出每天使用菸鹼酸跟維生素 C 各 3,000毫克，六個月後，她的記憶力改善許多，並且不再活在焦慮跟憂鬱中。在此以前，她的醫師一度告訴她，她只能習慣跟接受這些腦部退化問題。

第二個案例是一名 38 歲男性，在我見到他的兩年半前，他被一個1,000 磅的物體擊中腦部。當時他昏迷了好幾天，並在醫院住了好幾個月。

意外發生前，熱愛閱讀的他，智能測驗表現在 190，意外後 6 個月，閱讀能力卻只剩國小下 3 年級程度，智能表現也落到 30 左右。

最後一次看到他時，他很滿意菸鹼酸治療帶來的**閱讀能力改善**。

紐約科學院年冊（Annals New York Academy of Science）曾報導結合**菸**

鹼酸的鉻（葡萄糖耐受因子含有鉻與菸鹼酸）合併**葡萄子萃取物**，可增進**胰島素敏感性**，減少自由基形成，並減少老化相關慢性疾病，包含代謝症候群（胰島素抗性、三酸甘油脂或膽固醇上升、過重、及高血壓）。

## 抗過敏（Allergies）

許多嚴重的過敏反應，可以藉由移除食物過敏原跟細胞分子矯正搭配治療（包含維生素 C 跟菸鹼酸）得到緩解。

D.H. 女士，1960 年出生，對她已經持續 5 年的手腕及手肘疼痛感到憂心，她同時苦於其他過敏及自體免疫的症狀。她的皮膚一直有搔癢感，加上體重過重、患有雷諾氏症（Raynaud`s disease，一種末梢血管收縮的病變）、皮膚劃紋症（dermatographia），也就是皮膚輕輕一劃就會有厲害紅腫，使得她的手指關節腫脹，晚上睡覺時雙腿還會止不住顫抖，。

同時她的皮膚對蟲咬會有強烈反應，雖然這些症狀都可以透過使用**抗組織胺**來得到部分緩解，但同時必須承受藥物所帶來的副作用（像是嗜睡、口乾、鼻乾、頭痛、暈眩等）。

她在 20 歲開始陸續有上述症狀，當時過敏原檢測發現對一些食物、寵物毛髮及一些其他物質有過敏反應。2005 年，她開始發生的蕁麻疹，有時嚴重到必須掛急診。抗組織胺確實有一些效果，但仍然有臉、手臂跟背部發癢的症狀；1996，她又被診斷出雷諾氏症。

她持續被許多各式各樣的症狀折磨著，過敏專家跟風濕免疫科醫師都沒能幫助到她，於是她求助於我。

自此她規則且頻繁地來找我，尋求我的意見。我們討論了食物過敏原，她開始服用**維生素 C，每天 3,000 毫克**，菸鹼酸則以低起始劑量開始，**三餐飯後各 100 毫克**。她持續調整她的飲食，並且遵循我的營養補充計畫，不久後蕁麻疹跟皮膚過敏消失，家庭科醫師宣布她症狀穩定，自從我第一年看到她，一年後依然沒有復發。

如果你對過敏想了解更多，我們推薦 "Orthomolecular Medicine for Everyone: Megavitamin Therapeutics for Families and Physicians" 這本書。[13]

## 戒酒及其他成癮症的戒斷

自從我（賀弗）認識比爾（Bill W.），戒酒無名會（Alcoholics Anonymous）的共同創辦人後，我開始對酒癮的戒斷治療十分感興趣。

比爾告訴我酒癮的治療有三個重要元素：精神、心靈跟醫療。戒酒無名會提供一個精神的庇護所給酒癮患者，一個他們往往在現實生活裡無法找到歸屬感的地方，並幫助他們得以持續遠離酒精。

但對許多酒癮患者這還不夠，並非每一個進入戒酒無名會的人，都可以達到滴酒不沾。比爾理解到另外兩個元素一樣重要。當他聽聞我們使用菸鹼酸來治療酒癮，他非常的興奮，**因為菸鹼酸可把這些不幸的患者，從慢性憂鬱跟其他生理或心理的困擾中釋放出來。**

**菸鹼酸是酒癮治療最重要的物質，也是最可靠的治療。**它十分安全，比起現代許多精神科藥物安全得多。

菸鹼酸在患者持續飲酒的情況下，效果會打折扣，但在某些情況下，它可以減少患者的飲酒量，協助他們完全停止喝酒，這部分的根據來自我跟研究夥伴自 1953 年來累積的研究成果。

我知道許多酒癮患者不願意停止喝酒，但願意服用菸鹼酸。隨時間過去，他們可以逐步減少飲酒量，直到他們覺得可以控制為止。一些酒癮患者甚至可以維持到僅有少量的社交性飲酒。

酒癮不易戒治，但我認為如果能及早讓病患進入此療程，會有更多人可以回復正常。我認為有一天戒治中心會把這個細胞分子矯正的技術，整合進治療當中，而對病人的助益也會大於現今的標準作法。

現在的治療，依然是將病人限制在醫院當中，不讓他們取得酒精，但也讓他們承受著戒斷的痛苦。當他們出院後，幾乎是馬上就恢復喝酒，而儘管酒精如此危險，酒品的取得卻幾乎無所限制，且隨處可得。

酒癮患者的身體需要足量的營養素，才能恢復身體正常的代謝功能。比爾是第一個受益的酒癮患者。在他停止喝酒後的十年內，他承受著焦慮、疲倦、及憂鬱，但他勉力對戒酒團體做出許多貢獻，進而幫助到百萬計的藥癮及酒癮患者。

我們在紐約的一個會議上碰頭，並自此成為好朋友。當我得知他的不適，我跟他談及菸鹼酸，他開始在三餐飯後服用 1 公克，並在兩週後感到大幅改善。這讓他感到十分驚訝，並開始在戒酒無名會推廣菸鹼酸的使用，並說服他的 30 多個朋友也開始使用菸鹼酸。

他發現 1/3 的人在第一個月有反應，另 1/3 則在第二個月底，而剩下的 1/3 在第三個月底則依然沒有反應，這這個比例數據與我先前收集累積的資料相當一致。比爾當時決心想與戒酒無名會裡的醫師們分享，會內則指派成立一個 3 人委員會來進行進一步研究並同意菸鹼酸的效益。

不顧戒酒無名國際總會的反對，比爾準備並發佈兩次通訊給無名會裡的醫師。數千份的複製本被分發出去，第三份通訊則在他過世後發佈。假若比爾沒有過世，今天菸鹼酸在臨床上應用或許會有更多的進展。

安德魯・索爾（本書作者之一）和我合著治療酒癮的書《酒癮者的繼續戒斷療法》"The Vitamin Cure for Alcoholism" 中（酒癮者的維生素戒斷療法）[14]，有不少篇幅便是著墨在我跟比爾的共事上，賀弗所著的《精神科歷險記》"Adventures in Psychiatry" 中亦是）。許多美國診所都使用細胞分子矯正療法戒斷酒癮，並達到 80% 的復原率。

細胞分子矯正治療和戒酒步驟合併使用，效果最好。如同比爾體驗到的，菸鹼酸可以緩解酒癮患者常見的焦慮、疲憊、憂鬱及其他不適。而此，就是他們會使用酒或其他藥物的原始核心原因（也就是自我逃避）。成癮患者在治療開始狀況通常很不好，許多有**腸胃滲透度**（gestrointestinal permeability）<sup>編審註</sup> **上升的情況**，[15] 而此導致體內抗氧化物減少。

每天 100 毫克的菸鹼酸，合併停止飲酒與正常飲食，可以讓腸道的滲透度回到正常（治好腸漏，修復腸黏膜）。就我的看法，一個健康的人不會成為上癮者。他們會喝酒，但能節制，他們會嘗試藥物，但他們最終會決定他們不喜歡藥物的效果，也就是他們不會對任何有礙健康的物質成癮。

對健康狀況較差的人，他們會一直維持成癮狀態，以防止不舒服的戒斷現象。我們不需要複雜的心理學或人格模型來解釋成癮現象，他們都是用藥來自我逃避，其中有些社會可以認可，有些不行。

戒酒無名協助患者處理因酒癮而逐年發展出來的問題，幫助他們不再有罪惡感及恢復人際關係。這種情形也可以在野生動物中觀察到，低地位猴子如果被放在高地位的猴子籠子裡，當有所選擇時，牠們都會傾向選擇古柯鹼而不是食物。而高地位動物，在壓力較小的情況下，則多選擇食物而非古柯鹼。[16,17]

酒癮患者在身體條件改善的情況底下，更容易戒酒的進一步證據是，即便他們無法馬上停止喝酒，但多同意持續使用菸鹼酸。

我們（賀弗及索爾）都目睹這些人漸漸停止飲酒，而得到明顯改善。

---

【編審註】腸胃滲透度（gestrointestinal permeability）指的是酒癮患者，因長期多量的酒精接觸，使得腸胃道黏膜組織缺損，而造成滲透度增加，使得原本不應該進入血液系統的物質入侵（過敏原），而造成過敏發炎反應，功能性醫學上稱之為「腸漏症」（Leaky gut Syndrome），在經常使用抗生素，或是化療患者身上也常見腸漏症的形成，此為體內過敏、發炎最常見的導致原因之一，由於造成了過敏與發炎，耗損了體內的抗氧化資源，而導致抗氧化物減少，為作者在此之原意。

治療成癮的原則其實很簡單，就是幫助他們從身體改善起，而不是再給他們新的藥物（特別是本身就有成癮性的藥物），就算它們是社會可接受的或比較好控制的，例如用美沙冬（methadone）來取代海洛英，一樣不可行，菸鹼酸是我所知最佳的治療物質。

已逝的羅傑·威廉斯（Roger Williams）是德州大學化學系教授及美國化學科學會（American Chemical Society）會長，同樣對治療酒癮有諸多著作。威廉斯博士推薦高劑量的維生素，與胺基酸之一的左旋麩醯胺酸（L-glutamine）<sup>編審註 a</sup> 合併治療，也就是說細胞分子矯正治療是酒癮治療的最佳選擇，以下的酒癮治療綱要，對許多已證實對戒酒情況有良好助益的營養分子，做出簡要概述。[18]

酒癮戒斷的細胞分子矯正治療處方：

■ **高劑量維生素 C**：必要時增加到每天 10,000 毫克以上，可以中和酒精代謝後產生的毒性分解物。維生素 C 同時增加肝臟的機能，而逆轉酒精性脂肪肝。

■ **菸鹼酸**：賀弗博士最常使用的處方是每天 3,000 毫克，分次使用。

■ **維生素 B 群**：單方<sup>編審註 b</sup> 主要的維生素 B 各 50 毫克，每天多次，飯後使用。

■ **左旋麩醯胺酸**：2,000 或 3,000 毫克的左旋麩醯胺酸，可以減少生理

---

【編審註 a】Dr. Roger Williams 是名化學家，與其兄長 Dr. Albert Williams 兩人定義了維生素 $B_1$、$B_2$、$B_5$ 及葉酸，對營養學有極大的貢獻；此外他還與諾貝爾化學獎與和平獎得主——萊納斯·鮑林（Linus Carl Pauling）及亞伯罕·賀弗（本書作者之一），共列為細胞分子矯正醫學三巨頭，且為維生素大劑量療法的長壽實證者，享年 95 歲。

【編審註 b】尤其是維生素 $B_1$，針對酒癮戒斷所產生的手抖，有明顯的治療效果，肝臟代謝酒精的過程，經常耗損大量的 B 群維生素，而 $B_1$ 通常是耗損最嚴重的維生素之一。

上對酒精的渴求。它是兩個主要可以燃燒肝糖[編審註 a]，以提供大腦能量，同時支援神經功能的胺基酸來源之一。左旋麩醯胺酸在肝臟及腎臟自然地合成，而酒精傷害肝臟及腎臟，因此補充左旋麩醯胺酸十分重要，同時能減少對糖及酒精的渴求。[編審註 b]

■ **卵磷脂**（Lecithin）：每天 2 到 3 湯匙。卵磷脂提供肌醇及膽鹼（inositol &choline），並和維生素 B 群相互作用，同時也幫助減少肝臟的脂肪堆積。

■ **鉻**（Chromium）：每天至少 200 到 400 微克多菸鹼酸鉻（chromium polynicotinate）。**鉻改善碳水化合物的代謝，進而控制血糖的穩定。大多數（不是全部）的酒癮患者都有低血糖的問題。**

■ **好的高效綜合維生素、綜合礦物質**也同等重要，其中至少要有 400 毫克的鎂，以及抗氧化劑，例如 **β 胡蘿蔔素、維生素 E**（高活性的 D-alpha 天然生育醇）

我們在《酒癮者的維生素戒斷療法》（The Vitamin Cure for Alcoholism）中，有對酒癮及其他成癮症有進一步的討論。

---

【編審註 a】另有一個可燃燒肝糖（脂肪）並提供大腦能量的胺基酸，為左旋肉鹼（L-carnitine），其機轉在長鏈脂肪酸運送至粒線體，與 L-glutamin 兩者皆可通過血腦屏障（BBB），為大腦運送能量，解除糖癮症狀（酒精為分子最小的糖），因此兩者皆在解除低血糖症狀，例如：手抖、暈眩等，比葡萄糖更為立即有效。

【編審註 b】麩醯胺酸為人體黏膜組織的主要蛋白質構結及修補原料，因此針對前述腸黏膜的修復（降低腸胃滲透度）有其絕對必要性。再者，當人體處在重大生理或心理壓力下時（如手術、化療、戰爭或考試），體內的麩醯胺酸會優先葡萄糖被代謝，耗損的結果常造成嘴破（口腔黏膜缺損）、腹瀉、過敏（腸黏膜缺損）等症狀（化療時特別明顯），因此在身心面臨壓力的情況下，更應留意麩醯胺酸的補充；另外在減重、血糖控制或戒酒時，麩醯胺酸可以減輕身體對葡萄糖（碳水化合物）的渴求，而協助達到理想的目標。

# William Griffin Wilson (1895～1971)

細胞分子矯正醫學名人堂 2006 年得主

*比爾・威爾森是 20 世紀最偉大的社會建築師*

*──萊・赫胥黎（Aldous Huxley）*

比爾・威爾森這位戒酒無名會的共同創辦人，出生在佛蒙特州郊區的一個酗酒家庭裡。10 歲時，他的父母分離，而比爾被交由他的外祖父母撫養。

第一次世界大戰期間，他加入軍隊，雖然沒有直接參與戰鬥，卻使得他有很多的機會接觸到酒精。

1920 年代，比爾在事業上靠著華爾街內線交易而有所斬獲，但不停的宿醉跟之後的股災，奪走他的財富跟享受人生的能力。經過此一重擊加上宗教上的信仰，讓他越來越覺得自己可以藉由幫助其他酒癮患者，讓自己重新找回人生，最後促成了戒酒無名會裡知名的開場白：「我的名字是比爾，我是酒癮患者。」

即使戒酒無名會穩步成長，比爾的許多財務跟個人問題仍持續困擾著他，特別是憂鬱症。

亞伯罕・賀弗寫道：「1960 年我在紐約遇到比爾，漢佛瑞・奧斯蒙（Humphry Osmond，我的研究伙伴）向我首度提及高劑量營養治療的概念。比爾感到好奇，並開始親身嘗試，從每天服用 3,000 毫克菸鹼酸開始。」

幾週內，困擾他多年的疲倦跟憂鬱都沒了。他把菸鹼酸介紹給戒酒無名會的 30 位朋友，其中 10 人在一個月內就不再有緊張、焦慮、憂鬱的情況，另外 10 個人則是兩個月。比爾後來寫下「維生素 B₃ 治療 手冊」，數以千份的手冊被派發到北美各地分會。因為此舉，比爾被戒酒無名國際總會所排擠。無名會裡的醫師「認定」維生素 $B_3$ 並非如比爾所想的有效，而我個人（賀弗）覺得 $B_3$ 對酒癮跟精神分裂症菸鹼酸都非常有效。<sup>延伸閱讀</sup>

## 阿茲海默症（Alzheimer's Disease）

每次我們都盼望，媒體上也不斷地述說，越來越多研究證據顯示，很快的將來會有更有效治療阿茲海默症的方法。

但隨著時間過去，似乎方法都沒有傳說中的「有效」，或許就像癌症治療一樣，我們必須放棄尋找一個萬靈丹的想法，期望有一個神奇的藥物，可以治療所有的阿茲海默症患者。

佛斯特（Foster）在他的著作《 什麼造就了阿茲海默症》（What Really Cause Alzheimer's Disease）[19] 中，描述高齡人口的驚人退化現象，這變成一個常態，現在已經很少人沒親身看過，自己家人因阿茲海默症而身受其害的了。

阿茲海默症長期以來被認為是無藥可醫的退化性疾病，除了少數幾種藥物可以略為延緩，而非逆轉疾病的病程。然而，越來越多證據顯示，透過適當營養素使用，我們可以預防並逆轉此疾病。

特別是，菸鹼酸已經被證實，可以對阿茲海默症及其他**認知退化疾**

---

延伸閱讀：

Hoffer, A. Vitamin $B_3$: Niacin and its Amide.

Http://www.doctoryourself.com/hoffer_niacin.html

Hoffer, A., A. W. Saul. The Vitamin Cure for Alcoholism. Laguna Beach, CA: Basic Health Publications, 2008

Wilson, B. The vitamin $B_3$ therapy: The first communication to AA's physicians. Bedford Hills, NY:/ private publication. 1967.

Wilson, B. A second communication to AA's physicians. Bedford Hills, NY:/Private publication. 1968.

病有保護效果。一個針對近 4,000 多個 65 歲患者的分析研究，發現菸鹼酸攝取量最低（每天 12.6 毫克）的人，得到阿茲海默症比起兩倍攝取量（每天 22.4 毫克）的人風險高出 80%。兩倍攝取量的人的認知功能退化，比起低攝取量的人要慢上一倍。

既然 22.4 毫克就有此效果，更高的劑量應該會有更佳的效果。[20] 菸鹼醯酸對認知功能的保護，在 Green 及其同事的研究中得到進一步的支持，在他的實驗中，**菸鹼醯酸恢復了帶有阿茲海默症轉植基因的老鼠的認知功能表現**。[21]

我們並非說單單菸鹼酸本身，就是阿茲海默症治療的答案。令人信服的證據指出，抗壞血酸（維生素 C）可以逆轉早期的記憶力退化，而**維生素 E 跟 Ω3 攝取量低**，也跟罹患阿茲海默症風險上升有關。

因此，長者應該食用富含**鈣、鎂、硒、維生素 B 群**及必須脂肪酸（Ω3）的均衡飲食。佛斯特認為鈣鎂缺乏的人體內有過多的**單體鋁**（monomeric aluminum），正是造成阿茲海默症的原因[編審註]。[22]

阿茲海默症及其他疾病，例如反覆的小中風等都是老化的因子。亞特蘭大疾病管制局的羅許健康老化研究中心（Rush Institute of Healthy Aging and Center for Disease Control and Prevention）最近所發表的一份報告，做出這樣的結論：「在這個前瞻性的研究中，我們發現**菸鹼酸日常規律的攝取**，對**阿茲海默症及認知功能退化有保護效應**，假如進一步證實的話，在公共衛生上的疾病預防將有很大的意義。」[23]

這個研究指出兩件事：即使只有小量的菸鹼酸也可以有很長遠的效應，然而很少數的高齡人口能攝取足量菸鹼酸。

---

【編審註】鈣、鎂是人體所需求四種巨量礦物質（鈣鎂鈉鉀）之其中最重要的兩種，除了具有穩定血糖與血壓的功能之外，更是體內重金屬（如汞、鋁、錫、鉛等）毒素的螯合劑，尤其針對鋁的螯合將之排出體外，體內若缺乏鈣和鎂，則會造成鋁的滯留，而導致阿茲海默症。

足夠的**高密度脂蛋白（HDL）**也對**失智症**有保護效果，根據為期 15 年的女性健康檢查研究，共 4,081 個 66 歲以上的女性參與，依據 HDL 血中濃度將參與者分成 5 組。最高為 73 mg/dL，最低為 36 mg/dL，最高的那組較最低的那組在風險上足足低了 5 倍，而**唯一可以明顯提昇 HDL 的物質，就是菸鹼酸**。

**維生素 B 群中的主角是菸鹼酸**，但其他營養素也與降低阿茲海默症風險有關，**維生素 E、維生素 C，當一併使用，就能有效減少阿茲海默症的發生率**。

約翰霍普金斯公共衛生學院的彼得詹迪博士（Peter Zandi）：「**攝取高量維生素 E 及 C，對阿茲海默症有保護效果。**」[24] 這些營養素減少阿茲海默症的風險達 **78%**。必須礦物質，例如**硒**及**鋅**也十分重要，可以拮抗鋁及汞等重金屬的毒性。必須脂肪酸 Ω3 也扮演很重要的角色。簡而言之，這些營養素都是**修補被破壞或老化的腦神經細胞，最重要的材料**。

菸鹼酸或許能抑制阿茲海默症形成，但不幸地，我（賀弗）發現它對已經形成的疾病沒有療效（因神經元已死亡萎縮）。然而，大約 1/3 生前在臨床上被診斷為阿茲海默症的患者，死後解剖沒能在大腦看到典型的病理變化[編審註]。這些患者，有相似於阿茲海默症的表現，但病因不同。

我懷疑這些病人的病症，多肇因於一連串的腦血管梗塞（硬化），菸鹼酸對這類型的失智病人幫助較大，他們的血中膽固醇濃度提供重要的線索。阿茲海默症患者的**血中膽固醇多出現上升**，意味著腦血管硬化的病人，比起膽固醇正常的人更容易發展出阿茲海默症。

沒有任何臨床上的報告或觀察，告訴我們阿茲海默症會自動復原。就此，對阿茲海默症進行雙盲試驗，只是浪費時間與金錢，因為對一個沒有自然恢復率的病症，應用此研究方法是沒有道理的。相反的，每一

---

【編審註】典型的阿茲海默症患者的 2 個明顯腦部生理特徵為：神經纖維糾結（Neurofibrillary Tangle）和類澱粉蛋白斑塊（β-Amyloid Plaques）的形成，而最終導致明顯大腦萎縮。

個對此病症的復原報告，都必須很仔細地去檢視。

2007 年 10 月，73 歲的瑪麗抱怨在壓力下她沒辦法記住東西，此事讓她情緒低落。在開放空間很容易讓她對方向感困惑，但尚能開車。在記憶力出現問題前，大抵還可以勉強應付壓力，我建議她服用維生素包含菸鹼酸（三餐飯後，每次 1 公克）及礦物質，並停止吃任何乳製品。

一個月後她感到進步許多，10 個月後寫了一封信給我表達她對病症改善的感謝：「當我的家人希望我搬進照護中心，我開始了細胞分子矯正的治療，現在已經可以在家中自理生活，這個家我已經住了快 32 年，我愛我的院子，甚至是走到 4 個街區外的超級市場也沒有問題。每週兩次，我整理花園並且植入新的種子。家人說我是阿茲海默症，但我知道我的精神跟信心都是這幾年來從沒有的最佳狀態。假如我沒遇到你，可能已經在醫院，房子也會跟著賣掉。真的很感謝你。」

天下烏鴉一般黑不再成立，假如有人真的看到一隻白烏鴉。臨床上對阿茲海默症不可逆的看法也就不成立。

細胞分子矯正療法能給予這類病人最佳的保護與治療，在上述女士的例子，能留在她過去給她 32 年保護的房子裡生活，十分的重要。比起其他因子，我認為這個精神上的支援，才是最重要的。

此療程也移除了負向因子：停止吃多年來一直讓她過敏的乳製品，也讓她可以保留她的尊嚴跟旁人對她的尊敬。她不是因為單一因子而改善，菸鹼酸只是一個重要因子，整體治療計畫中營養素最重要的一環。

同卵雙胞胎很適合拿來做控制及對照實驗。在動物實驗中，一對同卵雙生動物的實驗效應，可抵得上一組 40 個沒有血緣關係的動物。因此，同卵雙生的女性可以提供我們一些洞見。

這個例子中，雙胞胎中的一位，因阿茲海默症在數年後過世，她的同卵雙胞胎開始細胞分子矯正治療計畫。最後因腦梗塞過世前，她多活了 30 年，並且心智正常。

假若阿茲海默症病人腦中多巴胺太少，因此太少多巴胺色素（dopachrome），此時給予適量的左旋多巴胺（L-dopa）補充，但不致於形成過多俱毒性的多巴胺色素，是最適當的方式。此時給予左旋多巴胺（如同對帕金森氏症的治療）合併**至少每天 3 公克菸鹼酸**，除了這兩個最重要的營養素，還要有足量的**鈣跟鎂**補充，以及鋁的排除，當然全套的細胞分子矯正應用會更好。

## 唐氏症、阿茲海默症及精神分裂症之間的關聯性

從 1952 年來，治療過近 5,000 名精神分裂症患者的經驗中，我（賀弗）不記得有任何一位患者發展出阿茲海默症，當然在慢性精神病療養機構裡，一定還是能找到阿茲海默症患者，但我在這方面的經驗不多。

這是我所始料未及的，精神分裂症不被認為有代謝上的問題，而阿茲海默症則是源自大腦神經元的受損（即神經元萎縮後形成神經纖維糾結），一種器質上的而非功能性的障礙。

1952 年，一個病人**被診斷出有阿茲海默症**，數週的觀察後，他被送到最鄰近的療養院並預期接受長期照護，但幾週後，他開始出現一些顯然不符合典型阿茲海默症的症狀表現。他變得十分具侵略性及混亂，診斷修正為**精神分裂症**，最後在被給予**菸鹼酸**治療後復原了。當然，他從來沒有**阿茲海默症**。

精神分裂症的主要特徵是知覺跟思考變異，伴有輕微記憶困難，認知錯亂及困惑。

器質性精神病則是嚴重的記憶力喪失，對時間、地點、自我認知感喪失，以及嚴重的思考混亂。在**高齡阿茲海默症患者**的個案中，亦可能和**憂鬱症**混淆。

1951 年，我第一年當住院醫師時，我的一個病人很明顯出現老人精神病（Senile psychosis），當時我完全不知道該怎麼治療他，克客克拉奇醫師（KcKerracher）建議我安排他作電痙攣治療（E.C.T.，即 electroconvulsive therapy）。

儘管當時我沒辦法理解這麼做的原因，但我依然接受了他的建議，令我十分驚訝的是，病人在治療後，長達兩年以來的失常已完全復原。在失智症常伴有精神病症狀的情況下，我治療過的慢性老年精神分裂症患者中，沒有一個被診斷為阿茲海默症，著實令人驚奇，或許因為臨床上的判別過於困難吧。

**唐氏症**是一個與**阿茲海默症**相關連的先天性疾病。唐氏症患者在年輕時就會發展出阿茲海默症，唐氏症也比較容易受**憂鬱症**的侵害，但很少合併有精神分裂症。研究告訴我們：一個實驗裡，371 個唐氏症病人有 6 個有精神分裂的症狀，另兩個實驗則是各 119 及 315 人中，完全沒有精神分裂症的合併症狀發生。

綜合以上實驗的結果，805 個唐氏症患者，僅有 6 個有精神分裂症。

對於唐氏症患者作精神分裂症診斷相當困難，而兩個疾病間的關係也不是十分確定，但十分清楚的是，唐氏症跟阿茲海默症的關聯，比起他們各自與精神分裂症的關聯要強烈許多。

特科爾醫師（H. Turkel）在 1950 年代開始運用**綜合維生素、礦物質跟甲狀腺素**治療唐氏症患者，他的治療成果令人印象深刻。

特科爾醫師認為適當的治療，可以預防唐氏症患者日後發展出阿茲海默症。他的想法沒有被認真看待，FDA 則是極力打壓他的療法。最後他被限制只能在密西根州使用他的療法，但他的製劑不能跨出州際進到別的州。

特科爾對這個公然要讓這些小孩持續生病，無法接受治療的作法感到憤怒。後續偶有半調子實驗對他的想法進行測試，但結果不一。林藍德（B. Rimland）在檢視所有相關文獻後，認為那些否定的研究者，並沒有嚴謹遵循他的作法。特科爾博士是細胞分子矯正醫學名人堂的一員。

席爾（Thiel）這麼說：「不管是否與多了一條第 21 對染色體有關，**代謝障礙**都與唐氏症有關。唐氏症患者的代謝狀態，在某些層面與一般人有所不同。許多與唐氏症有關的症狀，在遵循相關的營養治療計畫後，都可以得到相當的改善（而現行並沒有任何對唐氏症治療有效的藥物）。而**細胞分子矯正治療，已經安全有效地運用在唐氏症的治療上近 60 年**，是再合理不過的治療選擇。」[25,26]

### 亨利·特科爾醫師 （Henry Turkel, M.D.，1903 ～ 1992）

2007 年入選細胞分子矯正醫學名人堂

我本人認識特科爾醫師，清楚他所懷抱的真誠信念，他的研究報告對病人有著顯著效益，讓人驚豔。——萊納斯·鮑林博士

35 年前，亨利·特科爾醫師在美國國會上報告〈整合細胞分子矯正療法的唐氏症醫療〉。1940 年，特科爾醫師發展唐氏症的營養治療，在近 5000 多個病人身上，成功地合併使用維生素、其他營養素及藥物。此外，特科爾醫師寫了兩本重要著作：《唐氏症及基因疾病的醫學治療》（Medical Treatment of Down Syndrome and Genetic Disease）及《智能障礙者的新希望》（New hope for Mentally retarded）。

萊納斯·鮑林的著作《長壽養生之道：細胞分子矯正之父 20 周年鉅獻》（How to Live Longer and Feel Better，中文譯本由博思智庫出版）特別提到：

「來自底特律的亨利·特科爾醫師，對治療唐氏症花費許多心力……我本人認識特科爾醫師，可以證明他的真誠與信念。他的治療

報告結果驚人，許多孩童的發展異常出現了緩和，特別是在骨組織。他們的智能跟行為進步到可以維持工作，甚至自力更生。開始服用維生素後，出現快速生長（長高），當停止服用則生長停止。這種治療方式，或是其他使用補充品的療法傷害性極低，而證據顯示病人可以得到很多助益……我認為所有唐氏症的病人，特別是年輕病人，應該嘗試使用營養素療法，看看可以從中得到什麼幫助。」[26]

傑克·查倫寫到：「唐氏症的維生素治療始於 1940 年，當底特律的亨利·特科爾醫師對治療唐氏症病人的代謝障礙感到興趣，開始嘗試使用維生素、礦物質、脂肪酸、消化酵素、促脂素、穀胺酸、甲狀腺素、抗組織胺、鼻塞噴劑及利尿劑。1950 年以後，他把全部心力投注在唐氏症治療上，留下驚人的詳細病歷，包含一系列的照片。傳統醫學卻忽視了特科爾醫師的發現，他清楚地展示這個可怕的基因缺陷疾病，也就是三染色體所導致的唐氏症，是可以透過中高劑量的營養補充修飾它的基因表現。當然基因底層的缺陷並沒有真的消失，但營養可以矯正許多基因的錯誤表現，進而改善病人的認知、生理及外觀。特科爾或許是第一個證實營養可以改善基因表的人，進而改變基因決定論的看法。」

延伸閱讀：

Turkel, H. "Medical amelioration of Down syndrome ncorporatingtheorthomolecular approach." J OrthomolecularPsych4 (1975):102–115.

Turkel, H. "Medicalamelioration of Down syndromeincorporatingtheorthomolecularapproach," in:DietRelated to Killer Diseases V. Nutrition and Mental Health. Hearing before the Select Committee on Nutrition and Human

Needs of the UnitedStates Senate, Washington, DC:U.S. GovernmentPrinting Office, 1977: 291–304.

Turkel, H. Medical treatmentof Downsyndromeandgeneticdiseases, Southfield, MI: Ubiotica,4th rev. ed.,1985.

Turkel, H. New hope for the mentally retarded: Stymiedby the FDA. New York, NY: VantagePress, 1972.

麥克李奧德（MacLeod）完全地同意以上的看法，在他 2003 出版的精采著作 "Down Syndrome and Vitamin Therapy" [27] 中，記錄唐氏症孩童接受**細胞分子矯正治療**後的驚人進展。他的作法在特克爾後更加精進，隨著實驗室的進步，他可以根據檢查來決定哪些營養素應該給予，許多患者照片的**臉部特徵變化**，跟症狀改善的成果，都驗證了特克爾博士開創出來的細胞分子矯正思維是正確的。

如同許多醫學領域，在唐氏症的治療上，主流再次地選錯邊了。

李（Li）和其同事的研究提出了一個問題：「精神分裂症患者會得到阿茲海默症嗎？」

這些研究發現，讓我們對類澱粉蛋白質沈積症越加了解，帕金森氏症跟阿茲海默症的病理變化，很可能存在一個共同分子機制，因此可能有共同的介入方法，可以改善這兩個疾病 [28]。根據腎上腺色素假說（adrenochrome hypothesis），精神分裂症病人有太多腎上腺色素及多巴胺色素（來自多巴胺），可以避免類澱粉蛋白（$\beta$-amyloid）斑塊的形成。

雷立加（Religa）及其同事比較精神分裂症患者、正常人，與阿茲海默症患者，死後的大腦類澱粉蛋白（$\beta$-amyloid）含量。他們得到結論：「相對於有阿茲海默症的老年精神分裂症，和沒有合併產生阿茲海默症的精神分裂症病人，類澱粉蛋白的含量，與一般正常人並沒有特別不同，這意味著類澱粉蛋白，在精神分裂症患者上，不是引起認知功能障礙的原因。這些研究告訴我們，精神分裂症病人的認知功能障礙與阿茲海默症的病理基礎不同。」[29] 這些進行病理解剖的大腦，有 7 個來自雙重診斷的病人。

一個 1998 年的研究，普洛希德（Purohit）跟他的同事解剖了 100 個 52 歲到 101 歲（平均年齡 76.5）大腦，47 個非精神分裂症的精神科病人及 50 個對照的控制組。「雖然 72% 的精神分裂症患者有認知功能障礙，但只有 9% 的病人被診斷有阿茲海默症，4% 被診斷其他失智症。

老人斑塊（senile plaque，即類澱粉蛋白沉澱斑塊）跟神經纖維團糾結
（neurofibrillary tangle）在精神分裂症患者身上，跟同年齡的及其他精神
科疾病的對照組相比，並沒有太多不同。他們因而推論：『此研究的證
據顯示，精神分裂症的老年患者，並沒有較容易產生老人斑塊或神經纖
維團糾結，其他的失智性神經退化疾病也很少見。精神分裂症老年患者
的認知功能障礙，必然有不同的病理機轉。』」[30]

## 焦慮（Anxiety）

我（賀弗）在 1962 年出版第一本關於菸鹼酸書籍的第三章，討論
到當時維生素 $B_3$ 鮮為人知的**鎮定**效果。當時「鎮定劑」（sedative）這
個詞，指的是巴比妥酸鹽（Barbiturates），之後則改稱「抗焦慮劑」
（antianxiety）。

第一個關於菸鹼酸抗焦慮效果的報告在 1949 年，當時發現它跟藥
物有協同效果，之後我發現**在與抗癲癇藥物合併下，有加強抗癲癇的效
果，同時可以減少抗癲癇藥物的使用**。另外，也發現菸鹼酸可以增加
phenobarbital（一種常見的巴比妥酸鹽）的鎮定效果。進一步的研究也顯
示它對焦慮、憂鬱跟躁動等症狀有幫助。

過去 50 年的臨床經驗中，我看過不計其數的案例，在給予足夠劑量
下，菸鹼酸也可以讓動物鎮定。

普勞斯基（Prousky）在 2006 年的一篇論文中，描述針對焦慮的細胞
分子矯正治療方法，[31] 維生素 $B_3$ 是此療法的主要成分。媒體，或許一般
大眾也是，多認為醫師處方給憂鬱症跟焦慮症患者的抗憂鬱劑，只比安
慰劑優秀一點。此外，藥物還可能有依賴的問題，因為不使用的話，會
有嚴重的戒斷症狀。對處方抗憂鬱劑有所擔心的醫師，應該閱讀 Prousky
的書，那些書籍可以讓醫師對細胞分子矯正療法感到放心，不必使用那
些有明顯副作用的藥物。

過去十多年間，我沒有給任何人開立這些抗焦與抗憂鬱的藥物，相反地我還幫助病人停止用藥，大多數找我的個案，都想停止吃藥。

## 癌症 (Cancer)

菸鹼酸可減少癌症病人因化療跟自由基，所造成的細胞及組織傷害，進而減少死亡率。菸鹼酸最令人興奮的發現之一，就是可以預防癌症。自 1984 年第一次在瑞士舉辦，1987 年在華茲堡（Fort Worth）德州骨病變學院（Texas College of Osteopathic Medicine）舉辦的菸鹼酸與癌症治療研討會，已經邁入第八屆了。

身體內的菸鹼酸被轉換為 NAD，NAD 是體內許多生化反應所必需的輔酵素。另一個酵素，聚腺甘酸聚合酶（poly ADP-ribose polymerase, PARP）也必須使用 NAD，來催化 ADP 核糖的形成。在抽煙、除草劑和其他毒素的傷害下，DNA 受損造成 DNA 傷損，進而活化 PARP。

PARP 可以藉由解開受損的 DNA 來修復它，同時它也可以增加 DNA 聚合酶的活性，此酵素可以切除受損的 DNA，以及增加細胞暴露在致癌物質後的修復能力。

賈克伯森（Jacobson）[32,33] 在德州會議上談及菸鹼酸的抗癌效果。他們相信菸鹼酸，更具體來說是 NAD 可以防止細胞癌化。

他們發現人類細胞如果給予足夠的菸鹼酸後，再暴露在致癌物下，癌化的比例只有一般細胞的十分之一。

說來也就不令人奇怪，在國家冠狀動脈藥物研究（National Coronary Drug Study）中，發現菸鹼酸可以減少癌症死亡率。1960 年，我給第一個癌症病人每天 3 公克的菸鹼酸跟抗壞血酸（維他命 C），當他住到沙卡丘萬省沙卡屯市的皇家大學附設醫院精神科病房時，他正呈現精神病的狀態。我沒有預期能見到他能夠從精神病與肺癌末期這兩個疾病復原，但在菸鹼酸的幫助下做到了，並多活了 20 年。[34]

## 癌症、淡紫色因子與菸鹼酸（Cancer, the Mauve Factor, and Niacin）

我們（賀弗及其同事）在精神科病人尿液中，發現一個我們稱為**淡紫色因子**（mauve factor）的物質，此物質會讓色彩層析試紙變淡紫色。[35]我們比較了一般正常人與身體正承受巨大壓力的人（例如癌症）的尿液。一個肺癌末期伴有瞻妄精神病的 75 歲病人，住到精神科急性病房，他已經接受過鈷放射線治療，但腫瘤科認為他最多只能再撐 2 個月。他的尿液有大量的淡紫色因子，大多數我所檢測過的精神病患伴隨肺癌的病人，都是如此。

當時我已經從精神科病人的治療試驗上，知道尿液中有此因子的病人，對高劑量維生素 B₃ 治療有很好的反應。我建議他的住院醫師開始給他服用菸鹼酸，**每天 3 公克**。病人在週五開始使用菸鹼酸，到了隔週禮拜一他的神志便已恢復清楚。

我對長期使用維生素，對此病人精神狀況的影響感到好奇。我跟他交換條件，只要他願意每個月到我的辦公室，我願意給他免費的菸鹼酸跟維生素 C。

一年後，當腫瘤科告訴我發現他的腫瘤消失了，我十分驚訝。先前每三個月的追蹤，一直顯示腫瘤逐漸在縮小。他在開始服用菸鹼酸後的 28 個月過世，沒有進行病理解剖。當時我認為菸鹼酸是造成癌細胞減少最重要的維生素，這也是為何菸鹼酸一直以來都是我最鍾愛的維生素。

因為精神分裂症病人都會固定使用維生素 C，我也給了這個病人維生素 C。雖然柯麥隆跟鮑林劃時代的研究，都顯示維生素 C 才是抗癌最重要的因子，但我依然把菸鹼酸放到癌症治療的療程裡。[36]

化療（Chemotherapy）

近來研究，讓我對菸鹼酸在癌症的治療上越來越有信心。

2008 年，巴特曼（Bartleman）、賈克伯斯（Jacobs）、科克藍德（Kirkland）[37] 發現實驗室中，菸鹼酸對長期接受化學治療的老鼠有保護作用，特別是非淋巴性白血症（nonlymphocitic leukemia），**約有 5 到 15％的化療病人，會因為化療對 DNA 的傷害，而產生第二個癌症**（secondary cancer）。

賈克伯斯[38] 對低菸鹼酸的老鼠及人類細胞做培養實驗，認為菸鹼酸對癌症有保護效果。實驗室中觀察到在菸鹼酸不足的情況下，NAD 會減少而 NADP 則相對維持穩定，她發展出一個量測方法來計算菸鹼酸數值，而此數值可以看出菸鹼酸含量水準是否健康或低落。

公式如下：（NAD／NAD ＋ NADP）x 100％。

健康的受試者，平均數值是 62.8±3.0。在 Malmo Diet and Cancer Study 中的女性受試者平均為 60.4，並落在 44 到 75 之間，而低數值的人要比預期的多。

莫阿蓮（Moalem）[39] 研究認為，**癌症與基因的甲基化**（methylation of gene）有關，研究人員進一步發現乳癌復發與 PITX2 基因的甲基化程度有關。此基因低甲基化的乳癌病人，在 10 年內有 90％都沒有癌化的跡象；相對地，高甲基化的病人則僅有 65％。

抽煙與嚼檳榔都會增加甲基化，也都是致癌物質，而菸鹼酸是少數天然物質中的**強力甲基接受物**（methyl acceptor）。

賈克伯斯跟科克藍德的重要觀察，**強力建議每一個接受化療的病人，應該使用菸鹼酸**。腫瘤科醫師不習慣看到罹癌病人復原，但假使他們想改善治療的效果，他們不應該再忽視這些研究發現。[40-43]

## 精神分裂症、菸鹼酸與癌症（Schizophrenia, Niacin, and Cancer）

佛斯特博士和我（賀弗）曾討論：為何精神分裂症患者，不易罹患癌症的現象。我們認為腎上腺色素（adrenochrome，腎上腺素的氧化產物）的過度產生，會誘發精神病症狀，因為它本身有產生幻聽、幻覺的作用。但同時，它也有**阻止癌化**的保護效果，因為它會**抑制細胞分裂**。

自 1955 年起，我照顧過的 5000 多個精神分裂症病人中，僅有 12 個罹患癌症。最近的一個是在他的精神分裂症被治癒後，50 年才得到癌症。

文獻沒有就此現象有很好的解釋，**我的病人都服用菸鹼酸，大部分合併維生素 C**，或許這可以解釋我的病人罹癌率為何這麼低；換句話說，這些維生素保護了我的病人免於癌化。而這兩種維生素中，菸鹼酸可能是最重要的，因為其他的維生素都給到每天 3 公克不到，而但當我的病人進一步接受**更高劑量的維生素 C 治療時**，效果更加明顯，除了一個例外，其他全都復原了。

## 皮膚癌、防曬乳及菸鹼醯酸（Skin Cancer, Sunscreen, and Niacinamide）

接下來這會是一般人不會料想到的：達米安（Darmian）教授及其同事研究發現，**菸鹼醯酸比一般的防曬乳，更能避免紫外線的傷害及其所誘發的皮膚癌。**[44]**對於 UVA 跟 UVB 都有保護效應**，而一般防曬乳僅能對付 UVA。

菸鹼醯酸可以支援皮膚的免疫系統，以對抗紫外線的傷害。假如維生素 B$_3$ 可以避免**黑色素細胞瘤**（melanoma，即皮膚癌），它當然也可以避免其他癌症。

當然，完整的細胞分子矯正治療，還包含**硒**跟其他抗氧化劑的補充，例如**維生 E 跟 C** 的補充，可以提供更完整的保護效果。現代人塗防曬乳防曬的想法簡直深植人心，但是**防曬乳的使用會阻斷皮膚接受紫外線的**

刺激，進而導致皮膚裡維生素 D3 的形成減少[編審註]，這導致了維生素 D 缺乏，然而菸鹼醯酸不會阻礙皮膚維生素 D 的形成。

## 胃癌（Cancer of the Stomach）

2008 年 9 月，一位女性胃癌病人找我做營養諮詢。她在 6 年前因大腸癌接受現代癌症治療的標準套餐：手術、化療、放療，治療後 5 年期間似乎都很不錯。之後她卻被診斷罹患胃癌，並接受了手術治療。

一邊聽著她的故事，我忍不住想，要是當初在治療大腸癌的過程中，她有使用菸鹼酸，是不是她就不會得到胃癌？菸鹼酸不可能會對她造成傷害，但可能拯救她免於面對現在的末期胃癌。

## 癌症的晚期效應與菸鹼酸（Late-Effect Cancer and Niacin）

加拿大癌症醫學會研究指出：2／3 的小孩在癌症治療後，有一個以上的延遲性癌療副作用反應（late effects of cancer treatment），而這之中又有 1／3 會引發有生命危險的狀況，例如對心臟、肺及胃的傷害。[45] 研究也指出這也會誘發**續發性癌症（第二種癌症）的風險**，卻未提及放射線或化療的部份。

這些傷害平均佔了病患總數的 10%，接下來醫學會討論如何以減低續發性癌症的風險，但卻無人提到將菸鹼酸併入癌症治療的部份。

為了能理解為何菸鹼酸可以減少癌症風險，不得不提一些令人卻步的艱澀的生物化學知識。菸鹼酸、菸鹼醯酸跟 NAD 可以透過吡啶核甘酸循環（pyridine nucleotide cycle）互相轉換。NAD 作為一個輔酵素，

---

【編審註】近年來北美的研究顯示，由於維生素 D（更貼切的講它是人體自行製造的「賀爾蒙」，而非「維生素」）的受體（receptor）被發現普遍存在於人體大部分的細胞之中，因此維生素 D 在防癌與免疫系統的運作上，可能扮演超乎想像的重要角色。

會被水解為**菸鹼醯胺**（niacinamide）及腺嘌呤二核苷酸磷酸（adenosine dinucleotide phosphate，ADP），菸鹼醯胺被轉換為菸鹼酸，然後再度被合成為 **NAD**。而分解 ADP 的酵素被稱為多聚腺苷酸聚合酶 Poly （ADP-ribose）polymerase。

當去氧核醣核酸（DNA）破裂時，多聚腺苷酸聚合酶會被活化。這個酵素會將 NAD 傳遞到多腺苷酸聚合體，將之與一些蛋白質結合。受 DNA 破裂所活化的多聚腺苷酸，藉由打開受損的染色分體（chromatid）的核小體結構（nucleosomal structure）。

它也會增加 DNA 連接酶的活性，此酵素可以**切下受損的 DNA 片段**，並且可以**增加細胞自我修復的能力**。因**放射線**或化**學物質**等**致癌因子**所造成的傷害，因而可以被中和或反轉。

賈克伯森認為這就是為何菸鹼酸可以預防癌症的原因。

他們在實驗室中對兩組細胞加入致癌物質，有足量菸鹼酸的細胞發生癌化的比例，只有缺乏菸鹼酸組的十分之一。

賈克伯森這麼說：「我們知道飲食是影響癌症生成的重要因素，其中同時有好的因子跟壞的因子，現階段無法評估的是，菸鹼酸最佳含量的飲食法……，沒有菸鹼酸缺乏所帶來的糙皮症，不意味著我們有足夠的菸鹼酸來抵禦癌化。」[46] 對於不是慢性缺乏的人，每天只要 20 毫克的菸鹼酸就足以預防糙皮症。對慢性缺乏的人，可能需要 25 倍以上的劑量，才能免於症狀的發生。

許多關於菸鹼酸及癌症的資訊，可以參考萊納斯‧鮑林基金會（Linus Pauling Institute）的一份報告，網址：http://lpi.oregonstate.edu/infocenter/vitamins/niacin。

## 白內障（Cataracts）

比飲食含量高的維生素 **B 群**，包含菸鹼酸跟**維生素 A** 都可以預防白內障。一個針對 2,873 人進行此營養素補充的研究顯示，核性及皮質白內障的罹患風險下降 30 到 60%。[47]

**葉黃素、維生素 C、維生素 E** 等抗氧化劑，對白內障的預防也十分重要。研究資料建議食用高於每日建議劑量 [48] 的維生素 C，及 4 倍建議劑量的維生素 E。

## 霍亂及腹瀉（Cholera and Diarrhea）

菸鹼酸對許多疾病都有預防效果。菸減酸可以抑制跟反轉腸道，因霍亂毒素及大腸桿菌腸毒素所引起的腸道異常分泌。

一個隨機臨床試驗，證明每天使用 2000 mg 的菸鹼酸，分成多次服用，可以減緩霍亂病人脫水。菸鹼酸在不到一天之內就發揮效果，多數病患都覺得服用菸鹼酸沒有任何不適。[49] 菸鹼酸也減少胰臟癌引發的腹瀉，菸鹼醯酸則沒有減少液體流失的效果。[50]

## 排毒（Detoxification）

羅思‧賀特（L. Ron Hubbard）是心靈成長科學宗教團體「山達基」的創辦人（全世界約有 300 萬的山達基教徒），他使用熱烤箱（例如遠紅外線及桑拿）來引發大量流汗，並使用**菸鹼酸**來協助病人排毒。

大量發汗跟菸鹼酸的使用，這兩者都相當安全，且被數以萬計的眾多執行者證實對排毒的正面助益。

菸鹼酸的安全及有效是無庸置疑的；蒸汗棚屋（sweating lodges）一直以來都為北美洲原住民所使用，且是他們長遠文化的一部分，此方法也被發現對排毒有很好效果。

賀弗把這兩個方法合併，讓病人服用菸鹼酸同時利用熱來引發流汗。這個方法雖然有效，但因為賀伯的信仰背景，這個排毒技術也招來許多批評與非議。

主要爭議是對於此方法為何有效，並沒有科學上的解釋。我（賀弗）發現這個批評過度粗糙，就像即使精神分析沒有科學實驗證明它有效果，並且對它為何有用的解釋有些荒誕，但多年來精神科還是接納了精神分析這個技術。

理論上，對所有的治療來說，最重要的問題應該是「**效用如何**」以及「**是否安全**」。

有效性如果能被確認，發展假說來解釋功效相對比較簡單，雖然在塵埃落定前，可能有許多顛簸及錯誤的假設。

例如過去我對壓力導致胃潰瘍的假說，最後發現大多數患者的胃潰瘍病因跟感染有關[編審註]。

賀弗的排毒療法爭議，就像「醫學」這間教堂攻擊另一間叫「山達基」的教堂。或許讀者會困惑，實證醫學（evidence-based medicine）的精神在哪裡呢？直到你了解到所謂的「實證醫學」中所謂的「證據」，必須是來自知名的學術研究機構，例如哈佛大學，必須由經驗豐富的科學家主持、發表在權威學術期刊上（而期刊的編審對於新的想法總是保守甚至排拒）、必須被保守的醫學專業人員（佔了大多數）所接受；另外，當然這個實驗必須是雙盲，然而在臨床上所觀察到的實際療癒，卻不被視為「實證」，你就會知道這一切真是荒謬至極。

---

【編審註】雖然賀弗醫師當年對胃潰瘍是幽門桿菌感染的醫學新發現，感到十分意外，但不是所有的胃潰瘍患者都感染幽門桿菌，他原始的假說「壓力導致胃潰瘍」，若以自律神經失調造成胃酸分泌，以及免疫力功能異常（細菌感染）的觀點來解釋，胃潰瘍的形成為壓力所致是說得通的。

## 表皮分解性水皰症（Epidermolysis Bullosa，泡泡龍症）

醫學院的內科學教科書 " Harrison's principles of internal medicine " [51]，描述一種遺傳性的鋅缺乏症，其症狀包括嚴重的慢性腹瀉、肌肉萎縮、落髮，以及口部肛門及四肢處的皮膚變粗及潰爛。

CC （化名）於 1989 年 12 月 19 日來我的門診，並於 1990 年 1 月 5 日最後一次返診。1972 年 6 月出生的他，由於生產時被鉗子夾過，數日後他的皮膚開始脫落。再數日後，他的臉上、嘴、胸部、四肢都開始產生水皰。經由抗生素治療無效，因為他嘴裡也有傷口，所以無法進食，漸漸變得貧血，而且蛋白質低下。

一個月後，他被診斷為遺傳性表皮分解性水皰症（epidermolysis bullosa，俗稱泡泡龍症），並且開始使用口服維生素 E 600 IU 來治療，然後劑量增加到 800 IU。在他 4 個月大的時候，又加上了 200 毫克的維生素 C，而且在 6 個月大的時候，加上了鐵劑的補充，並把維生素 E 增加到 1000 IU。

不過這些治療仍然無效。

1973 年 4 月，由於口腔炎、胃腸炎及肺炎住院接受治療。目前他有多處下肢傷口，沒有指甲，並且在手指縫及腳趾縫間產生了沾黏，而且一直為便秘之苦。他的母親每天都要親手挖除他的糞便，甚至在 1986 年，得住院清除堵塞的糞便。

1980 年他的父母帶他到西德，由一位生化學家治療了 2 年半，那時用特別的藥膏和治療方式：素食，並補充一份劑量不明的維生素。療程看來有效，所以他們又去了德國一次，但他們不夠錢再去一次。

我第一次看見 CC 的時候，他約 10 歲，看來很瘦小，不過智力和神經感知都正常，而且令人驚訝地樂觀、充滿生氣。

水皰仍然一直發出來,而且他已經失去他所有手指和腳趾的功能,因為全都沾黏成一塊。他們還曾經去義大利開刀,試著要把指頭一個一個分開來,但沒有成功。

CC 跟我說覺得食物吃來「不太正常」,仍然嚴重地便秘著。為了確認他的,是否因為鋅的缺乏,我餵了他一茶匙 zinc sulfate 鋅溶液,他覺得吃起來像放了幾天的水,通常正常人吃起來會覺得苦苦的。

我沒辦法幫他抽血檢查體內鋅含量,因為他的淺層靜脈根本找不到,而抽血就要切開深層的靜脈。

**慢性鋅**缺乏的典型症狀是**腸病性皮膚炎**(acrodermatitis enteropathica),這些小孩會容易在他們的嘴旁及肛門周圍發炎及感染。

我建議 CC 開始服用這些補充品:每次 500 毫克的**菸鹼醯酸**每日兩次、**抗壞血酸維生素 C** 每次 500 毫克美日 3 次(共 1500 毫克,是 RDA 的 100 倍),加上 100 毫克的**維生素 B_6** 每日兩次,半匙**鱈魚肝油**每日一次,10 滴 10%**硫酸鋅**加 0.5% 的**氯化錳**口服液每日兩次,還有每日一茶匙**亞麻籽油**以增加他的 Ω3 必需脂肪酸。

兩週後,他的狀況大大改善了。

他的情緒穩定,但他的父母卻異常振奮,而且他長高了 0.5 吋,皮膚看來健康多了,而且**病灶發生率減少 3 倍**。已經長出來的病灶也恢復比以前快。他體重增加了 2 磅,也不再便秘,而且是這輩子第一次有了正常的腸蠕動。

不過病人的快速改善並不能完全歸功於補充鋅,我想鋅應該是主要的治療功能,但其他的營養素也有重要的幫助。^編審註

---

【編審註】便祕是維生素 C 缺乏的主訴症狀之一,而大劑量的維生素 C,往往可以立即達到軟便與輕瀉的效果,然而表皮分解性水泡症,若以結締組織之膠原結構化生不良的觀點來看,則維生素 C 更是解決方案中,不可遺漏的一項營養素,合理的解釋是,這是一種罕

1991 年 10 月 17 日，我與他的小兒科醫師聊過，她上週剛看過 CC。她告訴我 CC 的皮膚狀況還穩定，但隨著他漸漸長大，開始有些情緒問題。CC10 月 24 日來找我，他說雖然只有這一年的營養補充，但皮膚的狀況相當穩定，這段期間只有在春秋季時有一點點水皰發作。後來他長了 3 到 4 吋，體重也增加 15 磅，仍然便秘，情緒平穩而樂觀，於 1998 年 11 月死於腸阻塞。

## 慢性疲勞（疲勞症，Fatigue）

疲勞症的診斷十分困難，幾乎所有的不適症都可能伴有疲倦感。

疲倦感是我們對生病的反應之一，從演化的觀點來看，這強調休息的機制是有利於適應與生存的。

疲倦感是一個警訊，警告我們必須休息，好讓身體可以順利復原。

疲勞在營養疾缺乏症中也都會出現，不管是飢餓、缺乏或依賴症；此外像是感染症、缺乏休息或睡眠障礙、糖尿病、多發性硬化症、肌肉病變、慢性疼痛、癌症等都是。即使是表面看來精力十足的躁症（在躁期的躁鬱症）病人，也會承認其實他們累壞了。

情緒障礙跟精神分裂症也常伴有疲倦，而抗精神病藥物讓情況雪上加霜。我認為應該把疲勞症這個診斷，保留給沒有可辨識病因的患者，並把診斷正名為原發性疲勞症（idiopathic fatigue，IF）。

慢性疲勞的主要原因常常被忽略，每一個深受慢性疲勞困擾的人，都應該去尋找潛在病因。

由紐西蘭生物學家李斯・辛普頓（Les Simpson）所發展的理論，毛平（Maupin）對辛普森的研究有很好的整理。[52] 辛普森的研究指出，許多

見疾患的病人，同時也是維生素 C 極度缺乏的病人

慢性疾病伴有**血液灌流減少**（impaired blood flow），**因而引起慢性疲勞。**這種與血液流動性減少的原因，跟微血管血流減少有關。

自從知道這項研究後，我發現在他的原始處方中，**必需脂肪酸 Ω3 加上大劑量維生素 B₁₂ 療法**上，再加入菸鹼酸，對原發性疲勞症很有效。

假如微血管的管徑太小，便無法運送足夠的血液到組織去。而紅血球的大小與形狀，也會影響他們能否通過微血管。

**紅血球並非流過微血管，而是爬或蠕動過去。**這是有道理的，因為這樣的過程，能協助氣體從微血管內裡細胞上運送到紅血球。紅血球必須柔軟才能穿越微血管，**在異常的狀況下，紅血球可能過大（例如惡性貧血）、畸形、太僵硬，或沾黏成一團。**

辛普森在許多慢性疾病，例如多發性硬化症上都發現以上的變化。

## 菸鹼酸與疲勞症（Niacin and Fatitue）

愛德波伊爾（Ed Boyle），最早期對我們菸鹼酸研究投予關愛眼光的醫師之一，他發現在一些病人身上，視網膜部份的微血管內沒有紅血球。於是他開始對紅血球的**黏滯現象**（sludging）感興趣，因為這**使得紅血球難以通過微血管。**紅血球應該通過微血管一個接一個，而非和附近的紅血球擠在一起。

**他認為這些紅血球失去表面負電荷，以致於無法因排斥而分離開來。**

基於波伊爾的理論，我發展出原發性疲勞症的療法，其處方如下：

■ **靜脈注射大劑量的維生素 B₁₂**（1 到 5 毫克的 hydroxocobalamin），從一週數次，改善後，可以逐漸的減少使用頻率，**維生素 B₁₂ 可以讓紅血球變小。**

■ **必需脂肪酸可以增加細胞膜的彈性。**波伊爾使用月見草油（evening primrose oil），我則是使用魚油（或亞麻仁籽油），相對於月見草油，魚油含有更豐富的 Ω3 必需脂肪酸，可以增加細胞膜的傳遞性與通透性。

■ **菸鹼酸**，三餐飯後，每次 1 公克（日劑量 3 公克）。而這可以**打破紅血球的黏滯現象，同時也擴張微血管，而使得更多的血液得以穿過微血管。**此外還有一個額外的好處，因為辛普森發現當血漿裡的膽固醇含量上升，紅血球的細胞膜膽固醇含量也會上升，此變化讓紅血球較不柔軟，微血管血流因而減慢。[53,54] 而**膽固醇上升與血液黏滯性上升有關。**

這個療法增加身體組織的血流，因為它擴張微血管、減少紅血球尺寸、使紅血球較柔軟、打散紅血球避免黏滯，綜合起來的效果驚人。

你很容易可以從外觀看出一個人有血液黏滯的問題，這些人通常是**肥胖、蒼白、多汗跟容易喘**（紅血球功能不足，導致缺氧）。往往在第一劑菸鹼酸後，蒼白就明顯改善，病人對此療法也多適應良好。

或許這一類型的原發性疲勞，應該被正名為**血液流變型疲勞**（blood rheology fatigue）。

上述的療法是針對血液流變異常，對於之外的原發性疲勞最佳的療法，則應該像第六章所提到的泛營養缺乏症的處理方法，理想上必須尋找疲勞的病因，並矯治它。

營養學上，必需有充足的營養，包括其中無添加物、低糖、無甜味劑或避開過敏食物的飲食，而包含**維生素 C、硒、必需脂肪酸 Ω3、維生素 D**（特別是高緯度低日照國家）、**鈣及鎂**，而鋅也常常需要補充。

我的一個慢性疲勞女病患，被纖維肌痛症（fibromyalgia）、憂鬱、焦慮所困擾，當我開始幫她安排療程時，她感到害怕，但到了第二年尾聲，她已恢復正常，並驚訝於她自己可以恢復到如此程度。

她一開始每天使用維生素 D，6000 國際單位，但一直到她將劑量增加到 10000 國際單位時，纖維肌痛症才突然消失。 一陣子後，她將劑量減少到 6000 國際單位，也沒有復發。

## 哈勒普氏症（Hartnup Disease）

此症是由於遺傳性基因異常，導致無法吸收色胺酸或其他胺基酸而來的，容易造成**皮膚**和**大腦**病變。

**菸鹼酸**及**菸鹼醯酸**都可以緩解此罕見疾病所帶來的症狀。營養素補充品十分重要，因為從食物所能攝取的量，往往沒有效率或無法達矯正先天的不足。[55] 建議劑量因人而異，但每日 300 毫克起或更多是必需的。

## 杭丁頓氏舞蹈症（Huntington`s Disease）

此症伴有類精神分裂跟神經學上的病症，相當罕見，我（賀弗）看過兩個病患，雖然只有兩個病患，而他們都在**菸鹼酸**（避免精神病症狀）及**維生素 E**（避免生理症狀）的補充治療中，**得到百分之百的成功。**

提那醫師（Dr. Tenna）告訴我她有 3 個病人都控制良好。「**菸鹼酸是能量製造的關鍵**，看來，即使是家族中最嚴重的病人，也對活性 $B_3$（activated $B_3$）、維生素 B 群、**輔酶 Q10** 及**葉酸**（一天 3 次，每次 5 毫克，自然界存在的葉酸，以螺旋藻較為豐富）的療法反應良好。」

## 偏頭痛（Migraine Headache）

從 1951 年起，就有人對使用菸鹼酸來治療跟預防偏頭痛感興趣。[56]

最近，梅約診所在亞歷桑納史考特戴爾市（Scottsdale）疼痛治療中心得報告中顯示：**「偏頭痛病人對以緩釋型菸鹼酸，來做預防與治療，有戲劇性的驚人的效果。」**

一般來說菸鹼酸不被認為對預防偏頭痛有效，然而**血液中血清素含量低下**，一直被認為與**偏頭痛**的病理機轉有關，而菸鹼酸可以作為一個對犬尿氨酸代謝途徑的負向回饋調控因子（kynurenine pathway neqative teed back regulator），使得色胺酸可以進入血清素的製造途徑，而提昇血液中血清素含量（這也解釋了為何菸鹼酸可以改善憂鬱與焦慮）。

以上理論使得緩釋型菸鹼酸，對於偏頭痛的預防效果，有進一步研究的價值。[57]

2005 年，研究人員檢視了 9 篇關於使用菸鹼酸，來治療偏頭痛的研究論文之後這麼說：**「靜脈注射或口服使用菸鹼酸，都曾被使用來治療急、慢性偏頭痛及緊張型頭痛。**但此療法並沒有被當代醫學普遍採用，也沒有隨機雙盲試驗可以對此療法的效果做證實⋯⋯，對於菸鹼酸有效的假設，來自它的血管擴張效果，可以增進粒線體能量代謝⋯⋯，雖然菸鹼酸的作用機制，還未有臨床試驗的證實，但**此分子可能對偏頭痛及緊張型頭痛極有助益。」**[58]

## 多發性硬化症（Multiple Sclerosis）

新的研究確認了菸鹼醯酸，也就是**維生素 B$_3$，是成功治療多發性硬化症與其他神經疾患的關鍵。**

哈佛醫學院研究人員表示：**「菸鹼醯酸非常明顯地預防去髓鞘軸突的退化**（即多發性硬化症的病理機轉），改善了行為缺陷[59]。」Kaneko 和同事發現菸鹼醯酸，藉由增加神經系統的 NAD（Nicotinamide adenine dinucleotide，中文學名：菸鹼醯酸腺嘌呤二核苷酸）濃度，在老鼠模式中能治療多發性硬化症。它能預防軸突持續退化、軸突發炎及髓鞘損傷。

路透社新聞報導：「賀弗博士沒有從事參與研究，私人執業於 Saskatchewan 的 Saskatoon 地區，利用每日 3 到 6 公克的高量口服維生素 $B_3$，這幾年來已經**成功治療了超過 60 個多發性硬化症病人**。他說：『絕大部分的案例中，當治療開始得早，結果十分令人驚訝[60]。』」

這是非常棒的新聞，但完全不是新的新聞。

超過 60 年前，加拿大醫師蒙特（H.T. Mount）開始使用維生素 $B_1$（硫胺素）靜脈注射，以及含有其他維生素 B 群的肝臟萃取物肌肉注射，治療多發性硬化症。他追蹤這些病人的進展長達 **27 年**，結果非常好，論文登載在 1973 年的加拿大醫學會期刊（Canadian Medical Association Journal）[61]。

蒙特並不孤單，40 年前，北卡羅萊納州的克萊納醫師（Frederick Robert Klenner）用了維生素 $B_3$ 和 $B_1$、綜合維生素 B 群、維生素 C 與 E，以及其他包含鎂、鈣、鋅的營養素，來停止並扭轉多發性硬化症[62,63]。克萊納的完整治療療程，最早發表在〈用營養來治療多發性硬化症〉（Treating Multiple Sclerosis Natritionally），此文刊登在《癌症控制期刊》(Cancer Control Journal[64])。他的詳細細胞分子矯正高劑量處方，可參閱：http://www.tldp.com/issue/11_0/klenner.htm。

蒙特（Mount）和克萊納（Klenner）醫師被他們自己的臨床觀察給說服了：**多發性硬化症、重症肌無力**，以及許多運動神經元病變，它們因神經細胞對營養素的飢渴而引起[編審註]。每位醫師給予患者大量細胞分子矯正劑量的營養素，來驗證以上的理論。過去幾十年來的治療成功率，證

---

【編審註】多發性硬化症、重症肌無力、肌肉萎縮及漸凍人（ALS），目前在臨床上被視為「退化性」及無藥可醫的「自體免疫」相關疾病，但以細胞分子矯正的病理觀點來看，它們皆屬古典 $B_1$ 缺乏症──「腳氣病」的延伸疾病。腦部神經元與運動神經元的修補原料 $B_1$、$B_3$，因自體免疫問題嚴重耗損所致，因此大劑量營養素補充，可以帶來十分明確的療效。

明他們的理論是正確的。

維生素 B 群，包含硫胺素（B₁）和菸鹼醯酸（B₃），對於神經細胞健康有著絕對的重要性。當病理症狀已經出現，就**需要比平常保養更大劑量的維生素，才能修復損壞神經細胞。**

克萊納（Dr. Klenner）醫師[編審註] 合併使用維生素 C 與 B 群的注射與口服劑型，治癒了許多多發性硬化症病人。我（賀弗博士）使用了克萊納醫師處方的修正版，因為許多病人發現很難找到醫師來執行克萊納醫師所推薦的靜脈維生素 C 與 B 群的注射，但它是個十分有效的治療。

有人因成功的故事而變成公眾人物，2004 年，彼得‧李斯德（Peter Leeds）被診斷有多發性硬化症，2005 年 10 月，賀弗博士讓他接受高蛋白、無乳製品的飲食，包含菸鹼酸的營養素補充、維生素 **B 群**、維生素 **C** 與 **D**、鋅與鮭魚油（Ω3）。

一年後，彼得發現：「這真的非常棒，只剩下手指頭有點麻木感，但進步很多。事實上，他做了幾次核磁共振檢查，第二次在**腦中出現的大型退化斑塊幾乎已完全消退**，連神經科醫師都非常訝異[65]。」

這是幾年前接受治療的個案，2008 年 11 月的報告。他有著典型的腦部臨床與病理變化，預後並不好。「我禮拜三剛看到最新的核磁共振報告，顯示和兩年前的核磁共振結果相比，疾病沒有再擴展，為他主治多發性硬化症的醫師非常高興，說我（賀弗）做得很好。」

他在一年半的治療之後痊癒了，神經科醫師認為他很正常，腦部掃瞄正常，他的醫師說，要不是看過他最初的腦部掃瞄影像，他不可能診斷他為多發性硬化症。

---

【編審註】弗瑞克‧克萊納（Dr. Fredrick Klenner）是醫療史上，使用維生素 C 靜脈注射最多的醫師，在他最有名的戰績中，他曾在 1949 年北美小兒麻痺大流行的時候，以維生素 C 靜脈注射成功治療 60 位送至他診所求診的小兒麻痺病患。

諷刺的是在療癒之後，醫師竟然還問他，要不要參加多發性硬化症的新藥試驗？藥物的希望之泉真是源源不絕啊，這實在令人哭笑不得！

## 腎臟炎與腎衰竭 (Nephritis)

每十個需要腎臟移植的病人當中，只有一位得到醫治。正因為太少可用的腎臟了，手術費用也很昂貴：在美國，花費超過 10 萬美金。

美國每年約 30,000 件移植手術；有 100 萬人還在等待清單上。

2005 年，341,000 個美國人在洗腎，洗腎每年耗費大約 5 億美金，但沒有其他解決辦法，當然假如腎臟病治好了，就沒有需要洗腎或移植了。

**菸鹼醯酸可以保護腎臟組織 [66]，它保護老鼠免於抗生素** (streptozotocin) **所產生的致糖尿病副作用。**

臨床上，菸鹼酸被用來成功治療了嚴重的**腎小球腎炎**，一種破壞正常腎臟功能，導致組織腫脹、高血壓與血尿的狀況。

我（賀弗博士）有一位病人正準備接受洗腎，她的腎臟科醫師告訴她，若拒絕洗腎就會死，在我的醫療下，她開始每天服用 **3000 毫克的菸鹼酸**，經過 25 年後還很好，**不需要洗腎**。

Condorelli[67] 列了許多用菸鹼酸治療的心血管問題，也包含腎炎。約 40 年前，有位女性告訴我她才被診斷為**腎衰竭**。

她為了等待腎臟移植的機會，必須先開始洗腎。那時洗腎機才剛研發出來，她非常擔心。當她告訴我這狀況，我想起那篇義大利的研究，建議她要和醫師討論。我說這個方法無害，而且可能有幫忙，她跟她的醫師討論這些研究，醫師覺得這些想法很可笑，但對她來講可不好笑。

她拒絕了那位醫師的建議，開始自己服用菸鹼酸，30 年後，當我們在維多利亞一起吃飯，他丈夫跟我講到這點，她的**腎衰竭痊癒了**，30 年來她保持每天服用 3 公克的菸鹼酸。

她的痊癒打破了腎炎無救的迷思。

之後，一位卡加利（Calgary）的細胞分子矯正醫師 Max Vogel，告訴我一個類似案例。

一位 12 歲患有**腎小球腎炎**的女生，服用了他爸給她的**菸鹼酸**，他是一名教師，當她得不到治療，身為父親的他極盡所能地研究，發現了這個維生素。後來她恢復了，他之後叫 Vogel 醫師幫她檢查，他確認她腎臟曾經生病，但現在**已經完全好了**。

所以我們有兩個自行服用菸鹼酸，治療腎臟成功的案例。就我所知，這個秘密還未廣為人知。

對於習慣雙盲試驗的醫生來講，兩個痊癒的個案可能沒有說服力，但已經可以說服我，說明其他**腎炎病人也可以藉由菸鹼酸受益**。

當然，直接或間接地對我來說，整個地球上絕不可能只有這兩個案例。如果一隻烏鴉是白的，這表示可能有其他隻烏鴉也是白的，並推翻了烏鴉全是黑的說法。同樣地，假如有一兩個病人，從沒救的疾病中痊癒，這表示其他病人也會有相同結果。

假如沒仔細去想，我們就不知道等待腎臟移植的 50 萬北美民眾當中，有多少還能夠被幫助。假如 100 人當中有 1 人被治癒，就能為病人、家庭與社會省下多少成本與身心折磨！

**但大藥廠沒有動機做這樣的事**，因為維生素治療並沒有辦法賺進幾百億元的美金利潤。假如每個病人每年只要花 200 美金，用細胞分子矯正來治療腎病，腎臟移植與洗腎產業就會跨掉。把 10 個病人成功治好，就能省下 100 萬美金的治療與維持費用。已知我們兩位腎臟病人有 100%

的痊癒，如果醫界可以開放心胸加以嘗試，非常有可能因此療法而完全好起來的病人，可能遠遠超過可以想像的人數。

## 肥胖 (Obesity)

許多反對細胞分子矯正治療的傳統營養師，聲稱肥胖的原因很簡單：吃了太多卡路里，消耗太少卡路里，這已經變成所有減重計畫的標準信念，因為它聽起來如此有道理。

然而，根據 Taub 等幾位專家的大量臨床文獻歸納中發現，關於**消耗多少食物和運動量，與是否肥胖並無太多關聯性**。非常多的人吃再多都不會胖，也有非常多的人吃得再少都胖，**問題不在於吃進去食物的量，而在於種類**。

根據 Cleave、Yudkin、Taube 和許多其他人的研究，造成肥胖的主要因素，是吃下多少**糖類**與**精製碳水化合物**（即澱粉與甜食）的量。

真正的元兇，是會快速釋放糖份進入血液的甜食與澱粉。

這是千真萬確的事實，假如一個人吃下太多卡路里（熱量），是有很大的機會變胖，但真正的問題是：為何這些人吃這麼多只有熱量，沒有營養的垃圾食物（對垃圾食物上癮）？

我（賀弗）認為他們是因為病了，才這麼做。一個例子是服用非典型抗精神病劑金普薩（Zyprexa），而造成**病態肥胖**的患者們。我看過年輕患者使用這個不安全的精神藥物之後，6 個月內增加了 60 磅（27.2 公斤），當然這個 60 磅的個案是相對特殊的。

更常見的肥胖原因，是現代高科技飲食，缺乏各種營養素，卻含有很多糖份和精製澱粉，這樣的組合會導致更強烈的食慾（使中樞神經飢餓訊號，因得不到養分而不斷放送）。

我把這個理論稱為「華德假說」（Wald hypothesis）。喬治·華德（George Wald）因為研究維生素 A 得到諾貝爾獎，他也發現飢餓的老鼠比正常飲食的老鼠更好動（明顯跑更多），而當老鼠服用足夠卡路里，**卻缺乏任何維生素 B 群**，也有跑步增加的現象（即類似人類焦慮過動的表現）[68]。動物會因為飢餓而增加跑步（活動量）是合理的，因為這讓牠們有動機去找食物、去打獵。

令人驚訝的是，剝奪維生素 B 群會造成相同狀況，除非我們能夠假設動物的維生素 B 群缺乏和飢餓是等價的，因此動物嘗試以增加運動量來解決這個問題。

William Kaufman 博士 1949 年的著作《關節障礙》[69]中提出，菸鹼酸缺乏是如何造成跑步量的增加，**太多糖份的飲食會造成維生素 B 群的缺乏**。既然在演化中，不知道肚子餓要去找食物的動物，已因物競天擇而被淘汰，使得活動量變成自然的基因反射。現代飲食也是這樣刺激人們的。

營養不足導致活動量增加，有下列三種狀況：第一是現代高科技飲食下，沒有人會挨餓，營養卻不均衡，食物很多且容易取得，導致吃太多。結果，人們變得肥胖，但是對營養素的飢餓（身體認為真正的食物）使胃口增加，企圖得到更多的維生素 B 群。吃高科技垃圾飲食的人們若被要求少吃瘦身，會覺得不舒服。第二種狀況是食物不足。這種狀況下，缺乏維生素 B 群的族群，沒辦法藉著多吃來得到所需要的維生素，因為沒有多的食物，這些人會變瘦且過動，直到他們被飢餓擊垮。第三種狀況是在孩子身上，想要獲取維生素 B 群的生物驅力導致活動量增加，因此產生過動症狀（ADHD）以及後續的肥胖。

攝食高卡路里但沒有維生素 B 群的食物，除了會增加活動量，可能還會有**愛吃**且**好動**的症狀出現。

這個假設很容易驗證，我試著幫助許多使用各種節食方法，卻減肥無效的肥胖病人。然而，當我建議他們回到石器時代的飲食（粗食），吃大量的維生素 B 群，可以少吃一點卻可以不用節食，他們就輕鬆地減肥了。這並不是節食，健康生活型態的飲食，才是消除肥胖最好的作法。

## 帕金森氏症（Parkinsonism）

流行病學證據顯示，帕金森氏症有刺激其疾病產生的促發因素，唯一有效、緩解的治療是左旋多巴（L-dopa）。甚至即使它在藥物雙盲試驗中看起來療效不佳，但還是藥物治療中的唯一選擇。最早的研究者並沒有用夠高的劑量，但多巴胺不足（L-dopamine）才是怕巴金森氏症問題所在。

之後又發現，部分帕金森患者的腦部缺乏 **Q10 輔脢**以及 **NAD**（菸鹼醯酸腺嘌呤二核苷酸）。但不幸的是，多巴胺會被氧化成多巴色素（l-dopachrome），這種有毒物質**會殺死神經元**，並產生出與**精神分裂症**相類似的症狀。

福斯特和賀弗博士討論了**左旋多巴導致精神病**的作用。他們也解釋了奧利佛・薩克斯（Oliver Sacks）的發現，左多巴在昏睡性腦炎（encephalitis lethargica）的病患身上有驚人的短期效果，如同電影《睡人》（Awakenings）中的情節（下面會提到更多）。使用高劑量的左旋多巴，對患者腦部鐵定是很毒的。

2008 年 8 月 31 日，《六十分鐘》（Sixty Minutes）影集裡講到了在微意識狀態（minimally conscious states，MCS）植物人身上的進步。這些患者看起來毫無意識，但其實還保有一點意識。這節目描述其中一位植物人，奇蹟似地在十年後醒來，並且詢問有關他家人的狀況。其中一位醫師相信，他之所以醒來是因為吃了**抗帕金森藥物**，這可能就是**左旋多巴**，有些人對用來幫助睡眠的安眠藥也有反應，但在節目中並沒有交待清楚。

如果有人假設，微意識狀態的植物人就像薩克斯所描述的病人，這表示他們應該用左旋多巴和菸鹼酸來治療。因為這些物質沒有專利的獲利保證，藥廠會盡可能像遇到鼠疫一樣地避開。

是時候了，研究者應該從討好大藥廠，以期待研究經費支助與財務依賴中走出來。

「賀弗博士發現高劑量的菸鹼酸，對預防帕金森氏症所導致的精神分裂非常有效。他使用維生素 $B_3$ 是根據精神分裂症的腎上腺色素假說（adrenochrome hypothesis），先前有被提到過。

Birkmayer 等人也發現，**NADH**（菸鹼醯酸腺嘌呤二核甘酸—還原態）不管口服或靜脈注射，對帕金森氏症一樣有效。他們使用一種以上的方法治療了 885 名病人，發現只有 20% 沒有用，而症狀出現不久的年輕患者反應較佳。為了避免引起胃部不適，口服劑型必需穩定化。NADH 在一般膠囊中沒有效，在治療精神分裂病人時，NAD 也有一樣狀況 [70]。」

福斯特與賀弗博士在 2004 年的《醫學假設》（Medical Hypotheses），寫了一篇〈左多巴是雙面夏娃：具有治療昏睡性腦炎、帕金森氏症、多發性硬化症及漸凍人（amyotrophic Lateral Sclerosis，ALS）的好處與副作用〉[71]，他說到：治療帕金森氏症必須注意三大方向。

**處理氧化壓力**（盡可能減少）並使用天然的抗氧化劑；給予自然甲基接受物（methyl acceptors）（最容易取得的是**維生素 $B_3$**）；使用高劑量的抗氧化劑，來抵銷左旋多巴的負面毒性。

薩克斯提及曾使用左旋多巴治療 20 個病人，起始劑量是每天 500 毫克，但視需要逐步調整到 6 公克。許多病人早期呈現明顯進步，薩克斯稱之為「甦醒」（awakening）。

不幸地，健康上戲劇性的進步開始反轉。薩克斯《睡人》一書首先在 1973 年出版，在他 1982 年的修正版本，所有的人都復發了，17 位患者大多因帕金森氏症死去。

薩克斯這樣描述一位接受高劑量左旋多巴的昏睡性腦炎患者：「然後第一次，服用左旋多巴的病人享受了存在的完美，包括運動、感覺與輕鬆的思考，有著內在與外在的和諧關係。然而他的快樂—他的世界—開始破裂、鬆脫、瓦解與粉碎；他離開了快樂，疾病捲土重來，往衰敗與腐朽走去[72]。」

福斯特與賀弗博士認為，一開始的進步是因為左旋多巴的治療效果，後期的衰退則是因為多巴色素（dopachrome）的形成。左旋多巴的副作用可能來自於過量多巴色素的形成，導致了精神分裂症。多巴胺與多巴色素的缺乏，可能是類澱粉纖維（amyloid fibrils）形成的一個因素，增加多巴色素與菸鹼酸可能有療效。給予病人適量的菸鹼酸，可以避免副作用。

左旋多巴也可能對阿茲海默症有效，但我還不知道有任何用左旋多巴治療阿茲海默症的對照試驗。

福斯特與賀弗博士[73]說明了，**多巴胺**與**腎上腺素**（adrenaline）的**過氧化**是造成巴金森氏症、多發性硬化症、漸凍人與精神分裂症的部分原因。他們建議採以**硒、半胱氨酸**（cysteine）、**色胺酸**（tryptophan）與**麩醯胺酸**（glutamine）的高劑量治療，因為這些營養成分，可以用來肝臟裡的穀胱甘肽過氧化酵素（glutathione peroxidase）。他們也推薦硫胺素（$B_1$）、核黃素（$B_2$）、菸鹼酸（$B_3$）和**輔酶 Q10**、**維生素 C** 與**維生素 E**。**天然的甲狀腺萃取物**與 **EPA**（二十碳五烯酸，eicosapentaenoic acid，一種$\Omega 3$ 脂肪酸），特別針對精神分裂症患者有幫助。

## 天疱瘡（pemphigus）

天疱瘡是一種罕見的**自體免疫**疾病，會在皮膚及黏膜上產生水疱。下面個案是一位得到嚴重天疱瘡的病人，自我療癒的過程。

他接受了最好的營養素支援，才讓他活了下來，進而發明這個療法，令他接下來 10 年能夠好好地過生活。這是個重要的病例，因此我（賀弗）將這篇發表於 2008 年《細胞分子矯正醫學期刊》（Journal of Orthomolecular Medicine）的文件完整呈現。

1994 年 11 月，大概在感恩節前 2 週的時候，我開始喉嚨痛，那時還不知道是什麼疾病，到了感恩節時，我的嘴巴幾乎已經充滿了水疱跟疼痛的傷口，痛到沒辦法吃下任何固體食物。

一個月後，經過切片手術檢查，並諮詢一些專家，我被診斷為尋常性天疱瘡。這是屬於天疱瘡類的疾病之一，主要侵犯**黏膜**位置。接下來有 3 年時間，我開始固定接受一位皮膚科醫師的照顧，因為這是一種非常痛而且難治的疾病。

他的第一階段療程是開立每天 20 毫克的 prednisone（**類固醇**）以及 100 毫克的 dapsone（**免疫抑制劑**）。這樣的療法好像太保守了，因為根本沒有緩解疼痛或停止長水疱，情況惡化到我必須停止吃固體食物，而且我只能吃液體食物、湯、嬰兒食物，偶爾可以吃得下一杯優格。

到了 1995 年 3 月底，我已經身心俱疲，因為疼痛、沒辦法吃東西、也沒辦法睡覺，對於能否恢復健康，已經失去信心了。

我開始出現**妄想**，覺得自己的身體充滿了無法排出的毒素，所以我嘗試絕食，結果只有越變越糟。我已經掉了 41 磅（18.6 公斤），而且營養不良到了一個地步，幾乎爬不下床，而且接下來 2 週大部分時間，我都只能把自己捲成胚胎的姿勢，希望能舒服些，只有為了上廁所、沖澡與家人相處時，我才勉強下床。

有些片刻，當我獨自一人躺著的時候，我覺得我的靈魂就要離開身體了。我在兒童時期有過瀕死經驗，年輕時也有過一次，所以我知道那種感覺。我想要放下一切，漂向另一個世界，而且什麼都不管了。事實上，我希望這痛苦可以解脫，而且被一種平和安寧的感覺所籠罩。

我太太警覺到我的狀況，就跟我姊妹一起去找皮膚科醫師，堅持要我住院治療。醫師已經一個月沒看到我，所以不知道我已經惡化到這種狀況，他同意我於 Yale New Haven 醫院住院治療。

我開始每天使用 80 毫克的 prednisone（類固醇）、100 毫克的 Imuran（免疫抑制劑），並使用 percodan（止痛劑）及 MS Contin（長效緩釋型嗎啡）來止痛。為了減少這些藥物的副作用，醫院同時也給我 compazine（止吐劑）、carafate（胃潰瘍藥），還要用軟便劑及瀉劑以防便秘，並於每餐前以 lidocaine（麻醉劑）漱口。

3 天後，我就好到可以回家了，而且開始盼望我的人生可以回到從前那樣，但那之後仍花了數年的時間，才達到現在這 10 年的緩解期。當我從醫院回家後，我的療程仍需維持每天 80 毫克的 prednisone（類固醇），一直要到再沒有新的水疱，才可以非常緩慢的減量，每 2 個月只能減掉 10 到 20 毫克，但是每次減量就復發。

接下來 2 年，我一直都沒辦法減到 20 毫克以下，而且還是很痛，沒辦法吃東西跟睡覺。藥物（類固醇）的副作用也開始出現，我覺得我喪失了「第六感」，不太容易聽懂別人在講些什麼，沒辦法理解他們話裡的細節，也聽不懂弦外之音，甚至搞不懂開玩笑還是認真的（**失智的初期表現**）。

我開始變得憂鬱而易怒，最壞的時候，甚至覺得已到絕境，不值得再活在世上。但有時候，高劑量的類固醇會出現另一種「副作用」，讓我覺得非常歡樂，覺得人生無限美好，雖然嘴裡的灼熱感還是提醒了我，仍然病入膏肓。

70 年代，我曾當過一個青少年治療計畫的臨床心理師。我的專長是處理兒童期的精神分裂症，而且對於賀弗醫師（Abram Hoffer）及奧斯蒙醫師（Humphrey Osmond）這二位精神科醫師，使用**維生素 B$_3$** 治療精神分裂症的理論非常感興趣。當我們面臨壓力的時候，腎上腺素會分泌，引起一個「戰或逃」的反應。

壓力的來源未必是出於肉體上的安危，也可以簡單如一份滿滿的工作行程、沒睡好，或是任何引起恐懼的事物，如果每天持續上演，這些都可能變成「慢性壓力」。經年累月下來，慢性壓力使我們產生無法控制的自發性疾患，像是嚴重的精神和身體疾病。

面對壓力時，我們有時會反擊，找出壓力的來源並對抗它，但有時我們會畏縮、逃離或留待他日再解決。無論我們的反應為何，這總是使腎上腺素突然或延長分泌。以精神分裂症為例，壓力導致腎上腺素分泌，並被身體轉變為**腎上腺色素**（adrenochrome），這個分子可以造成**幻覺**。

精神分裂症是一種感知上的疾病，因為這些病人會「看到」不存在的事物（幻覺），並相信不真實的事物（妄想）。因此，賀弗及奧斯蒙醫師希望找到一種天然分子，能夠干擾腎上腺色素的生成。

賀弗醫師不只是位精神科醫師，而且也是位生化學家。他知道**菸鹼酸可以阻斷腎上腺素轉變成腎上腺色素**。他與奧斯蒙醫師開始對他們在 Saskatchewan 的病人，使用高劑量的維生素 B$_3$，而且大為成功。

我後來很驚訝地發現，天疱瘡有一個療法也是使用**菸鹼酸**，療程通常每月使用 3 次，每次 500 至 1000 毫克，加上一個四環黴素類的抗生素。這必須使用醯胺型的 niacin，也就是 niacinamide。

由於天疱瘡也被認為是一個與壓力相關的自體免疫疾病，也許在我們罹患這樣的疾病時，分泌的腎上腺素也被轉變成腎上腺色素，或其他類似人身細胞組織的化合物，導致免疫系統「確認」，並攻擊正常的組織及細胞。

到了 1997 年，在我與天疱瘡共存了 2 年之後，我決定要堅強起來，並嘗試各種可能的治療。我知道我需要 prednisone（類固醇）及 imuran（免疫抑制劑），並且對醫師言聽計從。但我也希望在這些常規治療之外，找到其他的療法恢復健康，讓疾病斷根。

我回想起作為心理輔導老師的專長，而且 25 年前，我曾親身試用過賀弗及奧斯蒙醫師的細胞分子矯正大劑量維生素療法。

那時開始**每天持續 3 次服用 1000 毫克的菸鹼醯酸、1000 毫克的維生素** C、100 毫克的維生素 $B_1$、100 毫克的維生素 $B_6$、200 IU 的維生素 E，並觀察會有什麼效果。

整體來說，我覺得服用維生素後比沒吃的時候更強壯，更有活力。其中最主要的效果，就我而言，覺得頭腦更清晰了，就好像吸入的氧氣直接灌到腦袋裡。如果 70 年代時沒有自己試過，可能不會在得到天疱瘡時，想到使用這種療法。**大劑量維生素療法對我沒有副作用，也不會跟類固醇或免疫抑制劑衝突**，所以就開始服用這些高劑量的維生素，期待會有奇蹟出現。

經過數月，我的確覺得強壯一些，而且食慾恢復了，但是水疱還是一樣長出來，沒有期待的效果。我開始研究傷口復原的原理，發現國內很多燙傷中心使用鋅照顧嚴重的燙傷，以加速傷口的修復。嘴巴裡的水疱感覺上與燙傷非常類似（一樣類型的疼痛），也都是破皮的傷口，只是嘴裡的水疱總是不復原。所以，在維生素療法裡加入鋅，似乎是個合理的治療，開始我的實驗，買了一罐 Solgar`s「zinc 22」來服用。

年輕時就有寫日記的習慣，這段歷程持續到了 1997 年底，變成一份得到天疱瘡後非常詳細的記錄。裡面有一些平常的事情，像是我自己的感覺、周遭發生了什麼事、對人生的看法等。但也詳細條列了用藥，以及醫師如何調整治療方式、我的感受以及病況是否進步。

尋找有效療法的過程中，我反覆切換著幾種療方：維生素加鋅、只服用大劑量維生素、完全不用鋅和維生素，而且都有做記錄。但一直到我回過頭來詳閱日記時，才發現一個明顯的模式：當飲食中加入 22 毫克的鋅，長達 3 至 4 週，日記裡就記錄著正面的進步。

這些正面的進步，似乎都是因為同時服用鋅和大劑量維生素，所以就固定這樣的療法。經過 3 個月，發現嘴裡的潰瘍開始癒合，也常常用手電筒檢查嘴裡的潰瘍，發現這些傷口邊緣是一圈白色組織，慢慢收口。

幾週後傷口中央的紅色就收口成為白色組織，再 1 週後，就變成正常的粉紅色，天疱瘡正在慢慢遠離我的身體。傷口癒合是相反於發生的時序，也就是最新長的水疱最快癒合。**再 3 個月，病況都穩定了。然後類固醇也漸漸減量到 5 毫克，並在 1998 年 1 月時停掉。**

之後除了 1998 年 2 月有過一次短暫（不到 3 週）的復發，再也沒有長新水疱。經過 10 年健康的生活後，已經完全治癒了，大劑量維生素療法（細胞分子矯正）不只在生物層面上幫助我的病情，而且在情緒面上支援我，可以更放鬆、更有能力應付重大疾病，以及生活中的起起伏伏。

從那時起，我可以讓生活大大改變，停止生病帶來的心理壓力，遠離疾病，**不再依賴其他奇特昂貴的補品及藥物**，如今已持續 10 年之久。

## 創傷後壓力症候群（PTSD，Post-Traumatic Stress Disorder）

雖然這是個嚴重的病，但我（賀弗博士）不接受創傷後壓力症候群是個正式的病。和所有精神疾病相同，它只是個描述，針對承受短期或長期巨大壓力的人們所發生的事。

創傷後壓力症候群的治療，必需移除壓力所造成的**生物化學失調**，細胞分子矯正醫學對此問題的解決是再好不過的了。

這些患者需要的主要營養素之一，就是**菸鹼酸（B₃）**。

本書前面提到加拿大香港榮民，可以被診斷為創傷後壓力症候群。這些榮民的經歷，正是因為壓力造成細胞受損，導致比平常更高的菸鹼酸需求，因此對菸鹼酸十分依賴。

這些人就像罹患第一型糖尿病：有些細胞（胰臟 $\beta$ 細胞）已經死去，就必須一輩子依賴體外胰島素的補充一樣，額外大劑量的菸鹼酸對他們而言，也是需要從體外積極補充，這是一種救命與維持生活品質的唯一有效方式。

## 雷諾氏症（Raynaud`s Disease）

雷諾氏症導致四肢末端麻木及冰冷。分佈到這些位置的小動脈變得狹窄，限制了血液循環。菸鹼酸（niacin）有助於雷諾氏症，因為它可以讓小血管擴張，增加血流、溫暖肢體。要感到這種暖潮紅，得要**使用菸鹼酸（niacin）而非菸鹼醯酸（niacinamide）**或無潮紅版本（inositol hexaniacinate，no-flush niacin），並要服用足量。不過「足量」是多少量，因人而異。

## 皮膚病（Skin Conditions）

維生素 $B_3$ 可用來治療燙傷、曬傷、皺紋、色素沉澱、擦傷、蟲咬甚至褥瘡。菸鹼酸（niacin）的益處已被無數臨床對照試驗所證明，自 2003 年起至少有 29 篇科學論文報導菸鹼酸（niacin）藥膏的療效。[74-79]

## 青春痘（Acne）

有趣的是，**皮膚跟大腦**發育時同樣是來自胚胎的**外胚層**（ectodermal germinal tissue）[編審註]，我認為他們有相同的營養需求（尤其是維生素 $B_3$、

---

【編審註】外胚層（Ectodom），指受精卵分裂於第 7 日左右所開始進行的 3 層胚層分化

Ω3 與維生素 C）。通常年輕人的皮膚狀況可表示他的營養狀況。有些皮膚病可用維生素 B₃ 治療，包括青春痘、天疱瘡和水疱性表皮鬆解症。

《細胞分子矯正醫學》（Orthomolecular medicine for everyone）寫到：

青春期時，長青春痘是最常見的煩惱之一，但鮮少有病人因此轉介給我（賀弗），很少有人的青春痘嚴重到成為主要問題。

大約 30 年前，沙卡屯（Saskatoon）有位 16 歲少年就因此而憂鬱。他的臉上長滿了大顆、不規則、又紅又化膿的大痘痘和腫塊，臉部到處都感染了。

他跟我說再也無法忍受自己的臉，如果治療無效，就要自殺。他非常平靜而認真的告訴我，青春痘已經毀了他的社交生活。

我給他的療程是：無糖飲食，停用所有乳類製品，並加入每天 3000 毫克的菸鹼酸、3000 毫克的維生素 C、250 毫克的維生素 B₆、220 毫克的硫酸鋅。

一個月後，他的臉就好多了：鮮紅的痘痘開始退紅，臉上感染也少了，他的情緒也穩定些，告訴我不再想自殺的事了。

再 3 個月，他幾乎好了，他很高興，而且開始恢復社交生活[80]。

雖然這是一個很戲劇性的例子，但這類的療程倒很少失敗。我也建議病人不要用力擦拭他們的臉，也不要捏或玩臉部。我要從很多這類病例裡挑幾個出來講，這些病人的主要困擾都是青春痘，並且都因此造成憂鬱和焦慮。大多青少年都有些輕微的青春痘：一些小痘子在臉上，肩膀，

（gestrolation）中的最外層（及外胚層），最後化生成皮膚、（腦）神經系統、腎上腺及毛髮。由於精神科與皮膚科經常將兩者的病理獨立視之，而無法根本治療許多病人的問題。然而本書所探討的即是所謂的「外胚層症候群」，代表性的古典 B₃ 缺乏症──糙皮病的 4D 症狀；同時產生於皮膚與腦神經系統，即是典型的外胚層症候。

背部，他們並不覺得這是個困擾，但如果問他們，他們都還是會在意。我要講的這些病例，每一位病人的青春痘，都經由細胞分子矯正醫學而治好了。

**我認為青春痘是一個嚴重的營養缺乏症導致的症狀，因此皮膚更容易被感染。**

**抗生素可以減少感染，但會讓皮膚營養缺乏的狀況更惡化**，因為抗生素同時影響了腸道的正常菌叢生態。**我還沒見過使用抗生素會長期改善青春痘的例子**，不過那或許是因為對抗生素有效的病人都不會來找我。只有當所有的標準療法都無效的時候，他們才會到我這裡來。

> Susan 是 3 個孩子的媽，從小時候開始就有嚴重的青春痘，但是因為她很會化妝，所以即便已經認識她多年，我還是看不出那些病灶。
>
> 幾年前，她跟我抱怨這些痘痘，之前看過的所有醫師和皮膚科治療都無效，並問我營養及維生素療法會不會有效，我就讓她進入細胞分子矯正療程。6 個月內，她的痘痘全好了。因為狀況很好，開始停止執行細胞分子矯正，結果痘痘就回來了，一恢復療程，這些痘痘就又好了。

多年以後，Susan 因為另一件事去諮詢羅徹斯特（Rochester）的梅約診所。他們建議她把菸鹼酸停掉，因為他們認為菸鹼酸很危險，可能會摧毀大腦皮質。（這些醫生很有想像力。）她就把菸鹼酸停了，很幸運地，痘痘沒再發，因為她仍然遵循營養療程，並避免過敏的食物。

其實梅約診所的前院長帕森斯（Parsons）醫師及他的同事，在很多年前就已經證明菸鹼酸非常安全（參考本書前文導引）。

L.N. 小姐，目前 25 歲，她滿臉豆花已經很久了。四環黴素（一種抗生素）雖有效，但每次停藥，痘痘就再發。她有幾個**缺乏維生素 $B_6$** 的症狀：她的指甲白斑（同時也是鋅缺乏的表現）、身體出現肥胖紋、嚴重的**經前憂鬱**。然後她開始進入細胞分子矯正療程：無糖飲食、100 毫克的菸鹼酸每日 3 次、1000 毫克的維生素 C 每日 3 次、250 毫克的維生素 $B_6$ 每日 1 次、110 毫克的硫酸鋅每日 1 次。3 個月後，沒有改善，所以就把菸鹼酸劑量**提高到 500 毫克每日 3 次、維生素 C 2000 毫克每日 3 次、維生素 $B_6$ 維持每日 250 毫克、硫酸鋅每日 220 毫克**，我並建議她停止避孕藥。接下來 1 週，她的痘痘開始改善，9 個月後，她的狀況都復原很好，至今已維持了 7 年。

大多輕到重度的青春痘使用上述療程都會有療效，也就是飲食避免糖份及敏感的食物，並補充維生素 $B_3$、維生素 C、維生素 $B_6$ 及**鋅**。不過，最佳的療效要視情況調整劑量。我們不需要為了治療青春痘，讓自己受到長期使用四環黴素的副作用。

那些從精神疾病中復原的病人，都發現他們的皮膚狀況變好了，而青春痘患者的痘痘一旦變好，他們本來的**憂鬱**和**焦慮**也都好了，這其中必有原因。

雖然光是青春痘變好就可以讓憂鬱和焦慮復原，但我也看過許多病人的青春痘雖然被抗生素治好，卻仍然有情緒上的問題。細胞分子矯正療法卻可以同時治療青春痘、對四環黴素的依賴，以及憂鬱。

由此可知，中度到嚴重的青春痘及精神疾病，都是營養不良的結果。

## 牛皮癬（Psoriasis）

有一種抗牛皮癬藥 monomethylfumarate，這是一個菸鹼酸受體的促進劑。這會促進其反應，與它相反的叫拮抗劑。因此，這個藥物會經由 niacin 受體來促進細胞的反應。這個藥物是 Fumaderm（商品名）的成份之一，被德國醫師用來治療牛皮癬。[81]

反丁烯二酸酯化物（fumarate esters）是菸鹼酸受體的強力促進劑，作用於皮膚的蘭格罕氏細胞（Langerhans cells），比其他分子的效度強 1500 倍。

唐（Tang）及他的同事推測，這樣強的效果可能讓菸鹼酸作為治療牛皮癬及多發性硬化症的有效藥物。菸鹼酸可用以治療多發性硬化症，而且也已使用多年。但菸鹼酸用來治療牛皮癬則要很小心。

多年前，我（賀弗）用菸鹼酸治療一位男性精神分裂症的病患，一個月後返診時，他非常高興，還跟我說身上的牛皮癬已經好了。

他之前沒跟我說過有這個病，但下一個病人，當我用菸鹼酸給他治療牛皮癬時，狀況卻變糟了。經過幾次試驗，我知道用菸鹼酸治療牛皮癬，不是每次都會安全成功，有些人會進步，有些人則變糟，所以菸鹼酸不適合用以治療牛皮癬。

這種惡化的狀況是因為熱潮紅，所以我試著使用非潮紅的菸鹼酸酯化物來代替一般型菸鹼酸，雖然效果較差，但我可以安全地使用於同時有牛皮癬，但又需要菸鹼酸的病人。菸鹼醯酸對牛皮癬就完全沒效了。

## 皮膚疹（Skin Lesions）

典型糙皮病（pellagra）最明顯的臨床特徵就是**皮膚炎**。Pella Agra 在義大利文是指「黑皮膚」，這通常跟日光照射有關，所以西伯利亞人的糙皮病，不會像埃及人的糙皮病一樣呈現對稱性的皮膚變黑，不過其他症狀都一樣。

2005 年 9 月，一位 60 歲女性來我（賀弗）這裡就診，她說她這兩年半來得到嚴重的皮膚病。她的全身的皮膚上反反覆覆長了許多水疱及爛瘡，一開始是以臀部周圍為主，最近開始長到頸部、臉部及胸部上半。

她看了至少 9 個皮膚科醫師，而且，她最近開始長**帶狀疱疹**（俗稱皮蛇，通常在免疫系統異常低下、長期使用類固醇或免疫抑制劑後發作），目前疼痛比較好了，但傷口留下了疤痕。她也患有**關節疼痛**，因此非常憂鬱，每天都哭，而且沒法工作。

許多皮膚科醫師看診後的診斷都是：這都是人為傷口，她自己弄的。診斷的依據單純只是因為沒有任何治療對她有效，所以被誤認為是一種**精神疾病**。然而「**糙皮病**」是他們想都沒想到的診斷，也許他們根本就沒聽過這個病。

有些皮膚科醫師懷疑她的皮膚病，是因為她自己的心理因素而導致。而她覺得這個想法實在是個錯誤，因為有些病灶根本就在她抓不到的地方。她說她沒有抓，而且只有在病灶上塗抹一點點精油。2005 年 4 月，她的家庭醫師收到其他診所附上的一封信，並把她轉介給我。

以下是這封信的內容：

皮膚科其他醫師們的共識與臨床診斷一樣：這是一種強迫症所導致的神經性搔抓。但事實上我認為這些病灶比較像被皮膚科捏造出來的，而非抓出來的。

他們覺得不需要再做皮膚病理切片或其他檢查，而且覺得這不是屬於伴隨腫瘤而出現的症狀，因為知道她已經做過腹腔及骨盆腔超音波檢查了（並沒有發現腫瘤）。她的丈夫 J 今天來照顧她，我跟他簡述了目前的狀況，並討論到必須要打破她捏抓自己皮膚這個惡性循環。我也開立了 Luvox（抗憂鬱劑）給她，劑量是第 1 週 50 毫克，之後為 100 毫克。

她的轉介醫師也記載到：「好幾個皮膚科醫師都覺得這是自己抓出來的皮膚病。但我覺得診斷很有問題。」她對好幾種食物都過敏，因為乳製品會造成脹氣、腹脹及腹部絞痛，目前正在吃「無乳製品餐」。不過光是兩週的米食餐，對她沒有什麼幫助。

這位女士是一個化學研究員，工作了 25 年之久，她有很好的觀察及記錄習慣。從 2003 年起，她就接受了許多治療，她的藥物史非常複雜，以下是她的記錄：

2003 年 12 月：抗生素、prednisone（類固醇）、methamethasone（類固醇）、hydroval（類固醇藥膏）、fucidin II（抗生素藥膏）。

2004 年 1 ～ 4 月：1 % HC + glycerine glaxal base （類固醇藥膏）、bactroban/desonide（抗生素 + 類固醇藥膏）。

2004 年 5 月：懷疑是天疱瘡，切片檢查報告模棱兩可，沒有定論。

2004 年 7 月：Doxepin 10 毫克（止癢）、noritate 藥膏（抗生素），吃了 doxepin 後嚴重偏頭痛。加了 prednisone，結果更糟，而且感染了。3 個月治療後仍然長爛瘡。

2004 年 9 月：病灶很痛，服用 synthroid（甲狀腺素）。

2004 年 11 月：seroquel（精神病藥物）25 毫克，效果好像比 prednisone 好，劑量增至 50 毫克。

2004 年 12 月：更多病灶。把 prednisone（類固醇）減掉了，開始吃 paxil（抗憂鬱劑）。

2005 年 1 月：開始吃 celexa（抗憂鬱劑）20 毫克。

2005 年 3 月：celexa 停掉。

2005 年 4 月：左腳踝內側 3 處感染，很痛，全身發癢，開始吃 tetracycline（抗生素）及 atarax（止癢）。到現在為止，已經看了 8 個皮膚科醫師了，有些醫師覺得這些都是我抓出來的。

2005 年 5 月：完成 tetracycline（抗生素）2 週的療程，沒改善。全都又痛又流湯。

2005 年 16 月：開始吃 oxycodone（嗎啡類止痛劑）5 毫克止痛。

2005 年 7 月：開始每天吃 3 次 clindamycin（抗生素）300 毫克。

2005 年 8 月：左側臀部帶狀疱疹（皮蛇），神經痛延伸到大腿及小腿側邊。開始吃 neuronitn（止痛）100 毫克，劑量加到 300 毫克。

2005 年 9 月：有些病灶癒合了，但還有很多處（耳朵、身體側邊、後頸部、上半背、下半背）都反覆發作，脊椎旁跟大腿很密集，頭皮也有些大的腫塊。

除了上述這些藥物，她也服用很多顆維生素錠，不過每顆的維生素含量都只有一點點。

當她 2005 年 9 月來找我求診的時候，我給她開立每天 3 次 500 毫克的菸鹼醯酸、**3 次 500 毫克**的**維生素 C**、3 次 2 克的**離氨酸**（lysine）、1 次 50 毫克的**檸檬酸鋅**（zinc citrate），並注射維生素 $B_{12}$，直到她的疼痛都緩解。

很多醫師開給病人很多顆維生素錠，但維生素的含量只比日常飲食多一點點而已，這幫助不大。重要的是要給病人真正需要的那些維生素及正確的劑量，其他可以從飲食中去補充。

我使用菸鹼醯酸，因為我**發現病人的皮膚病是「糙皮病」**。古典糙皮病非常罕見，所以很少皮膚科醫師會想到。

這是我遇到的第二個糙皮病人。第一個病人曾在北美看過 12 個皮膚科醫師，但疾病還是持續惡化，她一走進我的診間，我就看到典型的糙皮病皮膚表現，**加入維生素 $B_3$ 之後數個月，她就好了。**

我沒有給現在這個病人一般型菸鹼酸，因為我覺得潮紅感會讓她很不舒服。我給她維生素 C，因為人體沒有辦法自行製造維生素 C，也沒辦法從食物中獲取足夠的量。

就像爾文史東（Irwin Stone）[編審註] 所說的，我們都得到「**維生素 C**

---

【編審註】化學家爾文・史東（Irwin Stone）是首位建議萊納斯・鮑林（諾貝爾學獎得主）博士，嘗試使用維生素 C 來解決疾病與延長壽命的專家。當時，鮑林博士在年過 60 之後，感到身體力不從心，他向史東博士表明，希望能再讓他多活 10 年，見證偉大的 DNA 時代

低下症」（hypoascorbemia），這是一個**基因缺陷**，讓我們無法自行將葡萄糖轉成維生素 C，而且所有的動物都得了這個「病」。服用離氨酸（L-lysine）這個胺基酸，加上維生素 C，並注射維生素 $B_{12}$，對於治療帶狀疱疹神經痛非常有效，而且幾天內就見效，很少失敗。我加入鋅，因為這個礦物質對於維持皮膚的完整性非常重要。

這位病人雖然已經病痛了 2 年，治療到 2005 年 11 月就已經不痛了。除了甲狀腺素之外，她已經不再需要任何藥物，而且狀況很好。除了有次她跑進一個剛清潔完、充滿藥水味的房間，因而短暫發作了一次。

我把她的菸鹼醯酸劑量增加到每天服用 3 次 1 克，她現在很開心，覺得病痛終於解決了，她的丈夫也很高興，覺得這樣的轉變是個奇蹟。

## 三叉神經痛（Trigeminal Neuralgia）

賀弗博士和 M. Walker 寫道：

三叉神經痛（或稱痛性抽搐，tic douloureux）一種導致嚴重撕裂痛的疾病，延續數秒到數分鐘，可能好幾個月都會持續疼痛。它通常在摸到觸發點（trigger point），或在咀嚼、摩擦**牙齒**時發作。通常治療包含癲通（Tegretol）、倍鬆（Baclofen）、癲能停（phenytoin）與抗憂鬱劑，以及手術將第五對神經切斷。但有個選擇，在我四個病人身上療效相當不錯。

1992 年 9 月 15 日，有個 1915 年出生的女士告訴我，她在 1978 年的一個晚上驚醒，為右臉頰的疼痛而尖叫。她承受了至少 6 次的劇烈疼痛，被診斷為痛性抽搐。從那時開始，她的疼痛就沒有停過，除此之外，過去一年她因下顎劇痛被診斷為關節炎。

的來臨（鮑林博士當時剛發現 DNA 與紅血球的分子結構，得到第三座諾貝爾化學獎的呼聲極高），然而爾文‧史東的大劑量維生素 C 療法建議，並沒有讓鮑林博士多活 10 年，而是多活了 30 年，鮑林博士最後以 93 歲高齡，逝世於 1994 年。

229

我建議她每餐飯後服用**菸鹼酸 500 毫克**，以及**維生素 C 1000 毫克**，每天服用一次**維生素 B 群**、**維生素 E 800 國際單位**，以及**維生素 B$_{12}$** 舌下 2 毫克、一天兩次葉酸 5 毫克。

一週後，她不再疼痛。1994 年 9 月 20 日，她來電跟我討論別的事情，我問她右臉頰還疼痛嗎？她回答，這真是個奇蹟，自從開始採用細胞分子矯正治療後，再也沒有痛過 [82]。

菸鹼酸是我給 4 名三叉神經痛個案的療程之一，我也建議他們接受**維生素 B$_{12}$ 注射**，服用**維生素 C** 以及 **L- 離氨酸**（L-Lysine），我沒看過對此療程得無效案例。

## 病毒感染（Viral Illnesses）

菸鹼酸與其他維生素 B 群在治療病毒感染性疾病上，有支持性的價值，甚至包含**愛滋病**。菸鹼酸與 B 群本身的角色，甚至真正發揮了**抗病毒**的特性。

舉例來說，硫胺素（**維生素 B$_1$**）可能對慢性 **B 型肝炎**感染的人有效 [83]。此外，硫胺素的一種型式——二硫化硫胺素（thiamine disulfide），可能在愛滋病的化學治療上有重要功用。[84]

缺乏菸鹼酸對於嚴重病毒感染的恢復，是一大阻礙。根據慕瑞（Murray）的說法，「在愛滋病患者身上發現，**菸鹼酸嚴重缺乏或異常耗損所產生的臨床症狀，與愛滋病十分類似**。有臨床和實驗室的資料，支持菸鹼酸在愛滋病感染的潛在療效 [85]。」

菸鹼酸可能可以和其他營養素搭配得宜。1993 年，約翰·霍普金斯大學研究 281 名感染愛滋病毒的男性，受試者服用了高於官方飲食建議攝取量（RDA）的綜合維生素補充品，比起未服用的，**減少了一半的愛滋病復發次數**。

這項重要的 7 年研究並未吸引大眾注意。這很奇怪，**減少愛滋病發生率高達 50％應該是個頭條新聞**（但因缺乏商業利益的誘因而鮮為人知）！真正驚人的是，並不需要太多（只需要 RDA 建議的 5 倍），愛滋病就可以成功被控制住，包含維生素 B 群、維生素 C 與 β 胡蘿蔔素。

研究人員的結論：「只要初期患者努力從食物或補充品中，盡可能的攝取維生素 C、$B_1$ 與菸鹼酸，就可以大大降低患者日後真正發展成愛滋病患的可能性；另一個一樣有用的維生素組合是：菸鹼酸（$B_3$）、維生素 A 和鋅[86]。」

一份 2004 年由哈佛大學法韋茲（Fawzi）與同事進行的研究發現，大劑量補充維生素，能夠降低發展成為真正愛滋病的比率高達 5 成。除此之外，維生素的補充減少了 **27％**的愛滋病死亡率。研究結果顯示：「多種維他命明顯帶來更高的 CD4+ 與 CD8+ 細胞數量、更低的病毒量……，多種維他命的補充，延緩了愛滋病的進展[87]。」

各種維生素彼此間都有協同效應，其他營養素如氨基酸、礦物質也是。這可以寫成另一本書了，而這本書也已經寫好，福斯特博士（Dr. Harry D. Foster，本書作者之一）所著：《什麼導致了愛滋病？》（What Really Causes AIDS[88]）提供了以營養為基礎的愛滋病療法。他比喻後天人類免疫不全病毒（HIV）是一種生物化學的寄生蟲，致命地從已經營養不良的人身上，將營養素抽離。

福斯特博士的療程含有微量礦物質硒和氨基酸，包含：**半胱胺酸、麩醯胺酸、色胺酸**[89]，這方法在南非、尚比亞、烏干達等地皆被成功驗證[90]。

# 結語

不要管別人的權威，因為總是有相反的權威。
——伯特蘭・羅素（Bertrand Russell）

**菸鹼酸缺乏的問題，總是與我們如影隨形。**1973 年威斯康辛大學教授 Conrad Elvehjem 分離出菸鹼酸分子之前，沒人知道菸鹼酸是什麼。

你可能會驚訝，還不到 80 年，我們卻能對它有如此多的瞭解。同樣令人驚訝的是，還有這麼多醫師（先不提藥師、護理師、營養師、新聞記者與政府公共衛生政策制訂者）卻仍然對於不了解的事實而堅持，我們每天不需要補充 $B_3$ 超過 16 毫克的量。（好吧！懷孕婦女被「允許」服用，哇！18 毫克……）建議飲食攝取量（RDA），只是這個重要營養素最優攝取量的十分之一，或甚至百分之一而已。

我們的主張是，每個人每天都需要至少幾百毫克的菸鹼酸，一般飲食沒辦法達到這個量。也許絕大多數的成人，可能需要接近 1,600 ～ 1,800 毫克來維持健康，生病的時候則需要更多劑量來達到療效，這是建議飲食攝取量的 100 倍。不過我們很清楚，補充是必須的。

對高劑量補充 $B_3$ 的反對聲浪是強勁的。這個隨便、但聽起來又很權威的「容許（或安全）上限」——很荒謬的只有每日 35 毫克——服用維生素的大眾，必須克服難以跨越的醫療專業機構偏見。

有句老話說：「並不是我們不知道的會害了我們，反而是我們自以為知道的！」在 $B_3$ 的案例裡，沒有比這句更真實的話了。

菸鹼酸劑量與菸鹼酸的效益，是我們和「醫學威權」隔行如隔山的地方。奇怪的是，早在 1930 年，就有醫生採用高劑量菸鹼酸治療關節炎了。自從 1950 年，賀弗博士和許多醫療同行減輕了、甚至治癒了精神疾病，包含：精神分裂症、意識不清與學習障礙。高劑量菸鹼酸在降低膽固醇上，是如此地有效，也早為人所知。

這些會將維生素 $B_3$ 的運用，帶到公共衛生的議題上。當一種如此多用途的維生素運用，竟被醫界形容為「盲目趕流行」（faddish）、「找病來醫」（Cure in search of disease）。而當藥物有多用途，卻被形容為「廣效型」、「神奇藥物」，這種雙重標準必須被揭露出來，而且每次都要嚴重被駁斥，我們希望這本書對真相還原是有幫助的，時候已經到了，人們不需要再忍受對慢性疾病無效又有害的醫療。

**過動症狀並不是因為利他能缺乏，高膽固醇也不是史塔汀藥物的缺乏，關節炎更不是阿斯匹林的缺乏。**但這些表面不相關的健康問題，以及許多其他的，可能真的由於共同的營養依賴所導致。

針對所缺乏的營養素，以細胞分子矯正的概念治療，在半世紀前是很棒的作法，直至今日依然還是最佳的療癒方式。

# ▎參考文獻

## 序

1. Brown, G. B. "Niaspan in the Management of Dyslipidaemia: The Evidence." *Eur Heart J Suppl* 8 (2006): F60-F67.
2. Villines, T. C., E. J. Stanek, P. J. Devine, et al. "The ARBITER 6-HALTS Trial (Arterial Biology for the Investigation of the Treatment Effects of Reducing Cholesterol 6-HDL and LDL Treatment Strategies in Atherosclerosis): Final Results and the Impact of Medication Adherence, Dose, and Treatment Duration." *J Am Coll Cardiol* 55 (2010): 2721–2726.
3. Coleman, M. "Axon Degeneration Mechanisms: Commonality Amid Diversity." *Nat Rev Neurosci* 6 (2005): 889–898.
4. Adalbert, R., T. H. Gillingwater, J. E. Haley, et al. "A Rat Model of Slow Waller- ian Degeneration (WldS) with Improved Preservation of Neuromuscular Synapses." *Eur J Neurosci* 21, (2005): 271–277.
5. Araki, T., Y. Sasaki, J. Milbrandt. "Increased Nuclear NAD Biosynthesis and SIRT1 Activation Prevent Axonal Degeneration." *Science* 305 (2004): 1010–1013.
6. Ibid.
7. Penberthy, W. T., and I. Tsunoda. "The Importance of NAD in Multiple Sclerosis." *Curr Pharm Des* 15 (2009): 64–99.
8. Lin, S. J., P. A. Defossez, L. Guarente. "Requirement of NAD and SIR2 for Lifespan Extension by Calorie Restriction in Saccharomyces Cerevisiae." *Science* 289 (2000): 2126–2128.
9. Penberthy, W. Todd, Kristian B. Axelsen. "Table of NAD-Utilizing Enzymes," http://web.me.com/wtpenber/NAD-Utilizing_Enzymes/1.html

## 導論：為何您需要讀這本書？

1. Kuhn, T. S. *The Structure of Scientific Revolutions*. Chicago, IL: Chicago Univer sity Press, 1962.
2. Moore, T. J. *Deadly Medicine: Why Tens of Thousands of Heart Patients Died in America's Worst Drug Disaster*. New York, NY: Simon and Schuster, 1995.
3. Abramson, J. *Overdo$ed America*: The Broken Promise of American Medicine. New York, NY: Harper Perennial, 2005.
4. Dean, C., T. Tuck. *Death by Modern Medicine*. Belleville, ON: Matrix Vérité Media, 2005.
5. Pauling, L. *How to Live Longer and Feel Better*. New York, NY: W.H. Freeman, 1986.
6. Pauling, L. "Orthomolecular Psychiatry." *Science* 160 (1968): 265–271.
7. Hoffer, A., A. W. Saul. *Orthomolecular Medicine for Everyone: Megavitamin Therapeutics for Families and Physicians*. Laguna Beach, CA: Basic Health Publications, 2008.
8. Ibid.
9. Ibid.
10. Williams, R. *Biochemical Individuality*. New York, NY: W. H. Freeman, 1956.
11. Foster, H. D. *Reducing Cancer Mortality: A Geographical Perspective*. Victoria, BC:

Western Geographical Press, 1986.
12. Foster H. D. *What Really Causes Alzheimer's Disease*. Victoria, BC: Trafford Pub- lishing, 2004. http://www.hdfoster.com/publications
13. University of Maryland Medical Center, Sulfur. http://www.umm.edu/altmed/articles/sulfur-000328.htm
14. Williams, S.R. *Nutrition and Diet Therapy*, 6th ed., St. Louis, MO: Times-Mir- ror/Mosby, 1989: 239.

## 導引：維生素 B₃，唯一無副作用的降脂特效藥

1. Parsons, W. B. Jr, R. W. P. Achor, K. G. Berge, et al. "Changes in Concentration of Blood Lipids Following Prolonged Administration of Large Doses of Nicotinic Acid to Persons With Hypercholesterolemia: Preliminary Observations." *P Staff Meet Mayo Clinic,* 31 (1956): 377–390.
2. Altschul, R., A. Hoffer, J. D. Stephen. "Influence of Nicotinic Acid on Serum Cho- lesterol in Man." *Arch Biochem Biophys* 54 (1955): 558–559.
3. Altschul, R. *Niacin in Vascular Disorders and Hyperlipidemia*. Springfield, IL: Charles C. Thomas, 1964.
4. Altschul, Hoffer, Stephen. "Influence of Nicotinic acid..." *Arch Biochem Biophys* 1955: 558–559.
5. Parsons, W. B. Jr. *Cholesterol Control Without Diet! The Niacin Solution*. Scottsdale, AZ: Lilac Press, 1998.
6. The Coronary Drug Project Research Group. "Clofibrate and Niacin in Coronary Heart Disease." J Am Med Assoc 231 (1975): 360–381.
7. Canner, P. L., K. G. Berge, N. K. Wenger, et al., for the Coronary Drug Project Research Group. "Fifteen Year Mortality in Coronary Drug Project Patients: Long- term Benefit With Niacin." *J Am Coll Cardiol* 8 (1986): 1245–1255.

## Chapter1：什麼是菸鹼酸？

1. Gutierrez, D. "Niacin May Lower the Risk of Heart Disease." NaturalNews.com (Nov 7, 2008): http://www.naturalnews.com/024745_niacin_cholesterol_research.html
2. Penberthy, W T. "Nicotinic Acid-Mediated Activation of Both Membrane and Nuclear Receptors towards Therapeutic Glucocorticoid Mimetics for Treating Multiple Sclerosis." *PPAR Res* (2009): 853707.
3. Penberthy, W. T., I. Tsunoda. "The Importance of NAD in Multiple Sclerosis." *Curr Pharm Des* 15(1) (2009): 64–99. Review.
4. Penberthy, W. T. "Nicotinamide Adenine Dinucleotide Biology and Disease." Curr Pharm Des 15(1) (2009): 1–2.
5. Hoffer, A. "Patentable vs. Non-patentable Treatment," *J Orthomolecular Med* 14 (2nd Quarter 1999): Editorial.
6. Hoffer, A. "Megavitamin B₃ Therapy for Schizophrenia." *Can Psychiat Assoc J 16* (1971): 499–504.
7. Dalton, T. A., R. S. Berry. "Hepatotoxicity Associated With Sustained-release Niacin." *Am J Med* 93(1) (Jul 1992): 102–4.
8. Guyton, J. R., H. E. Bays. "Safety Considerations With Niacin Therapy." *Am J Cardiol* 19;99(6A) (Mar 2007): 22C–31C.
9. Citations from original source:

19. Henkin, Y., A. Oberman, D. C. Hurst, et al. "Niacin Revisited: Clinical Obser- vations on an Important But Underutilized Drug." *Am J Med 91* (1991): 239–246.

20. Henkin, Y., K. C. Johnson, J. P. Segrest. "Rechallenge With Crystalline Niacin After Drug-induced Hepatitis From Sustained-release Niacin." *J Am Med Assoc* 264 (1990): 241–243.

3. McKenney, J. M., J. D. Proctor, S. Harris, et al. "A Comparison of the Efficacy and Toxic Effects of Sustained- Vs. Immediate-release Niacin in Hypercholes- terolemic Patients." *J Am Med Assoc* 271 (1994): 672–677.

10. Loriaux, S. M., J. B. Deijen, J. F. Orlebeke, et al. "The Effects of Nicotinic Acid and Xanthinol Nicotinate on Human Memory in Different Categories of Age. A Double Blind Study." *Psychopharmacology (Berl)* 87(4) (1985): 390–5.

11. Perricone, N. V., D. Bagchi, B. Echard, et al. "Blood Pressure Lowering Effects of Niacin-bound Chromium(III) (NBC) in Sucrose-fed Rats: Renin-angiotensin System." *J Inorg Biochem102(7) (Jul 2008)*: 1541–8.

12. Preuss, H. G., D. Wallerstedt, N. Talpur, et al. "Effects of Niacin-bound Chromium and Grape Seed Proanthocyanidin Extract on the Lipid Profile of Hypercholesterolemic Subjects: A Pilot Study." *J Med* 31(5–6) (2000): 227–46.

13. Preuss, H. G., B. Echard, N. V. Perricone, et al. "Comparing Metabolic Effects of Six Different Commercial Trivalent Chromium Compounds." *J Inorg Biochem 102(11) (Nov 2008):* 1986–90.

14. Preuss, H. G., S. T. Jarrell, R. Scheckenbach, et al. "Comparative Effects of Chromium, Vanadium and Gymnema Sylvestre on Sugar-induced Blood Pressure Ele- vations in SHR." *J Am Coll Nutr* 17(2) (Apr 1998): 116–23.

## Chapter2：菸鹼酸缺乏的病理機轉—— 皮膚、消化系統與腦神經疾患

1. Elmore, J. G., A. R. Feinstein. "Joseph Goldberger: An Unsung Hero of American Clinical Epidemiology." *Ann Intern Med* 121(5) (Sep 1994): 372–5.

2. National Institutes of Health, Office of History. "Dr. Joseph Goldberger & the War on Pellagra" http://history.nih.gov/exhibits/goldberger/index.html

3. Wittenborn, J. R. "A Search for Responders to Niacin Supplementation." *Arch Gen Psychiat* 31 (1974): 547–552.

## Chapter3：菸鹼酸的生理機能，為何現代人都會缺乏菸鹼酸

1. Merialdi, M., L. E. Caulfield, N. Zavaleta, et al. "Randomized Controlled Trial of Prenatal Zinc Supplementation and the Development of Fetal Heart Rate." *Am J Obstet Gynecol* 190 (2004): 1106–1112.

2. Wu, G., F. W. Baze, T. A. Cudd, et al. "Maternal Nutrition and Fetal Develop- ment." *J Nut* 134 (2004): 2169–2172.

3. Ibid.

4. Hetzel, B. S. *The Story of Iodine Deficiency: An International Challenge in Nutri- tion.* Oxford, ENG: Oxford University Press, 1989.

5. Tan, J., R. Li, W. Zhu. "Medical Geography." In: M. Ren, C. Lin, eds. *Recent Development of Geographical Science in China.* Beijing: Science Press, 1990.259-279

6. Ibid.

7. Wu, Baze, Cudd, et al. "Maternal Nutrition" *J Nut* 134: 2169–2172.
8. Foster, H. D., A. Hoffer. "The Two Faces of L-Dopa: Benefits and Adverse Sideeffects in the Treatment of Encephalitis Lethargica, Parkinson's Disease, Multiple Sclerosis and Amyotrophic Lateral Sclerosis." *Med Hypotheses* 62(2) (2004): 177–181.
9. Foster, H. D. *What Really Causes Multiple Sclerosis.* Victoria, BC: Trafford Pub- lishing, 2007.
10. Wu, Baze, Cudd, et al. "Maternal Nutrition" J Nut 134: 2169–2172.
11. Hartl, D. L., D. Freifelder, L. Synder. Basic Genetics. Boston, MA: Jones et Bartlett, 1988.
12. Ames, B. N., I. Elson-Schwab, E. A. Silver. "High-dose Vitamin Therapy Stimulates Variant Enzymes with Decreased Coenzyme Binding Affinity (Increased Km): Relevance to Genetic Disease and Polymorphisms." *Am J Clin Nutr* 75 (2002):616–658.
13. Ibid.
14. Ibid.
15. Barleer, G. W., G. L. Spaeth. "The Successful Treatment of Homocystinuria With Pyridoxine." *J Pediatr* 75 (1969): 463–478.
16. Neu, H. C. "The Crisis in Antibiotic Resistance." Science 257(5073) (1992):1064–1073.
17. Foster H. D. "Host-pathogen Evolution: Implications for the Prevention and Treatment of Malaria, Myocardial Infarction and AIDS." Med Hypotheses. 2008; 70:21–25.
18. Mizuno, Y., S. I. Kawazu, S. Kano, et al. "In Vitro Uptake of Vitamin A by Plas- modium Falciparum." Ann Trop Med Parasit 97(3) (2003): 237–243.
19. Andrews, K. T., T. N. Tran, N. C. Wheatley, et al. "Targeting Histone Deacetylase Inhibitors for Anti-malarial Therapy." *Curr Top Med Chem* 9(3) (2009):292–308.
20. Shankar, A. H., B. Genton, R. D. Semba, et al. "Effects of Vitamin A Supplementation on Morbility Due to Plasmodium Falciparum in Young Children in Papua New Guinea: A Randomized Trial." *Lancet* 354(9174) (1999): 203–209.
21. Foster, H. D. "Coxsackie B Virus and Myocardial Infarction." *Lancet* 359(9308) (2002): 804.
22. Cermelli, C., M. Vincet, E. Scaltriti, et al. "Selenium Inhibition of Coxsackie B5 Replication on the Etiology of Keshan Disease." *J Trace Elem Med Bio* 16(1) (2002): 41–46.
23. Kuklinski, B., E. Weissenbacher, A. Fähnrich. "Coenzyme Q10 and Antioxidants in Acute Myocardial Infarction." *Mol Aspects Med* 15(Suppl) (1994): 143–147.
24. Foster, H. D. *What Really Causes AIDS.* Victoria, BC: Trafford Publishing, 2002. http://www.hdfoster.com/publications
25. Namulema, E., J. Sparling, H. D. Foster. "Nutritional Supplements Can Delay the Progress of AIDS in HIV-infected Patients: Results from a Double-blinded, Clinical Trial at Mengo Hospital, Kampala, Uganda." *J Orthomolecular Med* 22(3) (2007):129–136.
26. Xu, Q., C. G. Parks, L. A. Deroo, R. M. Cawthor, et al. "Multivitamin Use andTelomere Length in Women." *Am J Clin Nutr* 89(6) (2009): 1857–1863.
27. Bize, P., F. Criscuolo, N. B. Metcalfe, et al. "Telomere Dynamics Rather Than Age Predict Life Expectancy in the Wild." *P Biol Sci/R Soc.* 276(1662) (2009): 1679–1683.
28. 7. Hoffer, A., H. D. Foster. *Feel Better, Live Longer with Vitamin B3: Nutrient Deficiency and Dependency.* Toronto, ON: CCNM Press, 2007.
29. Miller, C.L., J. R. Dulay. "The High-affinity Niacin Receptor HM74A is Decreased in the Anterior Cingulate Cortex of Individuals with Schizophrenia." *Brain Res Bull* 77(1) (Sep 5, 2008): 33–41.
30. Horrobin, D. *The Madness of Adam and Eve. How Schizophrenia Shaped Humanity.* London, ENG: Bantam Press, 2001.
31. Huxley, J., E. Mayr, H. Osmond, A. Hoffer. "Schizophrenia as a Genetic Mor-phism." *Nature* 204 (1964): 220–221.
32. Foster, Hoffer. "The Two Faces of L-Dopa" *Med Hypothesis* 62: 177–181.

33. Cleave, T.L. Diabetes, Coronary Thrombosis, and the Saccharine Disease. Bristol, ENG: John Wright & Sons, 1966.
34. Miller, Dulay. "The High-affinity Niacin Receptor HM74A" Brain Res Bull 77(1):33–41.
35. Hoffer, A., H. D. Foster. Feel Better, Live Longer With Niacin. Toronto, ON: CCNM Press, 2007.
36. Hawthorn, T. Obituary. Globe and Mail Toronto, ON: November 29, 2008
37. Green, G. "Subclinical Pellagra." In: D. Hawkins, L. Pauling, eds. Orthomolecular Psychiatry Treatment of Schizophrenia San Francisco, CA: WH Freeman, 1973.411–433.
38. Kaufman, W. The Common Form of Niacin Amide Deficiency Disease: Aniaci- namidosis. New Haven, CT: Yale University Press, 1943.
39. Kaufman, W. "Niacinamide: A Most Neglected Vitamin." J Int Acad Prev Med 8 (1983): 5–25.
40. Miller, Dulay. "The High-affinity Niacin Receptor HM74A" Brain Res Bull 77(1): 33–41.

Chapter4：如何使用菸鹼酸

1. "Doctors Say, Raise the RDAs Now." Orthomolecular Medicine News Service, Oct 30, 2007 http://orthomolecular.org/resources/omns/v03n10.shtml7
2. Merck Manual, Online Medical Library, Home Ed. "Disorders of Nutrition and Metabo- lism: Vitamins." http://www.merckmanuals.com/home/sec12/ch154/ch154a.html
3. Troppmann, L., K. Gray-Donald, T. Johns. "Supplement Use: Is There Any Nutri- tional Benefit?" J Am Diet Assoc 102(6) (June 1, 2002): 818–825.
4. Ibid.
5. Passwater, R. A. Supernutrition, New York, NY: Pocket Books, 1991.
6. Rohte, O., D. Thormählen, P. Ochlich. [ "Elucidation of the Mechanism of Nico- tinic Acid Flush in Animal Experimentation." ] [Article in German] Arzneimittelforschung 7(12) (1977): 2347–52.
7. Kunin, R. A. "Manganese and Niacin in the Treatment of Drug-induced Dyskine- sias." J Orthomol Psych, 5(1) (1976): 4–27.
8. Kaijser, L., B. Eklund, A. G. Olsson, et al. "Dissociation of the Effects of Nico- tinic Acid on Vasodilatation and Lipolysis by a Prostaglandin Synthesis Inhibitor, Indomethacin, in Man." Med Biol 57(2) (Apr 1979): 114–7.
9. Estep, D. L., G. R. Gay, R. T. Rappolt, Sr. "Preliminary report of the Effects of Propranolol HCl on the Discomfiture Caused by Niacin." Clin Toxicol 11(3) (1977):325–8.
10. Boyle, E. "Niacin and the Heart." Paper delivered at Int. Conf. Alcoholics Anony- mous Physicians, New York, 1967 (excerpted in A Second Communication to A.A.'s Physicians, Bedford Hills, NY: 1968).
11. Cheng, K., T. J. Wu, K. K. Wu, et al. "Antagonism of the Prostaglandin D2 Receptor 1 Suppresses Nicotinic Acid-induced Vasodilation in Mice and Humans." P Natl Acad Sci USA. 103(17) (Apr 25, 2006): 6682–7.
12. Bicknell, F., F. Prescott. The Vitamins in Medicine, 3rd ed., p 379. London, ENG: William Heinemann Medical Books Ltd, 1953. Reprint: Milwaukee, WI: Lee Foundation for Nutritional Research.

Chapter5：菸鹼酸的高安全性

1. Vague, P. H., B. Vialtettes, V. Lassmanvague, et al. "Nicotinamide May Extend Remission Phase in Insulin Dependent Diabetes." Lancet 1 (1987): 619–620.

2. Canner, P. L., C. D. Furberg, M. E. McGovern. "Benefits of Niacin in Patients With Versus Without the Metabolic Syndrome and Healed Myocardial Infarction (from the Coronary Dug Project)" *Am J Cardiol* 97(4) (Feb 2006): 477–479.

3. Dube, M. P., et al. "Safety and Efficacy of Extended-release Niacin for the Treatment of Dyslipidaemia in Patients with HIV Infection: AIDS Clinical Trials Group Study A5148." *Antivir Ther* 11(8) (2006): 1081–1089.

4. Kirkey, A. "Diabetics Should Take Cholesterollowering Drugs, Study Finds." Edmonton Journal Jan 11, 2008.

5. Zhou, S. S., D. Li, W. P. Sun, et al. "Nicotinamide Overload May Play a Role in the Development of Type 2 Diabetes." *World J Gastroenterol* 15(45) (Dec 7, 2009):5674–84.

6. Li, D., W. P. Sun, Y. M. Zhou al. "Chronic Niacin Overload May Be Involved in the Increased Prevalence of Obesity in US Children." *World J Gastroenterol* 16(19) (May 21, 2010): 2378–2387.

7. Dajani HM, Lauer AK. Optical coherence tomography findings in niacin maculopathy. *Can J Ophthalmol* 2006; 41:197–200.

8. Freisberg L, Rolle, TJ, Ip MS. Diffuse Macular Edema in Niacin-Induced Macu- lopathy May Resolve With Dosage Decrease. *Retinal Cases & Brief Reports* 5:227–228 doi: 10.1097/ICB.0b013e3181e180c0

9. Millay RH, Klein ML, Illingworth DR. Niacin maculopathy. *Ophthalmology* 1998; 95:930–936.

10. Fraunfelder FW, Fraunfelder FT, and Illingworth DR. Adverse ocular effects asso- ciated with niacin therapy. *Br J Ophthalmol* 1995; 79:54–56.

11. Fraunfelder FW. Ocular side effects from herbal medicines and nutritional sup- plements. *Amer J Ophthalmol* 2004; 138:639–647.

12. Mularski, R. A., R. E. Grazer, L. Santoni, et al. "Treatment Advice on the Inter- net Leads to a Life-threatening Adverse reaction: Hypotension Associated with Niacin Overdose." *Clin Toxicol (Phila)* 44(1) (2006): 81–4.

13. Bays, H. E., D. Maccubbin, A. G. Meehan, et al. "Blood Pressure-lowering Effects of Extended-release Niacin Alone and Extended-release Niacin/Laropiprant Combination: A Post Hoc Analysis of a 24-Week, Placebo-controlled Trial in Dyslipidemic Patients." *Clin Ther* (1) (Jan 2009): 115–22.

14. Bays, H. E., D. J. Rader. "Does Nicotinic acid (Niacin) Lower Blood Pressure?" *Int J Clin Pract* 63(1) (Jan 2009): 151–9.

15. Parsons, W. B. Jr. *Cholesterol Control without Diet! The Niacin Solution.* 2nd ed., Scottsdale, AZ: Lilac Press, 2003.

16. Bronstein, A. C., D. A. Spyker, L. R. Cantilena Jr., et. al. "2009 Annual Report of the American Association of Poison Control Centers' National Poison Data System (NPDS): 27th Annual Report." *Clinical Toxicology* 48 (2010): 979–1178. The data mentioned in the inset are found in Table 22B, journal pages 1138–1148.

17. Gonzalez-Heydrich, J., R. D. Wilens, A. Leichtner, et al. "Retrospective Study of Hepatic Enzyme Elevations in Children Treated with Olanzapine, Divalproic Acid and Their Combination." *J Am Acad Child Adolescent Psych* 42 (2003):1227–33.

18. Bronstein AC, Spyker DA, Cantilena LR Jr, Green JL, Rumack BH, Giffin SL.2009 Annual Report of the American Association of Poison Control Centers' National Poison Data System (NPDS):27th Annual Report. Clinical Toxicology (2010). 48, 979–1178. The vitamin data mentioned in the inset are found in Table 22B.

19. Kemper, K. J., K. L. Hood. "Does Pharmaceutical Advertising Affect Journal Pub- lication About Dietary Supplements?" BMC Complement Altern Med 8(11) (Apr 9,2008). Full text at http://www.biomedcentral.com/1472–6882/8/11 or http://www.pub- medcentral.nih.gov/articlerender.fcgi?tool=pubmed&pubmedid=18400092

20. Ibid.
21. Vedantam, S. "Drug Studies Skewed Toward Study Sponsors: Industry-funded Research Often Favors Patent-holders, Study Finds." *The Washington Post,* April 11,2006. http://www. msnbc.msn.com/id/12275329/from/RS.5/
22. Heres, S., J. Davis, K. Maino, et al. "Why Olanzapine Beats Risperidone, Risperi- done Beats Quetiapine, and Quetiapine Beats Olanzapine: An Exploratory Analysis of Head-to-Head Comparison Studies of Second-Generation Antipsychotics." *Am J Psychiat* 163 (Feb 2006): 185–194. http://ajp.psychiatryonline.org/cgi/content/full/163/2/185
23. Angell, M. *The Truth about the Drug Companies.* New York, NY: RandomHouse, 2004.
24. Ibid.
25. Vedantam. "Drug Studies Skewed Toward Study Sponsors" http://www.msnbc.msn.com/id/12275329/from/RS.5/
26. Stroup, T. S., Lieberman, J. A., J. P. McEvoy, et al. "Effectiveness of Olanzapine, Quetiapine, Risperidone, and Ziprasidone in Patients with Chronic Schizophrenia Following Discontinuation of a Previous Atypical Antipsychotic." *Am J Psychiat* 163(4) (Apr 2006): 611–22.

## Chapter6：廣泛性營養缺乏症

1. Marini, N. J., J. Gin, J. Ziegle, et al. "The Prevalence of Folate-remedial MTHFR Enzyme Variants in Humans." *P Natl Acad Sci USA* 105(23) (Jun 10, 2008):8055–60.
2. Cleave, T. L. *The Saccharine Disease.* New Canaan, CT: Keats Publishing, 1975.
3. Cleave, T. L. *Diabetes, Coronary Thrombosis, and the Saccharine Disease.* Bristol, ENG: John Wright & Sons, 1966.
4. Hoffer, A., M. Walker. *Orthomolecular Nutrition.* New Canaan, CT: Keats Pub- lishing, 1978.
5. Yudkin, J. *Sweet and Dangerous.* New York, NY: Peter H Wyden, 1972.
6. Challem, J., B. Berkson, M. D. Smith. *Syndrome X: The Complete Nutritional Pro- gram to Prevent and Reverse Insulin Resistance.* New York, NY: Wiley, 2000.
7. Marini, Gin, Ziegle, et al. "The Prevalence of Folate-remedial MTHFR" *P Natl Acad Sci USA* 105(23): 8055–60.
8. Ames, B. N., I. Elson-Schwab, E. A. Silver. "High-dose Vitamin Therapy Stimu- lates Variant Enzymes With Decreased Coenzyme Binding Affinity (Increased K(m)): Relevance to Genetic Disease and Polymorphisms." *Am J Clin Nutr* 75(4) (Apr 2002):616–58.
9. Hoffer, Walker. *Orthomolecular Nutrition.*
10. USDA Economic Research Service. "U.S. Sugar Consumption Continues to Grow." USDA Agr Outlook (March 1997).
11. Hoffer, A., A. W. Saul. Orthomolecular Medicine for Everyone: Megavitamin Therapeutics for Families and Physicians. Laguna Beach, CA: Basic Health Publications, 2008.
12. Baker, S. M. "What's 'Biomedical'?" *Autism Res Rev Int* 21 (2007): 3. Guest editorial.

## Chapter7：使用維生素 B₃ 治療關節炎： 考夫曼博士的先驅研究

1. Kaufman, W. *The Common Form of Joint Dysfunction: Its Incidence and Treatment.* Brattleboro, VT: E. Ł. Hildreth & Company, 1949.
2. Kaufman, W. "The Use of Vitamins to Reverse Certain Concomitants of Aging." *J Am*

Geriatr Soc 3 (1955): 927–936.
3. Jonas, W. B., C. P. Rapoza, W. F. Blair. "The Effect of Niacinamide in Osteoarthri- tis: A Pilot Study." *Inflamm Res* 45 (July 1996): 330–334.
4. Lukaczer, D., Nutr Sci (Nov 1999).
5. Hoffer, A. "Treatment of Arthritis by Nicotinic Acid and Nicotinamide." *Can Med Assoc J* 81 (1959): 235–238.
6. Gardiner, H., A. Berenson. "10 Voters on Panel Backing Pain Pills Had Industry Ties." *New York Times*, February 25, 2005.
7. Hoffer, A., H. D. Foster. *Feel Better, Live Longer With Vitamin B3: Nutrient Defi- ciency and Dependency*. Toronto, ON: CCNM Press, 2007.
8. Psaty, B. M., Kronmal, R. A. "Reporting Mortality Findings in Trials of Rofecoxib for Alzheimer Disease or Cognitive Impairment: A Case Study Based on Documents from Rofecoxib Litigation." *J Am Med Assoc* ;299(15) (Apr 16, 2008): 1813–7.
9. Ross, J. S., K. P. Hill, D. S. Egilman, et al. "Guest Authorship and Ghostwriting in Publications Related to Rofecoxib: A Case Study of Industry Documents from Rofecoxib Litigation." *J Am Med Assoc* 299(15) (Apr 16, 2008): 1800–12.
10. DeAngelis, C. D., P. B. Fontanarosa. "Impugning the Integrity of Medical Science: The Adverse Effects of Industry Influence." *J Am Med Assoc* 299(15) (Apr 16, 2008):1833–5.
11. Taylor, P. "Health Care, Under the Influence." *Globe and Mail*, Toronto, ON: Apr 26, 2008

# Chapter8：兒童學習與行為疾患（ADD/ADHD）

1. "NTP Toxicology and Carcinogenesis Studies of Methylphenidate Hydrochloride" (CAS No. 298–59–9) in "F344/N Rats and B6C3F1 Mice (Feed Studies)." *Natl Tox- icol Prog Tech Rep Ser* 439 (Jul 1995): 1–299.
2. Kaufman, W. *The Common Form of Joint Dysfunction: Its Incidence and Treat- ment*. Brattleboro, VT: E. L. Hildreth & Company, 1949.
3. Hoffer, A. *Healing Children's Attention and Behavior Disorders: Complementary Nutritional and Psychological Treatments*. Toronto, ON: CCNM Press, 2004.
4. Ibid.
5. Hoffer, A., A. W. Saul. *Orthomolecular Medicine for Everyone: Megavitamin Therapeutics for Families and Physicians*. Laguna Beach, CA: Basic Health Publications,2008.
6. Riordan, H. D. Medical Mavericks: *Volume Three*. Wichita, KS: Bio-Communications Press, 2005
7. Saul, A. W. "The Pioneering Work of Ruth Flinn Harrell: Champion of Children." *J Orthomolecular Med* 19(1) (2004): 21–26.
8. Harrell, R. F., R. H. Capp, D. R. Davis, et al. "Can Nutritional Supplements Help Mentally Retarded Children? An Exploratory Study." *P Natl Acad Sci* USA 78 (1981): 574–578.
9. Saul. "The Pioneering Work of Ruth Flinn Harrell" J Orthomolecular Med 19(1):21–26.
10. Hoffer, A., H. D. Foster. Feel Better, Live Longer With Niacin. Toronto, ON: CCNM Press, 2007.
11. Ieraci, A., D. G. Herrera. "Nicotinamide Protects Against Ethanol-induced Apop- tolic Neurodegeneration in the Developing Mouse Brain." *PloS Med* 3(4) (Apr 2006): e101.
12. Gesch, C. B. "Food for Court: Diet and Crime." Magistrate 61(5) (2005):137–139.
13. Ibid.
14. Gesch, C. B., S. M. Hammond, S. E. Hampson, et al. "Influence of Supplemen- tary Vitamins, Minerals and Essential Fatty Acids on the Antisocial Behavior of Young Adult Prisoners. Randomized, Placebo-controlled Trial." *Brit J Psychiat* 181(2002): 22–28.
15. Challem, J. "Mean Streets or Mean Minerals?" The Nutrition Report 2001. http://www.

thenutritionreporter.com/Nutrition_and_Crime.html

# Chapter9：精神疾病

1. National Park Service, USA. "Aviation: From Sand Dunes to Sonic Booms: Wright Brothers," http://www.nps.gov/nr/travel/aviation/wrightbrothers.htm

2. Hoffer, A. Healing Schizophrenia: *Complementary Vitamin and Drug Treatments*.Toronto, ON: CCNM Press, 2004.

3. Miller, C. L., J. R. Dulay. "The High-affinity Niacin Receptor HM74A Is Decreased in the Anterior Cingulate Cortex of Individuals With Schizophrenia." Brain Res Bull 77(1) (Sep 5, 2008): 33–41.

4. Hawkins, R., L. Pauling. *Orthomolecular Psychiatry*. San Francisco, CA: WH Free- man, 1973.

5. Miller, Dulay. "The High-affinity Niacin Receptor HM74A" Brain Res Bull 77(1):33–41.

6. Hoffer, A., H. D. Foster. Feel Better, *Live Longer With Vitamin B3: Nutrient Defi- ciency and Dependency*. Toronto, ON: CCNM Press, 2007.

7. Miller, C. L., P. Murakami, I. Ruczinski, et al. "Two Complex Genotypes Relevant to the Kynurenine Pathway and Melanotropin Function Show Association With Schiz- ophrenia and Bipolar Disorder." Schizophr Res 113(2–3) (Sep 2009): 259–67.

8. Miller, Dulay. "The High-affinity Niacin Receptor HM74A" *Brain Res Bull* 77(1):33–41.

9. Lorenzen, A., C. Stannek, H. Lang, et al. "Characterization of a G protein-cou- pled Receptor for Nicotinic Acid." *Mol Pharmacol* 2001 Feb;59(2):349–57.

10. Pike, N. B., A. Wise. "Identification of a Nicotinic Acid Receptor: Is This the Molecular Target for the Oldest Lipid-lowering Drug?" *Curr Opin Investig Drugs* 5(3) (Mar 2004): 271–5.

11. el-Zoghby, S. M., A. K. el-Shafei, G. A. Abdel-Tawab, et al. "Studies on the Effect of Reserpine Therapy on the Functional Capacity of the Tryptophan-niacin Pathway in Smoker and Non-smoker Males." *Biochem Pharmacol* 19(5) (May 1970): 1661–7.

12. Liu, C. M., S. S. Chang, S. C. Liao, et al. "Absent Response to Niacin Skin Patch Is Specific to Schizophrenia and Independent of Smoking." *Psychiat Res* 152(2–3) (Aug 30, 2007): 181–7.

13. Hoffer, A., H. D. Foster. "Why Schizophrenics Smoke but Have a Lower Incidence of Lung Cancer: Implications for the Treatment of Both Disorders." *J Orthomolecular Med* 15 3rd Q 2000. Full text at: http://orthomolecular.org/library/jom/2000/pdf/2000- v15n03-p141.pdf

14. Prousky, J. E. "Vitamin B3 for Nicotine Addiction." *J Orthomolecular Med* 19 1st Q 2004. 56. Full text at: http://www.orthomolecular.org/library/jom/2004/pdf/2004-v19n01p056.pdf

15. Agnew, N., A. Hoffer. "Nicotinic Acid Modified Lysergic Acid Diethylamide Psy- chosis." *J Ment Sci* 101 (1955): 12–27.

16. Lewis, N. D., Z. A. Piotrowski. "Clinical Diagnosis of Manic-depressive Psy- chosis." *P Am Psychopathol Assoc* (1952–1954): 25–8.

17. Weiser, M., A. Reichenberg, J. Rabinowitz, et al. "Association Between Nonpsy- chotic Psychiatric Diagnoses in Adolescent Males and Subsequent Onset of Schizo- phrenia." *Arch Gen Psychiat* 58(10) (Oct 2001): 959–64.

18. Redelmeier, D. A., D. Thiruchelvam, N. Daneman. "Delirium After elective Surgery Among Elderly Patients Taking Statins." *Can Med Assoc J* 179(7) (Sep 23, 2008):645–52.

19. Marcantonio, E. R. "Statins and Postoperative Delirium." *Can Med Assoc J* 179(7) (Sep 23, 2008): 627–8.

# Chapter10：心血管疾病

1. Wachter, K. "National Heart, Lung, and Blood Institute Halts Niacin Study Early; No Added Reduction in CV Events."*Internal Medicine News Digital Network* May 26, 2011. http://www.internalmedicinenews.com/news/cardiovascular-disease/singlearticle/nhlbi-halts-niacin-study-early-no-added-reduction-in-cv-events/2ad2602b09.html

2. Altschul, R., I. H. Herman. "Influence of Oxygen Inhalation on Cholesterol Metabolism." Arch Biochem Biophys 1954 51(1) (Jul): 308–9.

3. Altschul, R., A. Hoffer, J. D. Stephen. "Influence of Nicotinic Acid on Serum Cho- lesterol in Man." *Arch Biochem Biophys* 54 (1955): 558–559.

4. Simonson, E., A. Keys. "Research in Russia on Vitamins and Atherosclerosis." *Circulation* (Nov 24, 1961): 1239–48.

5. Grundy, Grundy, Mok, et al. "Influence of Nicotinic Acid" *J Lipid Res* 1: 24–36.

6. Wilson, B. *The Vitamin B3 Therapy: A Second Communication to* A. A.'s Physi- cians (1968).

7. Boyle, E. "Niacin and the Heart." Paper Delivered at Int. Conf. Alcoholics Anony-mous Physicians, New York, 1967 (excerpted in *A Second Communication to A. A.'s Physicians*, Bedford Hills, NY: 1968).

8. National Institutes of Health. NIH Consensus Development Conference Statement. "Lowering Blood Cholesterol to Prevent Heart Disease." 5(7) December 10–12, 1984. Final Panel Statement.

9. National Institutes of Health. NIH Consensus Development Program. http://con- sensus.nih.gov/1984/1984Cholesterol047html.htm

10. Saul, A. W. "Orthomolecular Medicine on the Internet." *J Orthomolecular Med,* 20(2) (2005): 70–74.

11. Illingworth, D. R., B. E. Phillipson, J. H. Rapp, et al. "Colestipol Plus Nicotinic Acid in Treatment of Heterozygous Familial Hypercholesterolaemia." *Lancet*.1 (8215) (Feb 7, 1981): 296–8.

12. Kane, J. P., M. J. Malloy, P. Tun, et al. "Normalization of Low-density-lipopro- tein Levels in Heterozygous Familial Hypercholesterolemia With a Combined Drug Regimen." *New Engl J Med* 304(5) (Jan 29, 1981): 251–8.

13. Cheraskin, E., W. M. Ringsdorf, Jr. "The Biologic Parabola: A Look at Serum Cholesterol." *J Amer Med Assoc* 247(3) (Jan 15, 1982): 302.

14. Ueshima, H., M. Iida, Y. Komachi. "Is It Desirable to Reduce Total Serum Cho- lesterol Level as Low as Possible?" *Prev Med* 8(1) (Jan 1979): 104–5.

15. Hoffer, A., M. J. Callbeck. "The Hypocholesterolemic Effect of Nicotinic Acid and Its Relationship to the Autonomic Nervous System." *J Ment Sci* 103 (1957):810–820.

16. Hoffer, A., P. O. O'Reilly, M. J. Callbeck. "Specificity of the Hypocholesterolemic Activity of Nicotinic Acid." *Dis Nerv Syst* 20 (1959): 286–288.

17. O'Reilly, P. O., M. J. Callbeck, A. Hoffer. "Sustained-Release Nicotinic Acid(Nicospan). Effect on (1) Cholesterol Levels and (2) Leukocytes." *Can Med Assoc J* 80: 359–362, 1959.

18. El-Enein, A. M. A., Y. S. Hafez, H. Salem, et al. "The Role of Nicotinic Acid and Inositol Hexanicotinate as Anti-cholesterolemic and Antilipemic Agents." *Nutrition Rep Int* 28 (1983): 899–911.

19. Mahadoo, J., L. B. Jaques, C. J. Wright. "Lipid metabolism: the histamine-glycosamino-glycan-histaminase connection." *Med Hypotheses* 7(8) (Aug 1981): 1029–38.

20. Szatmari, A., A. Hoffer, R. Schneider. "The Effect of Adrenochrome and Niacin on the Electroencephalogram of Epileptics." *Am J Psychiatry* 111(8) (Feb 1955):603–16.

21. Hoffer, A., H. Osmond. "A Perceptual Hypothesis of Schizophrenia." *Psychiatry Dig* 28(3) (Mar 1967): 47–53.

22. Goldsborough, C. E. "Nicotinic Acid in the Treatment of Ischaemic Heart Dis- ease." *Lancet* 2 (1960): 675–677.
23. Inkeles, S., D. Eisenberg. "Hyperlipidemia and Coronary Atherosclerosis: A Review." *Medicine (Baltimore)* (60(2) (Mar 1981): 110–23.
24. Maynard, K. I. "Natural Neuroprotectants After Stroke." *Sci Med* 8(5) (Jun 28,2008): 258–267.
25. Mason, M. "An Old Cholesterol Remedy Is New Again." *New York Times* January 23, 2007. http://www.nytimes.com/2007/01/23/health/23consume.html?_r=1&oref=slogin
26. Adams, M. "Vitamin B₃ Beats Big Pharma's Zetia Cholesterol Drug." Natural- News.com, March 30, 2010, http://www.naturalnews.com/028473_Zetia_Vitamin_ B₃.html

## Chapter11：菸鹼酸於其他臨床病症的療效

1. Canner, P. L., K. G. Berge, N. K. Wenger, et al. "Fifteen Year Mortality in Coro- nary Drug Project Patients: Long-term Benefit With Niacin." *J Am Coll Cardiol* 8(6) (Dec 1986): 1245–55.
2. Ames, B. N., J. Elson-Schwab, E. A. Silver. "High-dose Vitamin Therapy Stimulates Variant Enzymes With Decreased Coenzyme-binding Affinity (Increased K(m)): Rele- vence to Genetic Disease and Polymorphism." *Am J Clin Nutr* 75 (2002): 616–658.
3. Ames, B. N. "Increasing Longevity By Tuning Up Metabolism." *Eur Mol Org* 6 (2005): S20-S24.
4. Gutierrez, H. "Micronutrient Deficiency Responsible for Cancer and other Dis- eases, Proclaims Scientist." NaturaNews.com November 4, 2008 http://www.natural- news.com/024703_cancer_deficiency_health.html
5. Pauling, L. *How to Live Longer and Feel Better. Corvallis*, OR: Oregon State Uni- versity Press, 2006.
6. Wysong, P. "High HDL Cholesterol May Protect Against Dementia." *Medical Post* Toronto, ON: August 10, 2004.
7. Westphal, C. H., M. A. Dipp, L. Guarente. "A Therapeutic Role for Sirtuins in Diseases of Aging?" *Trends Biochem Sci* 32(12) (December 1, 2007): 555–560.
8. Kaneko, S., J. Wang, M. Kaneko, et al. "Protecting Axonal Degeneration by Increasing Nicotinamide Adenine Dinucleotide Levels in Experimental Autoimmune Encephalomyelitis Models." *J Neurosci* 26(38) (Sep 20, 2006): 9794–804.
9. Sasaki, Y., A. Toshiyuki, J. Milbrandt. "Stimulation of Nicotinamide Adenine Din- ucleotide Biosynthetic Pathways Delays Axonal Degeneration after Axotomy." *J Neu- rosci* 26(33) (August 16, 2006): 8484–8491.
10. Yang, H., T. Yang, J. A. Baur, et al. "Nutrient-sensitive Mitochondrial NAD+Levels Dictate Cell Survival." *Cell* 130(6) (Sep 21, 2007): 1095–107.
11. Silverman, D. H. S., C. J. Dy, S. A. Castellon, et al. "Altered Frontocortical, Cere- bellar, and Basal Ganglia Activity in Adjuvant-treated Breast Cancer Survivors 5–10 Years After Chemotherapy." *Breast Cancer Res Tr* 103(3) (Jul 2007): 303–11. Epub 2006 Sep 29.
12. Silverman, D. H. S., S. A. Castellon, P. A. Ganz. "Cognitive Dysfunction Associated With Chemotherapy for Breast Cancer." *Future Neurol* 2(3) (May 2007):271–277.
13. Hoffer, A., A. W. Saul. *Orthomolecular Medicine for Everyone: Megavitamin Therapeutics for Families and Physicians.* Laguna Beach, CA: Basic Health Publications, 2008.
14. Hoffer, A., A. W. Saul. *The Vitamin Cure for Alcoholism.* Laguna Beach, CA: Basic Health Publications, 2008.
15. Junqueira-Franco, M. V. M., L. E. Troncon, P. G. Chiarello, et al. "Intestinal Per- meability

and Oxidative Stress in Patients with Alcoholic Pellagra." *Clin Nutr* 25 (2006): 977–983.

16. CBC News. "Lower-status Monkeys More Likely to Opt for Cocaine Over Food: Study." http://www.cbc.ca/news/technology/story/2008/04/07/monkeys-cocaine.html

17. *Science Daily.* "Subordinate Monkeys More Likely To Choose Cocaine Over Food." ScienceDaily (Apr 7, 2008). http://www.sciencedaily.com/releases/2008/04/080406153354.htm

18. Williams, R. J., M. K. Roach. "Impaired and Inadequate Glucose Metabolism in the Brain as an Underlying Cause of Alcoholism—An Hypothesis." *P Natl Acad Sci USA* 56(2) (Aug 1966): 566–571. http://www.pubmedcentral.gov/articlerender.fcgi? artid=224410

19. Foster H. D. *What Really Causes Alzheimer's Disease.* Victoria, BC: Trafford Pub- lishing, 2004. http://www.hdfoster.com/publications

20. Morris, M. C., D. A. Evans, P. A. Bienias, et al. "Dietary Niacin and the Risk of Incident Alzheimer's Disease and of Cognitive Decline." *J Neurol Psychiatry* 75 (2004): 1093–1099.

21. Green, K. N., J. S. Steffan, H. Martinez-Coria, et al. "Nicotinamide Restores Cog- nition in Alzheimer's' Disease Transgenic Mice via a Mechanism Involving Soirtuin Inhibition and Selective Reduction of Thr231-Phosphotau." *J Neurosci* 45 (2008):11500 to11510.

22. Foster. *What Really Causes Alzheimer's Disease.* http://www.hdfoster.com/publica- tions

23. Evans, D. A., J. L. Bienias, et al. "Dietary Niacin and the Risk of Incident Alzheimer's Disease and of Cognitive Decline." *Neurol Neurosurg Psychiat* 75 (2004):1093–1099.

24. Zandi, P. P., J. C. Anthony, A. S. Khachaturian, et al. "Reduced Risk of Alzheimer Disease in Users of Antioxidant Vitamin Supplements: The Cache County Study." *Arch Neurol* 61 (2004): 82–88.

25. Thiel, R. J. "Orthomolecular Therapy and Down Syndrome: Rationale and Clin- ical Results." Presentation at the 8th Annual Scientific Program of the Orthomolec-ular Health-Medicine Society, San Francisco, CA: March 1, 2002. http://www.health research.com/orthods. htm

26. *Pauling, L. How to Live Longer and Feel Better.* Corvallis, OR: Oregon State University Press, 2006. Used with permission of the Linus Pauling Institute, Oregon Sate University.

27. MacLeod, K. *Down Syndrome and Vitamin Therapy.* Ottowa, ON: Kemanso Pub- lishing, 2003.

28. Li, J., M. Zhu, A. B. Manning-Bog, et al. "Dopamine and L-dopa Disaggregate Amyloid Fibrils: Implications for Parkinson's and Alzheimer's Disease." *FASEB J* 18(9) (Jun 2004): 962–4.

29. Religa, D., H. Laudon, M. Styczynska, et al. "Amyloid ß Pathology in Alzheimer's Disease and Schizophrenia." Am J Psychiat 160 (May 2003): 867–872.

30. Purohit, D. P., D. P. Perl, V. Haroutunian, et al. "Alzheimer Disease and Related Neurodegenerative Diseases in Elderly Patients With Schizophrenia: A Postmortem Neuropathologic Study of 100 Cases." *Arch Gen Psychiat* 55 (1998): 205–211.

31. Prousky, J., A. Hoffer. Anxiety: *Orthomolecular Diagnosis and Treatment.*Toronto, ON: CCNM Press, 2006.

32. Eighth International Symposium on ADP-Ribosylation. "Niacin Nutrition, ADP-Ribosylation and Cancer." Fort Worth, Texas, June 1987.

33. Hostetler, D. "Jacobsons Put Broad Strokes in the Niacin/Cancer Picture." The D.O., 28 (Aug 1987): 103–104.

34. Hoffer, A. "The Psychophysiology of Cancer." *J Asthma Res* 8 (1970): 61–76.

35. McGinnis, W. R., T. Audhya, W. J. Walsh, et al. "Discerning the Mauve Factor, Alternative Therapies in Health and Disease, Part 1." *Alt Ther* 14(2) (Mar/Apr 2008):40–51. "Part 2" 14(3) (Jun 2008): 56–63.

36. Hoffer, A., H. D. Foster, "Schizophrenia and Cancer: The Adrenochrome Balanced Morphism." *Med Hypotheses* 62 (2004): 415–419.

37. Bartleman, A., R. Jacobs, J. B. Kirkland. "Niacin Supplementation Decreases the Incidence

附錄
參考文獻

of Alklation-induced Nonlymphocytic Leukemia in Long-Evans Rats." *Nutr Cancer* 60 (2008): 251–258.
38. Jacobsen, E. L. "Niacin Deficiency and Cancer in Women." *J Am Coll Nutr* 12 (1993): 412–416.
39. Moalem, S. *Survival of the Sickest. A Medical Maverick Discovers Why* We Need Disease. New York, NY: HarperCollins Publishers, 2007.
40. Bartleman, Jacobs, Kirkland. "Niacin Supplementation..." Nutr Cancer 60: 251–258.
41. Boyonoski, A. C., J. C. Spronck, R. M. Jacobs, et al. "Pharmacological Intakes of Niacin Increase Bone Marrow Poly(ADP-ribose) and the Latency of Ethylni- trosourea-induced Carcinogenesis in Rats." *J Nutr* 132(1) (Jan 2002): 115–20.
42. Boyonoski, A. C., J. C. Spronck, L. M. Gallacher, et al. "Niacin Deficiency Decreases Bone Marrow Poly(ADP-ribose) and the Latency of Ethylnitrosourea- induced Carcinogenesis in Rats." *J Nutr* 132(1) (Jan 2002): 108–14.
43. Boyonoski, A. C., L. M. Gallacher, M. M. ApSimon, et al. "Niacin Deficiency in Rats Increases the Severity of Ethylnitrosourea-induced Anemia and Leukopenia." *J Nutr* 130(5) (May 2000): 1102–7.
44. Sivapirabu, G., E. Yiasemides, G. M. Halliday, et al. "Topical Nicotinamide Mod- ulates Cellular Energy Metabolism and Provides Broad-spectrum Protection Against Ultraviolet Radiation-induced Immunosuppression in Humans." *Br J Dermatol* 161(6) (Dec 2009): 1357–64.
45. Canadian Cancer Society. "More Canadian Children Surviving Cancer—Many Experience Future Health Issues; More Research Needed: Canadian Cancer Statistics. April 9, 2008.
46. Eighth International Symposium on ADP-Ribosylation. "Niacin Nutrition..." , June 1987.
47. Kuzniarz, M., P. Mitchell, R. G. Cumming, et al. "Use of Vitamin Supplements and Cataract: the Blue Mountains Eye Study." *Am J Ophthalmol* 132(1) (2001):19–26.
48. Chiu, C. J. "Nutritional Antioxidants and Age-related Cataract and Maculopa- thy." *Exp Eye Res* 84(2) (Feb 2007): 229–45.
49. Rabbani, G. H., T. Butler, P. K. Bardhan, et al. "Reduction of Fluid-loss in Cholera by Nicotinic Acid: A Randomised Controlled Trial." *Lancet* 2(8365–66) (Dec 24–31, 1983): 1439–1442.
50. Briend, A., S. K. Nath, M. Heyman, et al. "Comparative Effects of Nicotinic Acid and Nicotinamide on Cholera Toxin-induced Secretion in Rabbit Ileum." *J Diarrhoeal Dis Res* 11(2) (Jun 1993): 97–100.
51. Petersdorf, R. G., Adams, Braunwald, et al. *Harrison's Principles of Internal Medicine*, 10th ed., New York, NY: McGraw Hill, 1983.
52. Maupin, C. "Dr. Les Simpson—Rethinking the Pathogenesis of CFIDS." *The CFS Report.* http://www.cfidsreport.com/Articles/researchers/lessimpson.htm
53. Simpson, L. O. "Altered Blood Rheology in the Pathogenesis of Diabetic and Other Neuropathies." *Muscle Nerve* 11(7) (Jul 1988): 725–44.
54. Simpson, L. O. "Blood Pressure and Blood Viscosity." *NZ Med J* 101(853) (Sep 14, 1988): 581.
55. Oakley, A., J. Wallace. "Hartnup Disease Presenting in an Adult." *Clin Exp Der- matol* 19(5) (Sep 1994): 407–8.
56. Cachin, M., J. L. Beaumont. [Treatment of Migraine by Nicotinic Acid]. *Sem Hop* 27(24) Mar 30, 1951): 977–9.
57. Velling, D. A., D. W. Dodick, J. J. Muir. "Sustained-release Niacin for Prevention of Migraine Headache." *Mayo Clin Proc* 78(6) (Jun 2003): 770–1.
58. Prousky, J., D. Seely. "The Treatment of Migraines and Tension-type Headaches With Intravenous and Oral Niacin (Nicotinic Acid): Systematic Review of the Literature." *Nutr J* 4:3 (2005).

59. Kaneko, S., J. Wang, M. Kaneko, et al. "Protecting Axonal Degeneration by Increasing Nicotinamide Adenine Dinucleotide Levels in Experimental Autoimmune Encephalomyelitis Models." *J Neurosci.* 26(38) (Sep 20, 2006): 9794–804. http://www.ncbi.nlm.nih.gov/entrez/query.fcgi?CMD=search&DB=pubmed
60. Rauscher, M. "Vitamin $B_3$ May Be Useful Against MS: Animal Study." Reuters Health. http://dukeandthedoctor.com/2010/01/vitamin-b3-may-be-useful-against-ms- animal-study/
61. Mount, H. T. "Multiple Sclerosis and other Demyelinating Diseases." *Can Med Assoc J* 108(11) (Jun 2, 1973): 1356–1358.
62. Klenner, F. R. "Response of Peripheral and Central Nerve Pathology to Mega Doses of the Vitamin B-Complex and Other Metabolites." *J Appl Nutr* 1973, http://www.tldp.com/issue/11_00/klenner.htm
63. Klenner, F. R. "Clinical Guide to the Use of Vitamin C." http://www.seanet.com/~alexs/ascorbate/198x/smith-lh-clinical_guide_1988.htm
64. Klenner, F. R. "Treating Multiple Sclerosis Nutritionally." *Cancer Control J* 2(3):16–20.
65. "Peter's Promise" http://www.orthomolecular.com (accessed Jan 2011).
66. Wahlberg, G., L. A. Carlson, J. Wasserman, et al. "Protective Effect of Nicoti- namide Against Nephropathy in Diabetic Rats." *Diabetes Res* 2 (1985): 307–312.
67. Condorelli, L. "Nicotinic Acid in the Therapy of the Cardiovascular Apparatus." In: R. Altschul, ed. *Niacin in Vascular Disorders and Hyperlipemia* Springfield, IL: CC Thomas, 1964.
68. Wald, G., B. Jackson. "Activity and Nutritional Deprivation." P Nat Acad Sci USA, 30(9) (Sep 15, 1944): 255–263.
69. Kaufman, W. *The Common Form of Joint Dysfunction: Its Incidence and Treat- ment.* Brattleboro, VT: E. L. Hildreth & Company, 1949.
70. Hoffer, A., H. D. Foster. *Feel Better, Live Longer With Vitamin B3: Nutrient Defi- ciency and Dependency.* Toronto, ON: CCNM Press, 2007.
71. Foster, H. D. and A. Hoffer. "The Two Faces of L-DOPA: Benefits and Adverse Side Effects in the Treatment of Encephalitis Lethargica, Parkinson's Disease, Multi- ple Sclerosis and Amyotrophic Lateral Sclerosis." *Med Hypotheses* 62(2) (February 2004): 177–181.
72. Hoffer, Foster. *Feel Better, Live Longer With Vitamin B3.*
73. Foster, H. D., A. Hoffer. "Hyperoxidation of the Two Catecholamines, Dopamine and Adrenaline: Implications for the Etiologies and Treatment of Encephalitis Lethar- gica, Parkinson's Disease, Multiple Sclerosis, Amyotrophic Lateral Sclerosis, and Schizophrenia." In: *Oxidative Stress and Neurodegenerative Disorders,* Amsterdam: Elsevier, 2007, Ch 16, 369–382.
74. Evans, E. L., P. J. Matts. Skin Care Composition Containing Glycerin and a Vita- min $B_3$ Compound That Increase and Repair Skin Barrier Function. Eur. Pat. Appl. (2004), EP 1459736; A1 20040922. Patent written in English.
75. Jacobson, E. L. et al. "A Topical Lipophilic Niacin Derivative Increases NAD, Epidermal Differentiation and Barrier Function in Photodamaged Skin." *Exp Dermatol* 16(6) (2007): 490–499.
76. Moro, O. Antiaging Topical Formulations Containing Niacin and Ubiquinones. Jpn. Kokai Tokkyo Koho (2005) JP 2005298370; A 20051027. Patent written in Japanese.
77. Sore, G., I. Hansenne. Peeling Composition Containing Vitamin $B_3$ and Vitamin C. Fr. Demande (2005), FR 2861595; A1 20050506. Patent written in French.
78. Tanno, O. "The New Efficacy of Niacinamide in the Skin and the Application to the Skin Care Products of Cosmetics." *Fragrance J* 32(2) (2004): 35–39.
79. Yates, P. R., R. L. Charles-Newsham. Skin Lightening Compositions Comprising Vitamins and Flavonoids. PCT Int. Appl. (2005), WO 2005094770; A1 20051013.
80. Hoffer, Saul. *Orthomolecular Medicine for Everyone.*

81. Tang, H., J. Y. Lu, X. Zheng, et al. "The Psoriasis Drug Monomethylfumarate Is a Potent Nicotinic Acid Receptor Agonist." *Biochem Biophys Res Commun* 375(4) (Oct 31, 2008): 562–5.

82. Hoffer A, M. Walker. Putting It All Together: *The New Orthomolecular Nutrition.* New Canaan, CT: Keats Publishing Inc., 1996. Also: McGraw-Hill; 1998.

83. Wallace, A.E., W. B. Weeks. "Thiamine Treatment of Chronic Hepatitis B Infec- tion." *Am J Gastroenterol* 96(3) (2001): 864–868.

84. Shoji, S. et al. "Thiamine Disulfide as a Potent Inhibitor of Human Immunode- ficiency Virus (Type-1) Production. Biochemical and Biophysical Research Commu- nications." 205(1) (1994): 967–75.

85. Murray, M. F. "Niacin as a Potential AIDS Preventive Factor." *Med Hypotheses* 53(5) (1999): 375–379.

86. Tang, A. M., N. M. Graham, A. J. Kirby, et al. "Dietary Micronutrient Intake and Risk of Progression to Acquired Immunodeficiency Syndrome (AIDS) in Human Immunodeficiency Virus Type 1 (HIV-1)-Infected Homosexual Men." *Am J Epidemiol* 138(11) (Dec 1, 1993): 937–51.

87. Fawzi, W. W., G. I. Msamanga, D. Spiegelman, et al. "A Randomized Trial of Multivitamin Supplements and HIV Disease Progression and Mortality." *New Engl J Med* 351(1) (Jul 1, 2004): 23–32.

88. Foster, H. D. What Really Causes AIDS. Victoria: Trafford Publishing, 2002

89. Foster, H. D. "Treating AIDS with Nutrition." Doctor Yourself Newsletter, 4(12) (May 20, 2004). http://www.doctoryourself.com/news/v4n12.txt

90. Bradfield, M., H. D. Foster." The Successful Orthomolecular Treatment of AIDS: Accumulating Evidence from Africa." *J Orthomolecular Med* 21(4) (2006). http://www. orthomolecular.org/library/jom/2006/pdf/2006-v21n04-p193.pdfFor Further Reading

# ▌延伸閱讀

American Society for Nutrition. "Symposium: Nutrients and Epigenetic Regulation of Gene Expression." *J Nutr 139* (12) (Dec 2009): 2397–240.

Angell, M. "Is Academic Medicine for Sale?" *N Engl J Med* 342(20) (May 18,2000): 1516–8.

Benavente, C. A., M. K. Jacobson, E. L. Jacobson. "NAD in Skin: Therapeutic Approaches for Niacin." *Curr Pharm Des* 15(1) (Jan 2009): 29–38.

Benavente, C. A., E. L. Jacobson. "Niacin Restriction Upregulates NADPH Oxidase and Reactive Oxygen Species (ROS) in Human Keratinocytes." *Free Radic Biol Med* 44 (Feb 2008): 527–37.

Berge, K. G., P. L. Canner. "Coronary Drug Project: Experience with Niacin. Coro- nary Drug Project Research Group." *Eur J Clin Pharmacol* 40 Suppl 1 (1991): S49–51.

Berger, M. M. "Nutrients as Antioxidants—Effect of Antioxidative Trace Elements and Vitamins on Outcome of Critically Ill Burns and Trauma Patients." *Aktuelle Ernaehrungsmedizin* 28(6) (2003): 376–379.

Birkmayer, J. G., C. Vrecko, D. Volc, et al. "Nicotinamide Adenine Dinucleotide (NADH)— A New Therapeutic Approach to Parkinson's Disease. Comparison of Oral and Parenteral Application." *Acta Neurol Scand Suppl* 146 (1993): 32–35.

Boyle, E. "Communication to AA by Bill W." In: *The Vitamin B3 Therapy.* 1967. Carey, J. "FDA Rejects Merck's Cordaptive." *BusinessWeek.* (April 29, 2008):11–13.

Challem, J. *Nutrition Reporter* 19 (2008)

Clarkes, R. "Niacin for Nicotine?" *Lancet* 1(8174) (Apr 26 1980): 936.

Cleave, T. L., G. D. Campbell, N. S. Painter. *Diabetes, Coronary Thrombosis and the Saccharine Disease.* 2nd. ed. Bristol, ENG: John Wright and Sons, 1969.

DeAngelis, C. D., P. B. Fontanarosa. "Impugning the Integrity of Medical Science: The Adverse Effects of Industry Influence." *J Am Med Assoc* 299(15) (2008):1833–1835.

El Enein, A., A. M. Hafez, Y.S. Salem, et al. "The Role of Nicotinic Acid and Inositol Hexanicotinate as Anticholesterolemic and Antilipemic Agents." *Nutr Rep Int* 281 (1983): 899–911.

Foster, H. D. "New Strategies For Reversing Vital Pandemics: The Role of Nutri- tion." P Int Forum Public Health Shanghai (2007): 19–23.

Galadari, E., S. Hadi, K. Sabarinathan. "Hartnup Disease." *Int J Dermatol.* 32(12) (Dec 1993): 904.

Graveline, D. "Transient Global Amnesia. A Side Effect of 'Statins' Treatment." *Townsend Letter for Doctors and Patients* 253/254 (Aug/Sept 2004): 85–89.

Hill, K. P., J. S. Ross, D. S. Egilman, et al. "The ADVANTAGE Seeding Trial: A Review of Internal Documents." *Ann Intern Med* 149(4) (Aug 2008): 251–258.

Hoffer, A. *Adventures in Psychiatry.* Toronto, ON: Kos Press, 2005.

Hoffer, A. Dr. *Hoffer's ABC of Natural Nutrition for Children.* Kingston, ON: Quarry Press, 1999. 45.

Hoffer, A. "Epidermolysis Bullosa: A Zinc Dependent Condition?" *J Orthomolecular Med* 7 (1992): 245–246.

Hoffer, A. *Healing Cancer.* Toronto, ON: CCNM Press, 2004.

Hoffer, A. *Hoffer's Laws of Natural Nutrition: A Guide to Eating Well for Pure Health.* Kingston, ON: Quarry Press, 1996.

Hoffer, A. "Hong Kong Veterans Study." *J Orthomolecular Psychiat* 3 (1974): 34–36.

Hoffer, A. "Mechanism of Action of Nicotinic Acid and Nicotinamide in the Treatment of Schizophrenia." In: Orthomolecular Psychiatry, R. Hawkins, L. Pauling, eds. San Francisco, CA WH Freeman, 1973.

Hoffer, A. *Niacin Therapy in Psychiatry.* Springfield, IL: CC Thomas, 1962.

Hoffer, A. *Mental Health Regained.* Toronto, ON: International Schizophrenia Foundation, 2007.

Hoffer, A. "An Orthomolecular Look at Obesity." *J Orthomolecular Med* 22(1st Q 2007): 4–7.

Hoffer, A. *Orthomolecular Treatment for Schizophrenia.* A Keats Good Health Guide. Lincolnwood, IL: Keats, 1999.

Hoffer, A. "The Psychophysiology of Cancer." *J Asthma Res* 8 (1970): 61–76. Hoffer, A. *Treatment Manual.* Toronto, ON: International Schizophrenia Foundation, 2007.

Hoffer, A. *User's Guide to Natural Therapies for Cancer Prevention and Control.* Laguna Beach, CA: Basic Health Publications, 2004.

Hoffer, A. *Vitamin B3 and Schizophrenia: Discovery, Recovery, Controversy.* Kingston, ON: Quarry Press, 2004.

Hoffer, A. *Vitamin B3: Niacin and Its Amide.* http://www.doctoryourself.com/hof- fer_niacin. html.

Hoffer, A., H. Osmond. *The Chemical Basis of Clinical Psychiatry.* Springfield, IL: CC Thomas, 1960.

Hoffer, A., H. Osmond. *The Hallucinogens.* Academic Press, New York, 1967.

Hoffer, A., H. Osmond. *How To Live With Schizophrenia.* New York, NY, University Books, 1966. (Also published by Johnson, London, ENG, 1966, written by Fannie Kahan; New revised ed.: Citadel Press, New York, NY, 1992. Revised: Quarry Press, Kingston, ON.

Hoffer, A., H. Osmond, M. J. Callbeck, I. Kahan. "Treatment of Schizophrenia With Nicotinic Acid and Nicotinamide." *J Clin Exper Psychopathol* 18(2) (1957): 131–158.

Hoffer, A., H. Osmond, J. Smythies. "Schizophrenia: A New Approach. II. Results of a Year's Research." *J Ment Sci* 100 (1954): 29–45.

Hoffer, A., J. Prousky. *Naturopathic Nutrition: A Guide to Nutrient-rich Food & Nutritional Supplements for Optimum Health.* Toronto, ON: CCNM Press, 2006.

Hoffer, A., A. W. Saul. *The Vitamin Cure for Alcoholism.* Laguna Beach, CA: Basic Health Publications, 2008.

Hoffer, A., M. Walker. *Putting It All Together:* The New Orthomolecular Nutrition. New Canaan, CT: Keats Publishing, 1996.

Horton, J. W. et al. "Antioxidant Vitamin Therapy Alters Burn Trauma-mediated Cardiac NF-B Activation and Cardiomyocyte Cytokine Secretion." *J Trauma: Inj Inf Crit Care,* 50(3) (2001): 397–408.

Jacobson, E. L., Jacobson, M. K. "A Biomarker for the Assessment of Niacin Nutriture as a Potential Preventive Factor in Carcinogenesis." *J Intern Med* 233(1) (Jan 1993): 59–62.

Jonas, A. J., I. J. Butler. "Circumvention of Defective Neutral Amino Acid Transport in Hartnup Disease Using Tryptophan Ethyl Ester." *J Clin Invest.* 84(1) (Jul 1989): 200–204.

Jonas, W. B., C. P. Rapoza, W. F. Blair. "The Effect of Niacinamide on Osteoarthritis: A Pilot Study." *Inflamm Res* 45 (1996): 330–4.

Kaufman, W. "Bibliography of Professional Publications." DoctorYourself.com. http://www.doctoryourself.com/biblio_kaufman.html

Kaufman, W. "Collected Papers." University of Michigan, Special Collections Library, 7th Floor, Harlan Hatcher Graduate Library, Ann Arbor, MI 48109. spe- cial.collections@umich.edu Phone: 734-764-9377

Kaufman, W. *Common Forms of Niacinamide Deficiency Disease: Aniacin Amidosis.* New Haven, CT: Yale University Press, 1943.

Kaufman, W. "Niacinamide Improves Mobility in Degenerative Joint Disease." *Am Assoc Adv Sci* Program, Philadelphia, PA: AAAS, May 24–30, 1986. Abstract.

Kaufman. W. "Niacinamide Therapy for Joint Mobility." *Conn. State Med. J* 17 (1953): 584–589.

Kaufman, W. "Vitamin Deficiency, Megadoses, and Some Supplemental History." (1992) Letter. DoctorYourself.com. http://www.doctoryourself.com/kaufman2.html

Kaufman, W. "What Took So Long to Come Out in Favor of Folic Acid?" Commentary. DoctorYourself.com. http://www.doctoryourself.com/kaufman4.html

Kirkland, J. B. "Niacin Status Impacts Chromatin Structure." *J Nutr* 139(12) (Dec2009): 2397–2401.

Kunin, R. A. "The Action of Aspirin in Preventing the Niacin Flush and Its Relevance to the Antischizophrenic Action of Megadose Niacin." *J Orthomolecular Psychiat* 5 (1976): 89–100.

Lewis, N. D. C., Z. A. Piotrowski. "Clinical Diagnosis of Manic-depressive Psy- chosis." In: *Depression*, P. H. Hoch, J. Zubin, eds., New York, NY: Grune & Stratton, 1954. 25–38.

Linus Pauling Institute, Micronutrient Information Center. Oregon State University. J. Higdon 2002; Updated by V. J. Drake 2007. lpi.oregonstate.edu/infocenter/vita- mins/niacin

McCarty, M. F. "Co-administration of Equimolar Doses of Betaine May Alleviate the Hepatotoxic Risk Associated With Niacin Therapy." *Med Hypotheses* 55 (2000): 189–194.

McCracken, R. D. *Niacin and Human Health Disorders*. Fort Collins, CO:Hygea Publishing Co., 1994.

McIlroy, A. "A Tip to Get That Monkey off Your Back." *Globe and Mail*, April 7, 2008.

Miller, C. L., I. C. Llenos, J. R. Dulay, et al. "Expression of the Kynurenine Pathway Enzmye Tryptophan 2.3 Dioxygenase is Increased in the Frontal Cortex of Individuals With Schizophrenia." Neurobiol Dis 15 (2004): 618–629.

Miller, C. L., I. C. Llenos, J. R. Dulay, et al. "Upregulation of the Initiating Step of the Kynurenine Pathway in Postmortem Anterior Cingulate Cortex from Individuals With Schizophrenia and Bipolar disorders." *Brain Res* 1073–1074 (2006): 25–37.

Morris, M. C., D. A. Evans, J. L. Bienias, et al. "Dietary Intake of Antioxidant Nutrients and the Risk of Incident Alzheimer's Disease in a Biracial Community Study." *J Am Med Assoc* 287(24) (2002): 3230–3237.

Munro, M. "Cholesterol Pill's Side Effects Worry BBC Drug Specialists." Victoria, BC: *Times-Colonist*, September 16, 2003.

Murray, M. F. *Treatment of Retrovirus Induced Derangements With Niacin Com- pounds*. Cambridge, MA: The Foundation for Innovative Therapies. 9 p.

Murray, M. F., M. Langan, R. R. MacGregor. "Increased Plasma Tryptophan in HIV-infected Patients Treated With Pharmacologic Doses of Nicotinamide." *Nutrition* (NY) 17(7/8) (2001): 654–656.

Parsons, W. B., Jr. "The Effect of Nicotinic Acid on the Liver. Evidence Favoring Func- tional Alteration of Enzymatic Reactions Without Hepatocellular Damage." In: *Niacin in Vascular Disorders and Hyperlipemia*. R Altshul, ed. Springfield, IL: CC Thomas, 1964.

Parsons, W. B., Jr., R. W. P. Achor, K. G. Berge, et al. "Changes in Concentration of Blood Lipids Following Prolonged Administration of Large Doses of Nicotinic Acid to Persons with Hypercholesterolemia: Preliminary Observations." *Proc Staff Meet Mayo Clinic*, 31 (1956): 377–390.

Picard, A. "Beating Cancer: the Good and the Bad." *Globe and Mail*, Toronto, ON: April 10, 2008.

Prousky, J., C. G. Millman, J. J. Kirkland. "Pharmacologic Use of Niacin." *J Evidence-Based Complementary Alt Med* 16(2) (March 24, 2011): 91–101.

Saul, A. "Down Syndrome: The Nutritional Treatment of Henry Turkel, M.D." DoctorYourself. com. http://www.doctoryourself.com/turkel.html

Schmidtke, K., W. Endres, A. Roscher, et al. "Hartnup Syndrome, Progressive Encephalopathy and Allo-albuminaemia. A Clinico-pathological Case Study." *Eur J Pediatr* 151(12) (Dec 1992): 899–903.

Silverman, D. H. S. "Altered Bain Function After Chemotherapy." *Neurol Rev*14(11) (2006).

Silverman, D. H. S. "Changes in Brain Function Persist 10 Years after Chemother- apy, Imaging Study Suggests." *Oncology Times* 28(2225) (November 2006): 50.

Simpson, L. O. "Can the Role of Statins be Discussed Without Recognition of Their Effects on Blood Viscosity? Rapid Response." *BMJ* April 3, 2008.

Spies, T. D., C. D. Aring, J. Gelperin, et al. "The Mental Symptoms of Pellagra: Their Relief with Nicotinic Acid." *Am J Med Sci* 196 (1938): 461.

Spies, T. D., W. B. Bean, R. E. Stone. "The Treatment of Subclinical and Classical Pellagra: Use of Nicotinic Acid, Nicotinic Acid Amide and Sodium Nicotinate, with Special Reference to the Vasodilator Action and Effect on Mental Symptoms." *J Am Med Assoc* 111 (1938): 581.

Stroup, T. S., J. P. McEvoy, M. S. Swartz, et al. "The National Institute of Mental Health Clinical Antipsychotic Trials of Intervention Effectiveness (CATIE) project: Schizophrenia Trial Design and Protocol Development." *Schizophr Bull* 29(1) (2003): 15–31.

Taubes, G. *Good Calories, Bad Calories* New York, NY: Knopf, 2007.

Titus, K. "Scientists Link Niacin and Cancer Prevention." *The* D.O. 28 (Aug 1987):93–97.

Taylor, P. "Bad Medicine: Health Care, Under the Influence." *Globe* and Mail April 26, 2008.

Turkel, H. "Medical amelioration of Down syndrome incorporating the orthomol- ecular approach." *J Orthomolecular Psych* 4 (1975):102–115.

Turkel, H. "Medical amelioration of Down syndrome incorporating the orthomol- ecular approach," in: *Diet Related to Killer Diseases V. Nutrition and Mental Health.* Hearing before the Select Committee on Nutrition and Human Needs of the United States Senate, Washington, DC: U.S. Government Printing Office, 1977:291–304.

Turkel, H. *Medical treatment of Down syndrome and genetic diseases,* Southfield, MI: Ubiotica, 4th rev. ed., 1985.

Turkel, H. *New hope for the mentally retarded: Stymied by the FDA.* New York, NY: Vantage Press, 1972.

Uneri, O., U. Tural, N. Cakin Memik. "Smoking and Schizophrenia: Where is the Biological Connection." *Turk Psikiyatri Dergisi* 17 (2006): 1–10.

Wald, G., B. Jackson. "Activity and Nutritional Deprivation." *P Natl Acad Sci* USA 30(9) (Sep 15 1944): 255–263.

Wilson, B. *The Vitamin B3 Therapy: The First Communication to A.A.'s Physicians,* Bedford Hills, NY: 1967. Private publication.

Wilson, B. *A second communication to A.A.'s physicians.* Bedford Hills, NY:/Private publication. 1968.

Wittenborn, J. R., E. S. P. Weber, M. Brown. "Niacin in the Long Term Treatment of Schizophrenia." *Arch Gen Psychiat* 28 (1973): 308–315.

Yamada, K., K. Nonaka, T. Hanafusa, et al. "Preventive and Therapeutic Effects of Large-dose Nicotinamide Injections on Diabetes Associated With Insulitis." *Diabetes* 31 (1982): 749–753.

Yang, J., J. D. Adams. "Nicotinamide and Its Pharmacological Properties for Clinical Therapy." *Drug Design Rev* 1 (2004): 43–52.

Yang, J., L. K. Klaidman, J. D. Adams. "Medicinal Chemistry of Nicotinamide in the Treatment of Ischemia and Reperfusion." *Mini-Rev Med Chem* 2 (2002): 125–134.

Yu, B., Zhao, S. "Anti-inflammatory Effect is an Important Property of Niacin on Atherosclerosis Beyond Its Lipid-altering Effects." *Med Hypotheses* 69(1) (2007): 90–94.

Zandi, P. P. "Vitamin C, E in High Dose Combination May Protect Against Alzheimer's Disease." FuturePundit: Future technological trends and their likely effects on human society, politics and evolution. January 20, 2004. http://www.futurepundit.com/archives/001899.html

# ┃ 關於作者

## 亞伯罕·賀弗，醫學哲學博士（1917 ~ 2009）

2006 年，分子矯正醫學名人堂

2007 年，羅傑斯醫師獎得主

　　賀弗在紀錄片《Masks of Madness: Science of Healing》裡說：「精神疾病常常是身體的生化障礙，**精神分裂症則是維生素 B₃ 依賴症。**」平凡的一句話卻引起精神醫學的革命。這位引起浪潮並永久改變醫學進展的人，出生於加拿大沙卡丘萬的鄉下農場，在僅有一間教室的小學校接受他最早的教育。

　　1952 年，剛完成住院醫師訓練的他，首次在精神醫學史上以一個雙盲安慰劑控制的實驗，證實維生素 B₃ 可以治療精神分裂症。但在一個認為維生素無法治療疾病的醫學環境裡，這位年輕的研究主任被視為異類。實際上，在過去半世紀裡也還是被這麼認為。

　　哈洛·佛斯特曾說：「創造一個新的思考典範往往不受歡迎，還好，賀弗有高度的智慧，持續地為他所知道的事實努力，即使犧牲了他個人的榮華富貴。」

　　「假如病人在過去的精神醫學教科書查閱精神分裂症」賀弗說，「那麼他們會充滿挫折與害怕，這是我為何撰寫我的第一本書《如何與精神分裂症共處》（How to Live with Schizophrenia）的原因。萊納斯·鮑林（諾貝爾化學獎、和平獎雙得主）在 65 歲時原本計畫退休，但碰巧在朋友的桌上看到這本書，他徹夜未眠的讀這本書，也因為這本書，決定放棄退休念頭。」

賀弗著有 30 多本書及 600 多篇專業論文。他創辦了《細胞分子矯正醫學期刊》（Journal of Orthomolecular Medicine）並擔任主編長達 40 載。一生治療過數千位病患，在 88 歲高齡退休，他開玩笑的說：「一個人每 55 年應該做一次生涯轉換。」

二度諾貝爾獎得主萊納斯・鮑林說：「亞伯罕・賀弗在大劑量維生素及其他營養分子的研究，對人類健康做出了重大的貢獻。」

## 安德魯 W. 索爾 （1955～）

優秀健康市民（Citizens for Outstanding Health）
1994 自由鬥士獎 （Freedom Activist Award）

安德魯・索爾在大學教授營養醫學及細胞生物學，同時是細胞分子矯正醫學新聞報（Orthomolecular Medicine News Service）的編輯及基礎健康出版社（Basic Health Publications, Inc.）的作者，出版過《無藥可醫》（Doctor Yourself！）及《拒絕庸醫》（Fire Your Doctor！）（以上兩本書中文譯本皆由博思智庫出版）。

他跟亞伯罕・賀弗合著 "Orthomolecular Medicine for Everyone" 及 "The Vitamin Cure for Alcoholism"。也是下面四本書的共同作者： "Vitamin C: The Real Story"、"The Vitamin Cure for Children`s Health Problems"、"I have Cancer: What Should I Do？" 及 "Hospitals and Health"。

索爾博士是基礎健康出版社的 Vitamin Cure 叢書的編輯，也是細胞分子矯正醫學期刊的編輯群之一，並在紀錄片 Food Matters 現身說法。

他兩度因為教學表現獲得紐約帝國獎學金（New York Empire State Fellowship），發表過 100 多篇同儕審查的專業文章。

他的非營利自然醫學網站：DoctorYourself.com 在國際頗富名聲。

# 哈洛 D. 佛斯特 博士（1943 ～ 2009）

2010 細胞分子矯正醫學名人堂

哈洛・佛斯特在增進生命品質上投注大量的心力。

超過 40 年的歲月，佛斯特同時是一位地貌學家、醫學地理學教授、聯合國及北大西洋公約組織災害計畫的顧問，其活躍的研究造就了後來的哈洛・佛斯特基金會。

佛斯特博士在英格蘭的約克夏出生，在倫敦受教育。大學時，他專攻地質學及地理學，於 1964 年拿到學士學位，1968 年完成博士學位，在 1967 到 2008 年間，他是維多利亞大學地理系的職員，並身為終身榮譽教授，他撰寫或編輯過 300 多篇專業文章，其中大部份與災害損失的控制、慢性退化性疾病，以及感染症根源辨識有關。

他著作豐富，包含 "Disaster Planning：The Preservation of Life and Property"、"Health, Disease and the Environment"、"Reducing Cancer Mortality：A Geographical Perspective"。在《疾病的起源》（What Really Causes）叢書裡，他是其中六本的作者，撰寫主題分別關於愛滋、阿茲海默症、多發性硬化症、精神分裂症、嬰兒猝死症及乳癌。

由於佛斯特博士在基因遺傳性、健康、營養的地理分布關係的探索，使我們對健康及疾病有更進一步的了解。他同時在非洲進行硒在 AIDS 治療上面的研究。

佛斯特博士在《細胞分子矯正醫學期刊》擔任編輯委員，長達 15 年之久，而擔任國際精神分裂症基金會的董事也有 13 年。

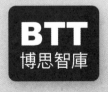

博思智庫　http://broadthink.pixnet.net/blog
博士健康網 http://healthdoctor.com.tw/

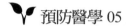
預防醫學 05

燃燒吧！油脂與毒素：
B₃ 的強效慢性疾病療癒臨床實錄

作　　者　亞拉罕‧賀弗 (Abram Hoffer)　安德魯‧索爾 (Andrew Saul)
　　　　　哈洛‧佛斯特 (Harold D. Forster)
總 審 訂　謝嚴谷
譯　　者　蘇聖傑、張立人
執行編輯　吳翔逸
美術編輯　林采瑤、沈淑雯
行銷策劃　李依芳
發 行 人　黃輝煌
社　　長　蕭艷秋
財務顧問　蕭聰傑
出 版 者　博思智庫股份有限公司
地　　址　104 台北市中山區松江路 206 號 14 樓之 4
電　　話　(02)2562-3277
傳　　真　(02)2563-2892
總 代 理　聯合發行股份有限公司
電　　話　(02)2917-8022
傳　　真　(02)2915-6275
印　　製　永光彩色印刷股份有限公司
定　　價　280 元
第二版第一刷　中華民國 105 年 03 月
ISBN　978-986-90436-7-0
©2016 Broad Think Tank Print in Taiwan

國家圖書館出版品預行編目 (CIP) 資料
燃燒吧！油脂與毒素：B₃ 的強效慢性疾病療癒臨床實錄 / 亞伯罕. 賀
弗 (Abram Hoffer), 安德魯. 索爾 (Andrew W. Saul), 哈洛. 佛斯特
(Harold D. Forster) 作 ; 蘇聖傑, 張立人譯 . -- 第一版 . -- 臺北市 :
博思智庫, 民 103.10
264 面 ; 14.5x21 公分
譯自 : Niacin : the real story
ISBN 978-986-90436-7-0（平裝）
1. 慢性病防治 2. 菸鹼酸
412.59　　　　　　　　　　　　　　103017491

Niacin, The Real Story by Hoffer, Abram/Saul, Andrew W.Ph.D.
Copyright This edition arranged with Athena Productions, Inc. on behalf of Basic Health
Publications, Inc.
Traditional Chinese edition copyright:Broad Think Tank, Co. Ltd. All rights reserved

博思智庫粉絲團：facebook.com/BroadThinkTank

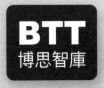

博思智庫　　http://broadthink.pixnet.net/blog
博士健康網 http://healthdoctor.com.tw/

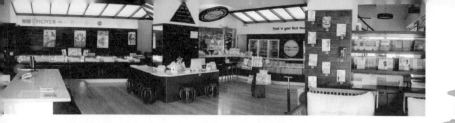

# 德瑞森 長壽養生之道自然醫學中心

德瑞森長壽養生之道自然醫學中心係由母公司德瑞森莊園之前身「中部乳品（股）公司」所設立。中部乳品 35 年來從事養樂多事業之經營，係由中心創辦人之先父謝式炎山（號 金山）先生於 1968 年所創。創辦人先父努力耕耘，投入事業 20 年後，雖然事業有成卻也賠上了健康。1992 年創辦人放棄加州矽谷電腦工程師優渥的工作毅然返回台灣延續父親的事業，多年來工作之餘積極投入有機農作與自然醫學領域，並有感於現代飲食環境的惡劣、醫療上的偏廢與無助決定致力於整合主流醫療與不用藥的自然醫學之推行而努力。以**細胞分子矯正、骨架結構矯正**及**疾病人格矯正**之相關自然醫學配合功能性檢測、器官排毒、飲食教導為自然醫學中心之經營主體，自2006 年創辦以來已讓眾多精神及慢性疾病患者重拾健康。啟動身體自我療癒能力，增進生活品質與家庭美滿進而提升心靈健康，實為本自然醫學中心與德瑞森自然醫學事業經營與創設的宗旨。

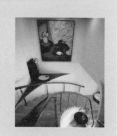

## 創辦人　謝柏曜先生

- ·台中一中畢業
- ·國立台灣大學農學士
- ·國立台灣大學資訊研究所碩士
- ·美國紐約州雪城大學電腦工程碩士 / 博士班
- ·美國加州矽谷電腦工程師
- ·德瑞森莊園自然醫學國際機構　總經理
- ·台中美術城鄉敦睦協會創會長

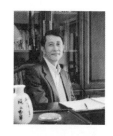

本機構為
際細胞分
矯 正 學
ISOM 會

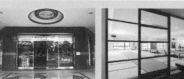
德瑞森莊園自然醫學中心

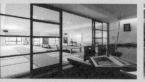
金山講堂

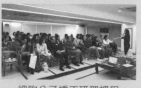
細胞分子矯正研習課程

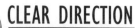

## CLEAR DIRECTION
### NATUROPATHIC INSTITUTE
德瑞森莊園自然醫學中心

40348 台中市西區五權五街48號
TEL：(04)2378-6268
www.celllife.com

營業時間：AM9:30 ～ PM6:30 ／隔週六休／星期日例休／國定假日休假

# Orthomolecular 細胞分子矯正醫學應用研習課程

研習日期：
第 63 梯次：105 年 4 月 23 日（星期六）
第 64 梯次：105 年 5 月 28 日（星期六）
第 65 梯次：105 年 6 月 25 日（星期六）
第 66 梯次：105 年 7 月 23 日（星期六）
各梯次即日起接受來電或 E-mail 預約報名
報名請洽本中心 Claire（陳小姐）04-2378-6268
E-mail：service@hofferclinic.com

課程時間：10:00Am～6:00Pm
※ 主辦單位：德瑞森莊園自然醫學國際機構
台中市西區五權五街 48 號
Tel:04-23786268　Fax:04-23786248
※ 研習地點：台中市西區五權路1-67號 21 樓 - 金山講堂
本細胞分子矯正課程為純公益活動，當日恕不出貨，由於名額不足（限 250 名）若無法確定是否出席者請勿報名，預先報名若有事不克前來，請務必於上課前一週通知本中心，以免虛佔名額。

| 時間 | 課程類別 | 探討疾病及教學大綱 |
|---|---|---|
| 10:00~10:20 | 自然醫學導論 | 細胞分子矯正、情緒與人格矯正、骨架與肌肉結構矯正 |
| 10:20~12:00 | 細胞分子矯正醫學導論<br>細胞分子矯正醫學與主流醫學慢性疾病用藥機轉弊之探討 | 細胞分子矯正醫學 60 年的沿革與代表性學者與學說、慢性病用藥之機轉說明 |
| 中場休息 | 細胞分子矯正飲食教導：如何穩定血糖 | Ω3 亞麻燕麥奶、綜合堅果 |
| 12:10~13:10 | 細胞分子矯正醫學初階課程<br>粒線體的能量代謝循環<br>自由基與氧氣的還原 (Celllife 的應用)<br>葡萄糖與脂肪酸的代謝 (維他命 B3 的應用)<br>完整細胞膜的建構 (Ω3 脂肪酸的應用)<br>細胞間質環境酸性廢物之排除 (礦物質、鈣鎂離子於調節腎功能與 PH 值之應用) | 糖尿病（逆轉醣化血色素）、高血壓、過敏、癌症、化療、膽固醇、三酸甘油脂代謝障礙、自體免疫疾患、精神分裂、幼兒精神疾患（過動、自閉、妥瑞氏症）胃食道逆流、偏頭痛、荷爾蒙分泌失調、失眠、肌肉酸痛、骨質疏鬆、痛風之細胞分子矯正防治原理 |
| 午餐 / 午休 | 細胞分子矯正飲食教導<br>完整營養素的攝取方法，食譜與食材<br>請學員自備環保餐具 | 卵磷脂水果沙拉、Ω3 補腦香酥、營養鮮蔬手捲、完整營養燕麥粥、Ω3 卵磷脂拌飯、燕麥咖啡冰淇淋等低溫烹調示範教學及各式果乾與堅果 |

14:30~17:30　　　　　　　　　　　單元進階課程

| 4 月 23 日<br>維生素 B3 臨床應用 | 5 月 28 日<br>維生素 C 臨床應用 | 6 月 25 日<br>齒科毒素與致命疾患 | 7 月 23 日<br>微量元素與鎂的臨床運用 |
|---|---|---|---|
| 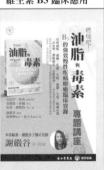 | 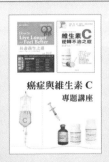 | 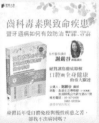<br> | 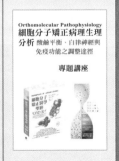 |

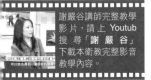
謝嚴谷講師完整教學影片，請上 Youtub 搜尋「謝嚴谷」下載本衛本教完整影音教學內容。

## 講師簡介：謝嚴谷講師

自幼成長於內科小兒科診所家庭，耳濡目染於祖父及父親行醫數十年，19 歲赴美求學，1991 年畢業於賓州州立大學財經系，1993 年取得俄亥俄州州立大學金融碩士。2006 年起與夫婿謝柏曜先生於台中市，共同創辦德瑞森莊園自然醫學中心（Clear Direction Naturopathic Institute），致力於歐美學者細胞分子矯正醫學（Orthomolecular Medicine）著作之編譯與推廣。

**參考書目**

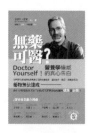

《無藥可醫》

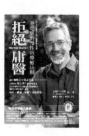

《拒絕庸醫

## 維生素 C (抗壞血酸)

高燒不退、腎臟病、腎結石、糖尿病、心律不整
充血性心臟衰竭、肝炎與肝硬化、癌症、過敏、咳嗽
疫苗接種、免疫功能異常、血小板形成、纖維肌痛症、強迫症
行為與學習障礙、焦慮及恐慌、憂鬱症、躁鬱症、精神分裂症
帕金森氏症、鉛中毒、阿茲海默症、多發性硬化症
子宮內膜異位、孕期與哺乳期、念珠菌感染、生育力更年期
子宮頸異生、牙齦萎縮、單核細胞增多症、喉嚨發炎與失聲
氣喘、愛滋病、關節炎、酒糟鼻、糖癮、菸癮、藥癮、酗酒
咖啡因成癮、慢性疼痛、超重、動脈粥樣硬化、中風與心臟病
坐骨神經痛、耳朵疼痛與耳部感染、增強免疫系統、牛皮癬
濕疹、黃斑部病變、青光眼、慢性疲勞與免疫失調症候群
消化不良、便秘、大腸炎、潰瘍及其他腸胃問題、膽結石
肺氣腫及慢性呼吸系統疾病、呼吸道感染、萊姆病皰疹、唇皰
HPV以及帶狀皰疹、食物中毒、運動神經元疾病、肌肉萎縮症
紅斑性狼瘡、前列腺問題、泌尿系統感染、傳染性軟疣
腎上腺衰竭、流鼻血、結膜炎、食道炎

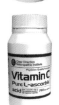

## B3B群強化酵母 (菸鹼酸)

高燒不退、腎臟病、腎結石、糖尿病、心律不整、過敏
充血性心臟衰竭、肝炎與肝硬化、癌症、關節炎、皮膚炎
兒童的健康、過動症與學習障礙、睡眠障礙、憂鬱症、躁鬱症
精神分裂症與精神病、阿茲海默症、多發性硬化
梅尼爾氏症與耳鳴、更年期經前症候群、子宮內膜異位
孕期與哺乳期、酗酒、視力、愛滋病、牛皮癬、焦慮及恐慌
強迫症、產後憂鬱症、念珠菌感染、行為與學習障礙
動脈粥樣硬化、神經性厭食症、噩夢、唐氏症
慢性疲勞與免疫失調症候群、運動神經元疾病

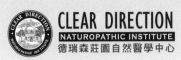

**CLEAR DIRECTION**
NATUROPATHIC INSTITUTE
德瑞森莊園自然醫學中心

40348 台中市西區五權五街48號
TEL：(04)2378-6268
www.celllife.com

## 大豆卵磷脂

充血性心臟衰竭、肝炎與肝硬化、皮膚炎、牛皮癬、睡眠障礙
精神分裂症與精神病、帕金森氏症、阿茲海默症、多發性硬化症
更年期、子宮內膜異位、孕期與哺乳期、酗酒、焦慮及恐慌
心血管疾病、糖癮、動脈粥樣硬化、膽結石、牛皮癬
肌肉萎縮症、超重、運動神經元疾病、前列腺問題、脫髮
腎上腺衰竭、眼睛抽搐、記憶力減退、中風與心臟病

## 鎂

腎臟病、腎結石、糖尿病
充血性心臟衰竭、癌症、癲癇
阿茲海默症、多發性硬化症
更年期、經前症候群、酗酒
子宮內膜異位、纖維肌痛症

## 強效消化酵素

癌症
消化不良
孕期與哺乳期
胃食道逆流
胃火口臭

## 益生菌

高燒不退、乳糖不耐症
念珠菌感染、胃食道逆流
孕期與哺乳期、濕疹、
消化不良、肝炎
增強您的免疫系統

## L-Glutamine
（麩醯胺酸）

黏膜修復
化療
酗酒

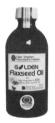

## 有機亞麻仁油

心律不整
充血性心臟衰竭
皮膚炎
多發性硬化症
更年期

## 硒

充血性心臟衰竭、癌症
子宮內膜異位、視力
蔬果汁斷食法、愛滋病
癌症、黃斑部病變
肌肉萎縮症

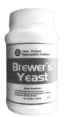

## 啤酒酵母

糖尿病
癌症
憂鬱症

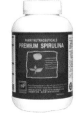

## 有機螺旋藻

天然綜合維他命
貧血
癌症

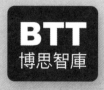

博思智庫　http://broadthink.pixnet.net/blog
博士健康網　http://healthdoctor.com.tw/